Diagnóstico por Imagem em
PEDIATRIA
Revisão de 100 Novos Casos

2ª Edição

Diagnóstico por Imagem em
PEDIATRIA
Revisão de 100 Novos Casos

2ª Edição

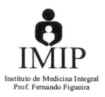

ORGANIZADORES

Silvio Cavalcanti de Albuquerque

Radiologista do Instituto de Medicina Integral Professor Fernando Figueira.
Radiologista do Hospital das Clínicas da Universidade Federal de Pernambuco.
Radiologista da Mediax – Recife/PE. Radiologista da Maximagem – Recife/PE.

Eduardo Just da Costa e Silva

Mestre e Doutor em Saúde da Criança e do Adolescente pela
Universidade Federal de Pernambuco. Radiologista do Instituto de
Medicina Integral Professor Fernando Figueira. Radiologista do Hospital das
Clínicas da Universidade Federal de Pernambuco.

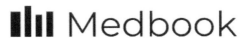

Diagnóstico por Imagem em Pediatria – Revisão de 100 Novos Casos
Direitos exclusivos para a língua portuguesa
Copyright © 2022 by Medbook Editora Científica Ltda.

Nota da editora: Os organizadores desta obra verificaram cuidadosamente os nomes genéricos e comerciais dos medicamentos mencionados, assim como conferiram os dados referentes à posologia, objetivando fornecer informações acuradas e de acordo com os padrões atualmente aceitos. Entretanto, em virtude do dinamismo da área da saúde, os leitores devem prestar atenção às informações fornecidas pelos fabricantes para que possam se certificar de que as doses preconizadas ou as contraindicações não sofreram modificações, principalmente em relação a substâncias novas ou prescritas com pouca frequência.

Os organizadores e a editora não podem ser responsabilizados pelo uso impróprio nem pela aplicação incorreta de produto apresentado nesta obra. Apesar de terem envidado esforço máximo para localizar os detentores dos direitos autorais de qualquer material utilizado, os organizadores e a editora estão dispostos a acertos posteriores caso, inadvertidamente, a identificação de algum deles tenha sido omitida.

Editoração Eletrônica e Capa: Adielson

Reservados todos os direitos. É proibida a duplicação ou reprodução deste volume, no todo ou em parte, sob quaisquer formas ou por quaisquer meios (eletrônico, mecânico, gravação, fotocópia, distribuição na Web ou outros), sem permissão expressa da Editora.

CIP-BRASIL. CATALOGAÇÃO NA PUBLICAÇÃO
SINDICATO NACIONAL DOS EDITORES DE LIVROS, RJ

D526
2. ed.

Diagnóstico por imagem em pediatria: revisão de 100 Novos Casos/organização Silvio Cavalcanti de Albuquerque, Eduardo Just da Costa e Silva. – 2. ed. – Rio de Janeiro: Medbook, 2022.

296 p. ; 28 cm.

Apêndice
Inclui bibliografia
ISBN 9788583690900

1. Pediatria. 2. Diagnóstico por imagem. 3. Crianças - Doenças - Diagnóstico. I. Albuquerque, Silvio Cavalcanti de. II. Silva, Eduardo Just da Costa e.

21-75095   CDD: 618.9200754
                             CDU: 616-053.2:616-07

Camila Donis Hartmann – Bibliotecária – CRB-7/6472
14/12/2021   16/12/2021

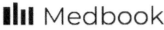

Editora Científica Ltda
Avenida Treze de Maio 41/sala 804 – Cep 20.031-007 – Rio de Janeiro – RJ
Telefone: (21) 2502-4438 – www.medbookeditora.com.br – instagram: @medbookoficial
contato@medbookeditora.com.br – vendasrj@medbookeditora.com.br

AGRADECIMENTOS

Dr. Leonel Madeira Campos

Dra. Valéria Vasconcellos De Biase de Souza

Sra. Maria Goretti Esteves

DEDICATÓRIA

Este livro é dedicado à memória do nosso querido amigo, colaborador e mestre, Dr. Edison de Barros e Silva, que tanto contribuiu para o ensino da radiologia em Pernambuco.

REVISORES CIENTÍFICOS

Adriano Nassri Hazin

Mestre em Saúde Materno-Infantil pelo Instituto de Medicina Integral Professor
Fernando Figueira. Radiologista do Instituto de Medicina Integral Professor Fernando Figueira.
Radiologista da Maximagem – Recife/PE. Radiologista da Santa Joana Diagnóstico – Recife/PE.
Radiologista do Real Hospital Português.

Ana Karina Brizeno Ferreira Lopes

Mestre em Patologia pelo Centro de Ciências da Saúde da Universidade Federal de Pernambuco.
Doutoranda em Biologia Aplicada à Saúde pela Universidade Federal de Pernambuco. Radiologista
do Hospital Universitário Oswaldo Cruz – Universidade de Pernambuco. Radiologista do
Hospital das Clínicas da Universidade Federal de Pernambuco. Radiologista do Hospital de
Câncer de Pernambuco. Radiologista da Clínica Boris Berenstein – Recife/PE
Radiologista do A+ Medicina Diagnóstica – Recife/PE.

Andréa Farias de Melo-Leite

Doutora em Medicina pela Universidade de São Paulo – Ribeirão Preto. Radiologista do Instituto de
Medicina Integral Professor Fernando Figueira. Radiologista da Maximagem – Recife/PE.
Radiologista da Clínica Lucilo Ávila Jr. – Recife/PE. Radiologista do Safelaudos.

Edison de Barros e Silva (*in memoriam*)

Mestre em Neuropsiquiatria e Ciências do Comportamento pela Universidade Federal de Pernambuco.
Radiologista do Instituto de Medicina Integral Professor Fernando Figueira. Radiologista da Unimed –
Recife/PE. Radiologista do Hospital das Clínicas da Universidade Federal de Pernambuco (aposentado).

Karina Tavares de Melo Nóbrega de Oliveira

Mestranda em Ciências da Saúde pela Universidade de Pernambuco. Radiologista do Instituto de
Medicina Integral Professor Fernando Figueira. Radiologista da Maximagem – Recife/PE.

Natacha Calheiros de Lima Petribu

Mestre em Saúde Materno-Infantil pelo Instituto de Medicina Integral Professor
Fernando Figueira. Docente da Faculdade Pernambucana de Saúde. Doutoranda em Saúde
Materno-infantil pelo Instituto de Medicina Integral Professor Fernando Figueira. Radiologista do
Hospital da Mulher do Recife – Recife/PE. Radiologista do Hospital Barão de Lucena – Recife/PE.
Radiologista da Prefeitura de Jaboatão dos Guararapes/PE.

COLABORADORES

Adriana Infante Albuquerque Melo

Alice Abath Leite

Aline Borges Maciel

Américo Mota

Ana Paula Silva

Anne Elise Nogueira Gade ha de Oliveira

Aquino Santana Gomes

Arthur Almeida Aguiar

Augusto Saulo Ribeiro Bezerra

Belisa Barreto Gomes da Silva

Breno Jorge Asano

Bruno Perez Guedes Pereira

Camila Cavalcante Bomfim

Camila Medeiros Pinheiro

Carlos Ribeiro Monteiro

Carole Gouveia

Carolina Dalene Silva

Carolina Vieira de O. Salerno

Catarina Vasconcelos Cavalcanti

Cleusa Cavalcanti Lapa Santos

Cris Ferreira de Medeiros

Cristina de Paula Quirino Mello

Cristina Maria Ventura

Daniel Macêdo Severo de Lucena

Daniel Matias Bezerra Jales

Daniela Cruz

Danielle Di Cavalcanti Sousa Cruz

Danielle Lauritzen Duarte

Diego Luiz Gomes do Amaral

Eduardo Jorge Lemos Neves Filho

Eduardo Walter Rabelo Dias de Arruda

Elza Sandrelly

Emerson Claudino

Éolo Santana de Albuquerque Filho

Érica Nogueira Bezerra Cavalcanti

Érico de Macêdo Pinto

Fabiana Aragão Feitosa

Felipe Reis e Silva de Queiroz

Fernanda Maria Santana Norberto Costa

Fernando Moraes Neto

Flávia Queiroz

Francisco José Albuquerque Marques Filho

Izabelle Padilha

Janniê de Miranda Araújo

Jaqueline Cabral Peres

Joanna Brayner Dutra

José Walter Agustinho de Oliveira

Juliana Buril

Juliana Rodrigues Neves

Karina Reis de Melo Lopes

Kássia de Andrade Albuquerque Magalhães

Karllos Diêgo Ribeiro Santos

Lara Biller Teixeira Fernandes de Araújo

Larissa Sobral Cavalcanti

Lorena Macêdo Diógenes

Lúcia Maria V. O. Salerno

Luziany Carvalho Araújo

Luziene Alencar Bonates dos Santos

Lys Santana Teixeira

Marcela Cavalcanti

Marcela Correia de Araújo Pandolfi

Mariana Vila Nova de Oliveira Pontual

Márcio Souto Batista de Almeida

Maria Auxiliadora Dias F. Sobral

Mariana B. F. da Paixão Grando

Maurício Costa de Abreu

Narjara Tiane Lopes de Melo

Nathalia Cunha Calixto

Paloma Velez de Andrade Lima Simões Ferreira

Paulo Germano Menges

Pedro Guedes de Figueiredo Lima

Pedro Nícolas Cavalcanti Ferreira

Priscila de Melo Vasconcelos Just

Rafaela Maria Gomes de Sousa

Raphael Cavalcanti Coelho

Raphael Xenofonte Morais Pinheiro

Renata Cardoso Martins

Renata Vale Soares Fonseca

Renato de Oliveira Pereira

Rodrigo José Andrade Nunes

Rodrigo Melo Gallindo

Rosana Gonçalves de Araújo

Saulo Cardoso Ribeiro

Sara Reis Teixeira

Thaís Lopes

Thays Vieira de Vasconcelos Sousa

Ticiana Pascoal Meira

Victor Mecenas Silva Albuquerque

Victor Rocha Martins

Vitor Carvalho Lima Holanda

PREFÁCIO

Após a publicação da primeira edição, os desafios associados à educação da radiologia permanecem. Cabe aos preceptores despertar o interesse dos mais novos pelas peculiaridades dos exames convencionais, as sutilezas e importância dos estudos contrastados bem realizados e a seleção adequada dos pacientes que necessitam de exames mais complexos.

Uma diferença fundamental desta para a edição anterior é a fonte do arquivo. Grande parte dos exames da primeira edição foi retirada de um arquivo físico, com filmes impressos fotografados para a publicação, incluindo casos atendidos há décadas em nosso serviço, realizados com o cuidado próprio dos radiologistas mais antigos e catalogados com grande esforço pessoal. Neste livro, as imagens são oriundas de sistemas digitais, cujo arquivamento é mais fácil, disponível na ponta dos dedos, o que possibilitou uma seleção de casos recentes com a melhor resolução de imagem possível.

Buscamos manter um equilíbrio entre o tradicional e o novo, em uma leitura leve e fluida. Os casos são discutidos inicialmente a partir do diagnóstico diferencial – "antes da imagem", que foca no que devemos mentalizar diante da história clinica para obtermos melhor aproveitamento dos exames apresentados a seguir.

Que este livro inspire novos radiologistas a dedicarem pelo menos parte de seu tempo ao estudo das imagens em crianças.

Os organizadores

Sumário

1 Deformidade no Braço 1
Eduardo Just da Costa e Silva
Silvio Cavalcanti de Albuquerque

2 Achado Incidental em Radiografia do Tórax 3
Eduardo Just da Costa e Silva

3 Ascite 5
Andréa Farias de Melo-Leite
Lys Santana Teixeira
Maurício Costa de Abreu

4 Insuficiência Cardíaca 8
Larissa Sobral Cavalcanti
Karina Tavares de Melo Nóbrega de Oliveira
Paulo Germano Menges
Maria Auxiliadora Dias F. Sobral

5 Trombose Portal 13
Eduardo Just da Costa e Silva

6 Estridor desde o Nascimento 15
Rodrigo José Andrade Nunes
Karina Tavares de Melo Nóbrega de Oliveira
Paulo Germano Menges
Fernando Moraes Neto

7 Desconforto Respiratório Neonatal 18
Bruno Perez Guedes Pereira
Eduardo Just da Costa e Silva

8 Claudicação 22
Bruno Perez Guedes Pereira
Eduardo Just da Costa e Silva
Éolo Santana de Albuquerque Filho

9 Torcicolo e Massa Cervical 25
Sara Reis Teixeira
Carlos Ribeiro Monteiro

10 Depressão na Calota Craniana 27
Eduardo Just da Costa e Silva

11 Massa Hepática em Lactente 29
Andréa Farias de Melo-Leite
Daniel Matias Bezerra Jales

12 Desconforto Respiratório na Sala de Parto 33
Eduardo Just da Costa e Silva
Edison de Barros e Silva (*in memoriam*)

13 Cefaleia, Crises Convulsivas, Vômitos e Febre 35
Marcela Cavalcanti
Izabelle Padilha
Adriano Nassri Hazin

14 Cianose desde o Nascimento 39
Flávia Queiroz
Karina Tavares de Melo Nóbrega de Oliveira
Juliana Rodrigues Neves
Elza Sandrelly

15 Puberdade Precoce e Manchas Café com Leite 43
Eduardo Just da Costa e Silva
Priscila de Melo Vasconcelos Just

16 Massa Testicular em Recém-Nascido 45
Eduardo Just da Costa e Silva
Silvio Cavalcanti de Albuquerque

17 Hipoacusia Bilateral 47
Ana Karina Brizeno Ferreira Lopes
Danielle Lauritzen Duarte

18 Displasia Óssea com Baixa Estatura e Dismorfismo Facial 50
Eduardo Just da Costa e Silva

19 Massa Adrenal Fetal 52
Thays Vieira de Vasconcelos Sousa
Rodrigo Melo Gallindo
Ticiana Pascoal Meira
Eduardo Just da Costa e Silva

20 Cefaleia com Vômitos em Jato 55
Alice Abath Leite
Raphael Xenofonte Morais Pinheiro
Adriano Nassri Hazin

21 Constipado Crônico com Desconforto Respiratório 57
Eduardo Just da Costa e Silva
Silvio Cavalcanti de Albuquerque

22 Massa Pulmonar em Lactente 60
Eduardo Just da Costa e Silva

23 Tumoração Glútea 62
Nathalia Cunha Calixto
Sara Reis Teixeira

24 Desconforto Respiratório em Lactente 65
Márcio Souto Batista de Almeida
Rafaela Maria Gomes de Sousa
Eduardo Just da Costa e Silva

25 Vômitos Pós-Piloromiotomia 67
Raphael Xenofonte Morais Pinheiro
Cris Ferreira de Medeiros
Eduardo Just da Costa e Silva

26 Dor Pélvica Recorrente 70
Eduardo Just da Costa e Silva

27 Pneumonia sem Melhora 72
Eduardo Just da Costa e Silva
Danielle Di Cavalcanti Sousa Cruz
Marcela Correia de Araújo Pandolfi

28 Deformidade nos Membros, Alterações Ungueais e Insuficiência Renal 75
Natacha Calheiros de Lima Petribu
Felipe Reis e Silva de Queiroz

29 Tosse, Febre e Cansaço Há 24 Horas 78
Eduardo Just da Costa e Silva

30 Infecção Respiratória Aguda 80
Kássia de Andrade Albuquerque Magalhães
Eduardo Jorge Lemos Neves Filho
Eduardo Just da Costa e Silva

31 Abdome Agudo em Paciente com Anemia Falciforme 82
Ana Paula Silva
Lorena Macêdo Diógenes
Thaís Lopes
Eduardo Just da Costa e Silva

32 Infecções Urinárias de Repetição 85
Eduardo Just da Costa e Silva

33 Icterícia Colestática 87
Eduardo Just da Costa e Silva

34 Alteração no Formato do Crânio 89
Ana Karina Brizeno Ferreira Lopes
Américo Mota

SUMÁRIO

35 Recém-Nascido com Insuficiência Respiratória   91
Danielle Di Cavalcanti Sousa Cruz
Marcela Correia de Araújo Pandolfi
Eduardo Just da Costa e Silva

36 Hemoptise   93
Eduardo Just da Costa e Silva
Silvio Cavalcanti de Albuquerque

37 Nanismo e Dispneia   95
Eduardo Just da Costa e Silva

38 Abdome Agudo em Adolescente Gestante   97
Ana Karina Brizeno Ferreira Lopes
Anne Elise Nogueira Gadelha de Oliveira

39 Eritema Nodoso   100
Eduardo Just da Costa e Silva
Priscila de Melo Vasconcelos Just

40 Tumor Cardíaco Fetal   103
Karina Reis de Melo Lopes
Karina Tavares de Melo Nóbrega de Oliveira
Narjara Tiane Lopes de Melo
Aline Borges Maciel

41 Febre, Dispneia e Úlcera do Membro Inferior   107
Natacha Calheiros de Lima Petribu
Carole Gouveia

42 Dispneia Súbita em Recém-Nascido   110
Eduardo Just da Costa e Silva

43 Puberdade Precoce   113
Cris Ferreira de Medeiros
Ticiana Pascoal Meira
Andréa Farias de Melo-Leite

44 Tumoração Interglútea   117
Marcela Cavalcanti
Juliana Buril
Adriano Nassri Hazin

45 Exoftalmia   120
Eduardo Just da Costa e Silva

46 Hepatoesplenomegalia com Dispneia   122
Camila Medeiros Pinheiro
Carolina Dalene Silva
Felipe Reis e Silva de Queiroz
Eduardo Just da Costa e Silva

47 Desconforto Respiratório durante a Amamentação   124
Diego Luiz Gomes do Amaral
Eduardo Just da Costa e Silva

48 Icterícia Colestática em Lactente   126
Eduardo Just da Costa e Silva

49 Vômitos Biliosos em Recém-Nascido   128
Eduardo Just da Costa e Silva
Edison de Barros e Silva (*in memoriam*)

50 Regurgitações no Recém-Nascido   130
Pedro Nícolas Cavalcanti Ferreira
Paloma Velez de Andrade Lima Simões Ferreira
Eduardo Just da Costa e Silva

51 Pneumonia Complicada   133
Raphael Xenofonte Morais Pinheiro
Eduardo Just da Costa e Silva

52 Massa Pélvica   135
Ana Karina Brizeno Ferreira Lopes
José Walter Agustinho de Oliveira

53 Pneumonias e Intolerância ao Esforço Físico   138
Rosana Gonçalves de Araújo
Karina Tavares de Melo Nóbrega de Oliveira
Juliana Rodrigues Neves
Fernando Moraes Neto

54 Icterícia, Colúria e Acolia Fecal   142
Eduardo Just da Costa e Silva

55 Estridor desde o Nascimento 145
Eduardo Just da Costa e Silva

56 Aumento Subagudo do Volume Abdominal 148
Joanna Brayner Dutra
Mariana Vila Nova de Oliveira Pontual
Eduardo Just da Costa e Silva

57 Dor Lombar 150
Daniel Macêdo Severo de Lucena
Eduardo Just da Costa e Silva

58 Pneumonias de Repetição na Trissomia 21 153
Eduardo Just da Costa e Silva
Silvio Cavalcanti de Albuquerque

59 Dispneia aos Pequenos Esforços 155
Rosana Gonçalves de Araújo
Larissa Sobral Cavalcanti
Karina Tavares de Melo Nóbrega de Oliveira
Luziene Alencar Bonates dos Santos

60 Avaliação da Idade Óssea 158
Eduardo Just da Costa e Silva

61 Recém-Nascido com Sopro Cardíaco 160
Renata Vale Soares Fonseca
Karina Tavares de Melo Nóbrega de Oliveira
Fabiana Aragão Feitosa
Cleusa Cavalcanti Lapa Santos

62 Lesão Óssea Tibial Assintomática 163
Daniela Cruz
Marcela Cavalcanti
Edison de Barros e Silva (*in memoriam*)

63 Estridor Há 2 Meses 166
Eduardo Just da Costa e Silva

64 Dor, Edema e Ferida no Pé após Trauma 168
Eduardo Just da Costa e Silva

65 Deformidade Congênita da Perna 170
Eduardo Just da Costa e Silva
Silvio Cavalcanti de Albuquerque

66 *Rash* Cutâneo, Eritema e Conjuntivite 172
Mariana B. F. da Paixão Grando
Carolina Vieira de O. Salerno
Lúcia Maria V. O. Salerno
Karina Tavares de Melo Nóbrega de Oliveira

67 Distensão Abdominal em Recém-Nascido 176
Eduardo Just da Costa e Silva

68 Sopro Cardíaco com Episódios de Falta de Ar 178
Fernanda Maria Santana Norberto Costa
Karina Tavares de Melo Nóbrega de Oliveira
Cristina Maria Ventura
Cleusa Cavalcanti Lapa Santos

69 Incontinência Urinária 181
Eduardo Just da Costa e Silva

70 Dispneia aos Grandes Esforços 183
Larissa Sobral Cavalcanti
Karina Tavares de Melo Nóbrega de Oliveira
Luziene Alencar Bonates dos Santos
Catarina Vasconcelos Cavalcanti

71 Obstrução Nasal em Recém-Nascido 187
Eduardo Just da Costa e Silva
Silvio Cavalcanti de Albuquerque

72 Distensão Abdominal Tardia em Prematuro 189
Eduardo Just da Costa e Silva
Edison de Barros e Silva

73 Desconforto Respiratório em Cardiopata 192
Eduardo Walter Rabelo Dias de Arruda
Vitor Carvalho Lima Holanda
Eduardo Just da Costa e Silva

74 Massa Abdominal Palpável 194
Eduardo Just da Costa e Silva

75 Avaliação Radiológica em Tetralogia de Fallot 196
Lorena Macêdo Diógenes
Karina Tavares de Melo Nóbrega de Oliveira
Cristina de Paula Quirino Mello
Fernando Moraes Neto

76 Fibrose Cística 199
Arthur Almeida Aguiar
Victor Mecenas Silva Albuquerque
Diego Luiz Gomes do Amaral
Eduardo Just da Costa e Silva

77 Massa Pancreática em Criança 202
Aquino Santana Gomes
Renato de Oliveira Pereira
Andréa Farias de Melo-Leite

78 Controle de Neoplasia Benigna da Bexiga 205
Eduardo Just da Costa e Silva
Silvio Cavalcanti de Albuquerque

79 Tumoração na Calota Craniana 207
Diego Luiz Gomes do Amaral
Raphael Xenofonte Morais Pinheiro
Eduardo Just da Costa e Silva

80 Distensão Abdominal após Parto Laborioso 210
Eduardo Just da Costa e Silva
Emerson Claucino
Karllos Diêgo Ribeiro Santos

81 Massa Abdominal em Menino com Síndrome de Beckwith-Wiedemann 212
Eduardo Just da Costa e Silva

82 Nódulos Hepáticos em Acompanhamento de Rabdomiossarcoma de Bexiga 214
Eduardo Just da Costa e Silva

83 Cianose 217
Camila Cavalcante Bomfim
Karina Tavares de Melo Nóbrega de Oliveira
Aline Borges Maciel
Cristina Maria Ventura

84 Abdome Agudo com Vômitos 219
Natacha Calheiros de Lima Petribu
Janniê de Miranda Araújo

85 Deformidade Torácica e Desconforto Respiratório 222
Eduardo Just da Costa e Silva

86 Tórax Estreito 224
Raphael Cavalcanti Coelho
Breno Jorge Asano
Eduardo Just da Costa e Silva

87 Tumoração Dorsal com Plaquetopenia 226
Eduardo Just da Costa e Silva
Augusto Saulo Ribeiro Bezerra
Pedro Guedes de Figueiredo Lima

88 Tumoração de Parede Torácica 228
Belisa Barreto Gomes da Silva
Luziany Carvalho Araújo
Eduardo Just da Costa e Silva

89 Anormalidade Cutânea Lombar em Recém-Nascido 231
Érico de Macêdo Pinto
Daniel Macêdo Severo de Lucena
Éolo Santana de Albuquerque Filho

90 Massa Cervical com Dispneia 234
Eduardo Just da Costa e Silva

91 Recém-Nascido com Distensão Abdominal e sem Eliminar Mecônio 237
Érica Nogueira Bezerra Cavalcanti
Saulo Cardoso Ribeiro
Francisco José Albuquerque Marques Filho
Eduardo Just da Costa e Silva

92 Hidronefrose em Exame Pré-Natal   240

Eduardo Just da Costa e Silva

93 Hemitórax Opaco   242

Eduardo Just da Costa e Silva

94 Taquipneia Persistente   244

Mariana Vila Nova de Oliveira Pontual
Joanna Brayner Dutra
Eduardo Just da Costa e Silva

95 Complicação Neurológica durante Tratamento de Leucemia   247

Raphael Xenofonte Morais Pinheiro
Lara Biller Teixeira Fernandes de Araújo
Adriano Nassri Hazin

96 Tumor em Parede Torácica   250

Eduardo Just da Costa e Silva
Silvio Cavalcanti de Albuquerque

97 Trissomia 21 com Lesão Óssea   252

Victor Rocha Martins
Adriana Infante Albuquerque Melo
Renata Cardoso Martins

98 Malformação da Orelha Externa   256

Ana Karina Brizeno Ferreira Lopes
Joanna Brayner Dutra

99 Talassemia *Major*   258

Larissa Sobral Cavalcanti
Karina Tavares de Melo Nóbrega de Oliveira
Jaqueline Cabral Peres

100 Síndrome de Kinsbourne   264

Raphael Cavalcanti Coelho
Camila Cavalcante Bomfim
Eduardo Just da Costa e Silva

Índice Remissivo   267

Deformidade no Braço

Eduardo Just da Costa e Silva
Silvio Cavalcanti de Albuquerque

Deformidade congênita do antebraço do tipo "mão torta".

ANTES DA IMAGEM

As deformidades congênitas do membro superior caracterizadas por mão torta podem ser divididas em mão torta radial e mão torta ulnar, a depender do osso do antebraço predominantemente afetado, sendo a primeira mais comum do que a segunda[1]. A avaliação radiológica é necessária não só para caracterizar os ossos envolvidos, mas também para verificar a presença de alguma síndrome sistêmica associada.

EXAMES DE IMAGEM

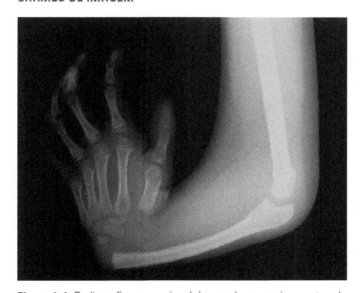

Figura 1.1 Radiografia convencional do membro superior mostrando ausência do rádio com a ulna curta e o polegar normal.

DIAGNÓSTICO DIFERENCIAL

A ausência congênita do rádio pode ocorrer de maneira isolada ou estar associada a várias síndromes, incluindo as de Holt-Oram, Seckel e Cornelia de Lange, anemia de Fanconi, trombocitopenia com ausência do rádio, trissomias 18 e 21, VACTERL e embriopatia por talidomida e varicela, entre outras[1-3]. A discussão acerca das características das síndromes citadas foge ao objetivo deste capítulo, sendo conveniente o estudo dos principais achados associados em um paciente com uma radiografia mostrando ausência do rádio, o que inclui exames radiológicos, cardiológicos e laboratoriais e a avaliação dos pais[1,4].

DIAGNÓSTICO

Ausência congênita do rádio.

DISCUSSÃO

A ausência congênita do rádio pode ocorrer isolada ou associada a outras deformidades do membro superior, incluindo a ulna e o polegar. O rádio pode estar ausente ou apenas hipoplásico, notando-se desvio radial da mão e do antebraço, sendo este achado clinicamente evidente[4]. O grau de deficiência do rádio é classificado em quatro tipos, sendo a ausência completa (tipo IV) o tipo mais comum[1]. O antebraço costuma ser curto[1,3]. Além da deformidade óssea, pode haver deficiência muscular, de nervos e vasos, além de anomalias articulares[4].

Uma etiologia vascular é proposta independentemente da associação com síndromes[3]. A associação com síndromes é menos comum quando o acometimento é unilateral[2].

Referências

1. França Bisneto E. Deformidades congênitas dos membros superiores: parte I: falhas de formação. Rev Bras Ortop. 2012; 47(5):545-52.
2. Phatak S. Radial club-hand. Indian J Radiol Imaging. 2006;16:609-10.
3. Laor T, Kan J. Congenital anomalies of bone. In: Coley B, ed. Caffey's Pediatric Diagnostic Imaging. 12th ed. Philadelphia, PA: Elsevier Saunders, 2013:1356-69.
4. Maschke S, Seitz W, Lawton J. Radial longitudinal deficiency. J Am Acad Orthop Surg. 2007; 15(1):41-52.

2 Achado Incidental em Radiografia do Tórax

Eduardo Just da Costa e Silva

Adolescente encaminhada para avaliação de uma anormalidade vista na radiografia, a qual teria sido realizada em pronto atendimento por suspeita de pneumonia já descartada clinicamente. Sem antecedentes de doença respiratória.

EXAMES DE IMAGEM

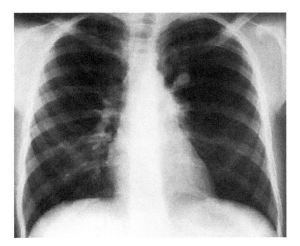

Figura 2.1 Radiografia convencional do tórax mostrando um nódulo não calcificado na região central do lobo superior esquerdo com hipertransparência pulmonar periférica, além de pobreza vascular em correspondência.

DIAGNÓSTICO DIFERENCIAL – PARTE 1

Uma área de hipertransparência pulmonar focal tem como prováveis origens o aumento do conteúdo gasoso, a redução do componente vascular ou a combinação dessas duas causas. O aumento do conteúdo gasoso pode decorrer de obstrução brônquica incompleta com retenção de gás por mecanismo valvular, sendo observado na presença de corpo estranho, tumores endobrônquicos, broncolitos e compressões extrínsecas, como por uma massa mediastinal ou linfonodomegalia. Uma causa de obstrução completa que pode levar à hiperaeração focal é a atresia brônquica, que usualmente se associa a uma opacidade arredondada central (broncocele). Outra lesão congênita que pode ter essa aparência é a hiperinsuflação lobar congênita (enfisema lobar congênito). Em um adulto, uma bolha de enfisema poderia gerar uma hipertransparência localizada, mas possivelmente não seria a única alteração do exame. O fenômeno vascular mais comum seria o tromboembolismo pulmonar.

No caso apresentado, alguns desses diagnósticos poderiam ser considerados, sendo solicitada tomografia computadorizada com contraste (Figura 2.2).

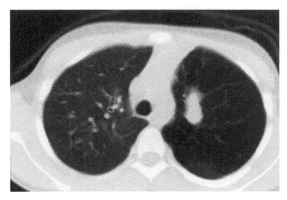

Figura 2.2 A tomografia computadorizada mostra a hiperaeração do lobo superior esquerdo com o nódulo alongado central. Além de hiperaerado, o lobo apresenta aspecto enfisematoso.

DIAGNÓSTICO DIFERENCIAL – PARTE 2

A princípio, a tomografia computadorizada mostrou os mesmos achados da radiografia, ou seja, hiperaeração e uma lesão central. O foco aqui seria a lesão central, que poderia ser uma broncocele ou um tumor. Neste caso, a avaliação cuidadosa de todos os cortes revelou ausência de comunicação do nódulo com os brônquios centrais, excluindo tumor endobrônquico. A tomografia computadorizada foi realizada sem contraste, de modo que uma lesão vascular ainda seria uma possibilidade, mas não foram evidenciados vasos confluindo para a lesão, e o aspecto enfisematoso do parênquima indicava doença da via aérea. O nódulo foi interpretado, assim, como uma broncocele, favorecendo o diagnóstico de atresia brônquica. Outras causas de broncocele, como fibrose cística e aspergilose broncopulmonar alérgica, poderiam ser consideradas, mas usualmente apresentariam outros achados radiológicos e clínicos[1].

DIAGNÓSTICO

Atresia brônquica.

DISCUSSÃO

A atresia brônquica é uma malformação pulmonar caracterizada por uma interrupção brônquica que determina hiperaeração do parênquima em correspondência, sendo comum a formação de uma rolha de muco (broncocele). A interrupção pode ser lobar, segmentar ou subsegmentar[2,3]. As vias aéreas distais ao defeito são normais[4].

A causa da malformação não é conhecida, mas, como ela se associa ao desenvolvimento normal dos brônquios mais distais, acredita-se que não seja uma alteração do desenvolvimento ou crescimento brônquico, mas sim o resultado de uma agressão sofrida pelo brônquio após seu desenvolvimento, possivelmente posterior à 16ª semana de vida intrauterina. Essa agressão poderia ser um insulto vascular, permanecendo normal a via aérea distal ao local acometido[5]. A associação com outras malformações, entretanto, pode indicar outras causas ainda não esclarecidas[2]. A broncocele é decorrente do acúmulo de secreções brônquicas no brônquio em fundo cego[5]. A hiperaeração ocorre provavelmente por ventilação colateral, que é efetiva na inspiração, mas ineficaz na expiração, causando um acúmulo progressivo de ar[2,5]. Esse acúmulo de ar é menos acentuado do que o encontrado nos casos de enfisema lobar congênito, pois a obstrução é completa, ao contrário deste último, que tem obstrução parcial com formação de mecanismo de válvula[3].

A atresia brônquica costuma ser assintomática e detectada em exames de imagem realizados por motivos não relacionados à condição. Pode manifestar-se clinicamente com pneumonias de repetição.

O local mais comumente acometido é o lobo superior do pulmão esquerdo, como em nosso paciente[2].

A radiografia convencional pode mostrar a broncocele, que terá a expressão de uma opacidade arredondada ou alongada central com o pulmão distal a ela hiperaerado e hipovascular[6]. A tomografia computadorizada mostra a broncocele com o pulmão enfisematoso distal a ela, sendo útil para descartar outras causas de obstrução brônquica central. O uso de contraste é importante para afastar uma natureza vascular na broncocele[5].

Referências

1. Nemec SF, Bankier AA, Eisenberg RL. Pulmonary hyperlucency in adults. AJR. 2013; 200(2):101-115. Doi:10.2214/AJR.12.8917.
2. Wang Y, Dai W, Sun Y, Chu X, Yang B, Zhao M. Congenital bronchial atresia: Diagnosis and treatment. Int J Med Sci. 2012; 9(3):207-212. Doi:10.7150/ijms.3690.
3. Biyyam DR, Chapman T, Ferguson MR, Deutsch G, Dighe MK. Congenital lung abnormalities: Embryologic features, prenatal diagnosis, and postnatal radiologic-pathologic correlation. RadioGraphics. 2010; 30(6):1721-1739. Doi:10.1148/rg.306105508/-/DC1.
4. Daltro P, Fricke BL, Kuroki I, Domingues R, Donnelly LF. CT of congenital lung lesions in pediatric patients. AJR. 2004; 183(5):1497-1506. Doi:10.2214/ajr.183.5.1831497.
5. Neu AS. Róger E, Ilha DO, Maciel AC, de Castro RFP. Aspectos radiológicos da atresia brônquica: Relato de três casos e revisão da literatura. Radiol Bras. 2003; 36(1):47-51.
6. Thacker PG, Schooler GR, Caplan MJ, Lee EY. Developmental lung malformations in children recent advances in imaging techniques, classification system, and imaging findings. J Thorac Imaging. 2015; 30(1):29-45.

3

ASCITE

Andréa Farias de Melo-Leite
Lys Santana Teixeira
Maurício Costa de Abreu

Sexo feminino, 11 anos e 5 meses, branca, há 8 anos portadora de *diabetes mellitus* tipo 1. O motivo principal da internação foi o aumento progressivo do volume abdominal com edema de membros inferiores há 1 mês.

Ao exame físico, a menor se encontrava com ascite volumosa e importante hepatomegalia associada à desnutrição. O baço apresentava dimensões normais. Exames laboratoriais sem alterações, exceto por AST: 34mg/dL, ALT: 38mg/dL e Albumina: 3,8g/dL.

ANTES DA IMAGEM

Dentre as principais causas de ascite em crianças podem ser citadas a hipoalbuminemia (síndrome nefrótica, desnutrição, enteropatia perdedora de proteínas), doenças do peritônio com exsudato inflamatório (peritonites tuberculosas e inespecíficas, doenças do colágeno) e com exsudato neoplásico (leucemias, linfossarcomas, reticuloendotelioses), hipertensão portal e miscelânea (ascites pancreática, biliar e quilosa).

A paciente apresentava alguns sinais de desnutrição; entretanto, sua albuminemia (3,8g/dL) não é compatível com uma ascite tão volumosa, e a própria análise do líquido ascítico excluiu a possibilidade de doenças do peritônio e das ascites pancreática, biliar e quilosa, restando como etiologia mais provável a hipertensão portal.

Ultrassonografia abdominal evidenciou, além da ascite e da hepatomegalia, importante estenose das veias supra-hepáticas, sendo identificado, ao mapeamento Doppler colorido e espectral, fluxo lentificado, ainda hepatofugal, porém com perda

da pulsatilidade e da fasicidade atrial. Na ressonância magnética do abdome (Figuras 3.1 e 3.2), as imagens pós-contraste exibem fígado heterogêneo com padrão de intensidade de sinal em "mosaico", mas sem evidência de lesões focais nodulares, além de corroborar o achado ultrassonográfico de leve tendência a aumento do lobo caudado.

Realizou-se também esofagogastroduodenoscopia, que evidenciou varizes esofágicas e gastropatia hipertensiva, sendo a paciente submetida à ligadura elástica.

A venografia realizada no final do ciclo de exames evidenciou redução do calibre das veias supra-hepáticas e a presença de membrana obstrutiva na junção das veias hepáticas com a veia cava inferior, causando obstrução ao fluxo sanguíneo e circulação colateral importante nas veias intercostais e frênicas (Figura 3.3).

DISCUSSÃO

A hipertensão portal decorre do bloqueio ao fluxo sanguíneo hepático em níveis pré e/ou pós-sinusoidais. As causas pré-sinusoidais são bloqueio da veia porta (extra-hepática), esquistossomose, infiltrações ou fibrose hepática congênita (intra-hepáticas). Dentre as causas pós-sinusoidais destacam-se a cirrose e a doença venoclusiva (intra-hepáticas), além de hipertensão arterial generalizada, pericardite constritiva, insuficiência cardíaca e síndrome de Budd-Chiari (pós-hepáticas)[1]. Casos de doença de Behçet cursando com síndrome de Budd-Chiari foram descritos, principalmente em pacientes do sexo masculino e jovens, por consequente obstrução da veia cava[2].

As causas pré-sinusoidais extra-hepáticas foram logo excluídas neste caso, já que costumam estar acompanhadas de esplenomegalia com hiperesplenismo, sendo rara a ascite, e o fígado costuma ter tamanho normal ou reduzido. As causas intra-hepáticas de hipertensão portal também não se encaixam no quadro clínico, uma vez que ocorrem em idades mais tardias e costumam ser acompanhadas de icterícia e importante deterioração da função hepática. A esquistossomose, por exemplo, raramente causa hipertensão portal em crianças e, quando o faz, é acompanhada de esplenomegalia. A fibrose hepática congênita, por sua vez, acarreta aumento da fosfatase alcalina (normal nesse caso) e fígado com aspecto nodular aos exames de imagem.

Os dados clínicos da paciente excluem as causas pós-hepáticas, como insuficiência cardíaca, pericardite constritiva e hipertensão. A doença venoclusiva hepática costuma acometer crianças entre 1 e 6 anos de idade e tem relação com o consumo de alcaloides de plantas dos gêneros *Crotalaria* e *Senecio*, sendo mais comumente observada na Jamaica. É bastante rara em nosso meio, e seu diagnóstico é estabelecido por meio de biópsia.

A síndrome de Budd-Chiari ocorre por oclusão das veias hepáticas em qualquer local entre a saída do fígado e a entrada da veia cava inferior no átrio direito. Pode ter início súbito ou evoluir cronicamente e se caracteriza por ascite e hepatomegalia em praticamente todos os casos. Icterícia e esplenomegalia não são encontradas e, quando há comprometimento da veia cava inferior, observa-se circulação colateral abdominal com sentido ascendente. A paciente em questão não só apresentava as manifestações clínicas descritas, como também sua esofagoduodenoscopia evidenciava circulação colateral e venografia que mostrava diminuição do calibre das veias hepáticas, presença de membrana obstrutiva na junção das veias hepáticas com a veia cava inferior, causando obstrução ao fluxo sanguíneo, e circulação colateral importante no nível das veias intercostais e frênicas, o que corrobora o diagnóstico de síndrome de Budd-Chiari.

EXAMES DE IMAGEM

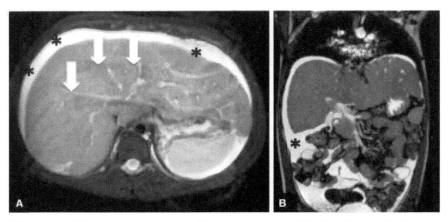

Figura 3.1 Imagens axial (**A**) e coronal (**B**) de ressonância magnética na ponderação T2 evidenciam ascite importante (*). Note os contornos rombos do fígado e a redução do calibre das veias supra-hepáticas esquerda, média e direita (*setas brancas*).

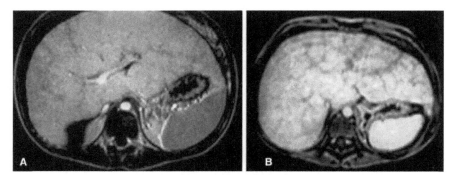

Figura 3.2 Imagens no plano axial na ponderação T1 pós-contraste, sendo **A** na fase arterial e **B** na fase portal, mostrando heterogeneidade difusa do parênquima hepático com padrão em "mosaico", aspecto bem característico de congestão hepática/Budd-Chiari. O achado se caracteriza por realce mais intenso de localização central, junto ao lobo caudado, e em menor grau na periferia do órgão.

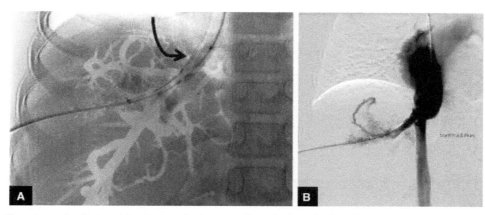

Figura 3.3A Flebografia por punção direta evidenciando oclusão na confluência das veias hepáticas com a veia cava, sendo posicionado o *stent* (seta curva). Em **B** há recanalização completa da confluência hepatocaval com fluxo de forma anterógrada, não sendo mais evidenciada a obstrução.

DIAGNÓSTICO

Síndrome de Budd-Chiari.

DISCUSSÃO

Entre as causas da síndrome de Budd-Chiari destacam-se três grupos: o *idiopático*, o *trombótico*, em que estão incluídos gravidez, puerpério, policitemia *vera*, síndrome do anticorpo antifosfolípide, hemoglobinúria paroxística noturna, anemia falciforme e estados de hipercoagulabilidade, com prevalência do fator V de Leiden[3], e o *obstrutivo não trombótico*, representado pelos tumores que invadem e comprimem as veias hepáticas e a veia cava inferior, membranas vasculares obstrutivas, pericardite constritiva e falência do coração direito. Quanto à localização, a obstrução também pode ser agrupada em três tipos: no *tipo I* há obstrução da veia cava inferior associada ou não à obstrução das veias hepáticas; no *tipo II* há obstrução das veias hepáticas maiores com ou sem obstrução da veia cava inferior; no *tipo III* há obstrução de pequenas veias centrolobulares.

Os achados ultrassonográficos incluem desde alterações da ecogenicidade por infartos hemorrágicos, hepatomegalia na fase aguda e macronódulos de regeneração na crônica, hipertrofia do lobo caudado (por hiperfluxo relativo com aumento de calibre de sua veia), até achados ao Doppler, como incapacidade de visualização das veias hepáticas, circulação colateral e veia porta com fluxo hepatopetal reduzido, bidirecional ou hepatofugal. Tanto na tomografia computadorizada como na ressonância nuclear magnética, na fase aguda, o realce pelo contraste é caracterizado por um padrão em mosaico ou reticular, no qual há realce intenso na região central do fígado (projeção do lobo caudado) e reduzido na periferia, em decorrência do fluxo venoso reverso no sistema portal, em virtude do aumento da pressão pós-sinusoidal. O trombo vascular é frequentemente bem caracterizado, e as veias hepáticas principais não são identificadas. Na fase crônica há queda do sinal de todo o fígado nas ponderações T1 e T2, tornando-se marcantes os macronódulos de regeneração, a hipertrofia do lobo caudado e a circulação colateral. Outro achado observado em ambos os exames consiste na presença de veias colaterais em forma de vírgula e curvilíneas no interior do fígado após o uso do contraste.

O tratamento da síndrome vai depender de sua etiologia principal, podendo caracterizar-se por terapia medicamentosa, anticoagulantes, procedimentos para revascularização, TIPS e até mesmo transplante hepático[4].

Referências

1. De DH, Pezzella AT, Nguyenduy T. Membranous obstruction of hepatic venous flow. Tex Heart Inst J. 1995; 22(4):320-3.
2. Carvalho DT, Oikawa FT, Matsuda NM, Evora PR, Yamada AT. Budd-Chiari syndrome in a 25-year-old woman with Behçet's disease: A case report and review of the literature. J Med Case Rep. 2011; 5(1):52. Doi:10.1186/1752-1947-5-52.
3. Deltenre P, Denninger MH, Hillaire S et al. Factor V Leiden related Budd-Chiari syndrome. Gut. 2001; 48(2):264-8.
4. Mancuso A. Budd-Chiari syndrome management: Lights and shadows. World J Hepatol. 2011; 3(10):262-4. Doi:10.4254/wjh.v3.i10.262.

4. Insuficiência Cardíaca

Larissa Sobral Cavalcanti
Karina Tavares de Melo Nóbrega de Oliveira
Paulo Germano Menges
Maria Auxiliadora Dias F. Sobral

Paciente de 11 anos, sexo feminino, branca. Dados clínicos: nasceu prematura com 35 semanas de gestação e pesando 1,910kg. Foi internada várias vezes nos primeiros meses de vida com quadro de anemia e insuficiência cardíaca. Realizou ecocardiograma, que evidenciou aumento de câmaras esquerdas e disfunção diastólica. Chamava a atenção a presença de imagens sugestivas de trabeculações no ventrículo esquerdo, sugerindo cardiomiopatia, e foi questionada a possibilidade de ventrículo esquerdo não compactado. Instituído tratamento com melhora clínica evidente. No acompanhamento periódico, ao exame físico, destacavam-se características compatíveis com a síndrome de Noonan. O controle ecocardiográfico aos 2 e aos 3 anos demonstrava achados sugestivos de cardiomiopatia hipertrófica não obstrutiva.

Retornou aos 10 anos com queixa de dor torácica ocasional aos esforços. Exame físico atual: bom estado geral, baixa estatura (altura com Z-escore = –2,7), com hipertelorismo e pescoço alado, eupneica, acianótica, normotensa. Tórax com discreto abaulamento à esquerda. Batimentos leves em fúrcula; pulsos normais. Precórdio com *ictus cordis* palpável, medindo 1,5cm no quinto espaço intercostal esquerdo; ritmo cardíaco regular, bulhas cardíacas normais; ausência de sopros. Fígado não palpado e pulmões limpos.

EXAMES DE IMAGEM

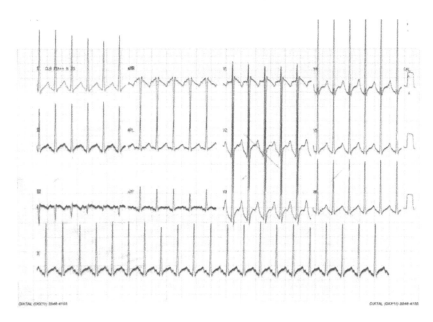

Figura 4.1 Eletrocardiograma mostrando ritmo sinusal e sinais de sobrecarga ventricular esquerda.

Capítulo 4 INSUFICIÊNCIA CARDÍACA

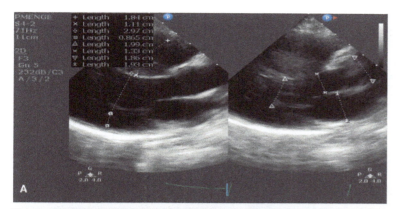

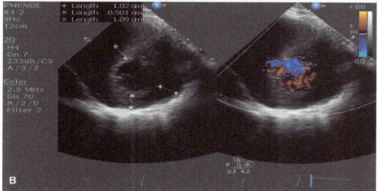

Figura 4.2A e B Ecocardiograma mostrando moderada hipertrofia concêntrica do ventrículo esquerdo com função biventricular normal. Septo interventricular (SIV) com 11mm de espessura (Z-escore = +2,9). Parede posterior com espessura de 9mm (Z-escore = +2,8) e diâmetro diastólico final do VE de 30mm (Z-escore = −2,8). No intervalo de cerca de 1 ano e meio foi realizada ressonância magnética para pesquisa de fibrose miocárdica e detalhamento anatômico.

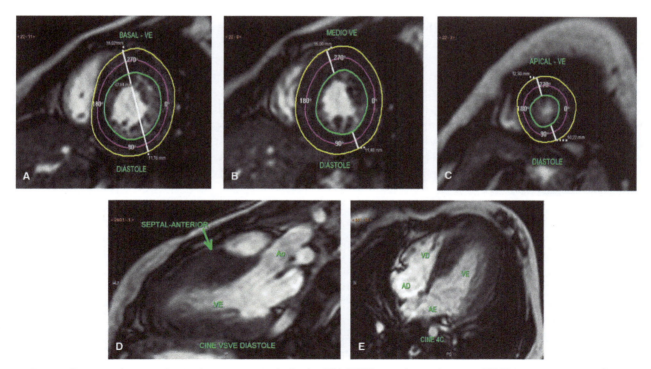

Figura 4.3A a E Ressonância magnética cardíaca na sequência de cine-RM (SSFP) nos planos eixo curto, VSVE e quatro câmaras, demonstrando sinais de hipertrofia septal assimétrica e sendo observada espessura diastólica da parede septal anterior mediobasal de 16mm (Z-escore = +4,3) e posterolateral mediobasal de 11,5 a 11,7mm. Câmaras cardíacas de dimensões normais. Diâmetro diastólico final do ventrículo esquerdo de 43mm (Z-escore = +0,2). Função sistólica global e segmentar biventricular preservada, com FEVE de 78% (VDFVE indexado de 64mL/m² e VSFVE de 17mL/m²) e FEVD de 62% (VDFVD de 50mL/m² e VSFVD de 19mL/m²). Disfunção diastólica do ventrículo esquerdo significativa por alteração do relaxamento (onda A>>E). Aumento da massa ventricular esquerda indexada (de 147g/m²). Foi observado aumento de trabeculações na cavidade ventricular esquerda sem preencher critérios sugestivos de não compactação ventricular.

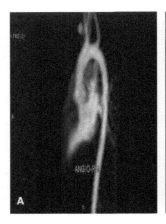
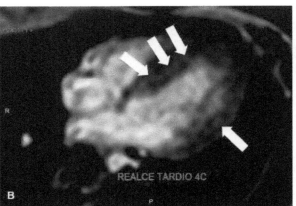

Figura 4.4A e B Ressonância magnética cardíaca nas sequências de angio-RM e realce tardio. As sequências realce tardio demonstraram sinais de fibrose focal miocárdica de pequena extensão com predomínio mesocárdico septal e lateral do ventrículo esquerdo de 2g ou 1,2% da massa ventricular esquerda (considerando-se alteração de sinal > 2DP). A angiorressonância magnética não demonstrou alterações significativas ou sinais de estenose da artéria pulmonar ou de seus ramos.

Esses achados em conjunto sugerem cardiomiopatia hipertrófica sem obstrução de via de saída do ventrículo esquerdo e com pequeno componente de fibrose miocárdica.

DIAGNÓSTICO

Cardiomiopatia hipertrófica secundária à síndrome de Noonan.

DISCUSSÃO

A cardiomiopatia hipertrófica (CMH) pode ocorrer em crianças e adultos e se caracteriza por alteração estrutural e funcional cardíaca com presença de hipertrofia miocárdica em grau variável, acometendo principalmente o ventrículo esquerdo. Apresenta disfunção diastólica decorrente principalmente do déficit de relaxamento ventricular, como também da rigidez da parede e redução da cavidade ventricular. Já a função sistólica costuma ser normal ou hiperdinâmica. Para sua definição devem ser excluídas as doenças cardiovasculares ou sistêmicas que justifiquem alterações semelhantes[1].

A CMH pode apresentar origem genética e constitui a doença cardiovascular genética mais prevalente. Mais de 60% dos casos de CMH em adolescentes e adultos são causados por mutações nos genes codificantes de proteínas do sarcômero cardíaco com transmissão autossômica dominante[2]. Outras doenças genéticas são responsáveis por 5% a 10% dos casos, como as metabólicas (doença de Anderson-Fabry, doença de Danon, doença de Pompe), neuromusculares (ataxia de Friedreich, miopatia nemalínica) e congênitas (síndrome de Noonan, síndrome de Costello, síndrome LEOPARD). A hipertrofia do ventrículo direito também pode estar associada a situações não genéticas que constam como diagnósticos diferenciais, como amiloidose, feocromocitoma, acromegalia ou mesmo em caso de uso crônico de drogas (esteroides anabólicos, hidroxicloroquina e tacrolimus)[3].

Entre as causas da CMH encontra-se a síndrome de Noonan (SN), uma doença genética com herança autossômica dominante que apresenta fenótipos variáveis e acomete ambos os sexos. A incidência é de 1 a cada 1.000 a 2.500 nascimentos. Caracteriza-se por baixa estatura (presente em 70% a 83% dos casos) e dismorfismo facial, com formato triangular, hipertelorismo ocular, ptose palpebral, fissura labial, implantação baixa com rotação incompleta do pavilhão auricular, espessamento da hélice auricular e pescoço curto ou alado.

Na SN também é comum a ocorrência de cardiopatias congênitas, sendo mais frequentes estenose valvar pulmonar, CMH e defeito do septo atrial. Entre outras alterações, o paciente pode desenvolver atraso puberal, criptorquidia e retardo mental. O padrão de hipertrofia é descrito fenotipicamente como similar à CMH por alteração sarcomérica, e foi demonstrado desarranjo similar de fibras cardíacas[4,5]. Crianças com SN e CMH têm mais probabilidade de desenvolver insuficiência cardíaca antes dos 6 meses de idade quando comparadas às portadoras de CMH familiar ou idiopática[6].

A prevalência de todas as causas da CMH em crianças é desconhecida, sendo igual entre os grupos étnicos e com discreto predomínio no sexo masculino[3]. É considerada a principal causa de morte súbita entre jovens e atletas, que tendem a ser assintomáticos. Não há padrão verdadeiramente típico da hipertrofia ventricular, mas 90% dos casos são assimétricos e com predomínio no septo interventricular[7]. Pode haver espessamento de outros segmentos, como parede anterolateral, parede posterior, septo posterior e ápice do ventrículo esquerdo[3].

O eletrocardiograma é considerado um exame importante para o rastreamento da doença nos pacientes com história familiar positiva para CMH.

Nesses casos, 20% a 50% dos pacientes apresentam alterações eletrocardiográficas, as quais ocorrem precocemente (desde a pré-adolescência), antes de o ecocardiograma revelar alguma anormalidade[7-9]. Entre as alterações sugestivas de CMH, sobrecarga ventricular esquerda pode ser evidenciada em cerca de 50% dos casos, além de observadas ondas Q patológicas na parede inferolateral, alterações de repolarização tipo isquêmica e arritmias cardíacas[7,8]. A avaliação por Holter é importante para a pesquisa de arritmias, podendo ser observadas extrassístoles ventriculares e taquicardia ventricular não sustentada em 20% a 30% dos casos[9].

O ecocardiograma é o exame central para detectar CMH. Seu parâmetro isolado mais relevante para o diagnóstico é a espessura diastólica máxima da parede do ventrículo esquerdo[7]. Para definição de CMH, a espessura da parede em um ou mais segmentos miocárdicos do ventrículo esquerdo deve apresentar Z-escore > 2DP na criança ou > 15mm no adulto[3]. O ecocardiograma evidencia ainda alterações na função diastólica em 80% dos casos, com padrão de déficit de relaxamento. A função sistólica costuma estar normal ou apresentar padrão de hipercontratilidade. A cavidade ventricular esquerda costuma ser normal ou diminuída, e comumente ocorre aumento do átrio esquerdo em razão da disfunção diastólica do ventrículo esquerdo ou da insuficiência mitral. O exame também é capaz de avaliar a presença ou não de obstrução na via de saída.

A ressonância magnética cardíaca (RMC) tem se destacado como método padrão-ouro na análise morfológica e funcional do ventrículo esquerdo e na detecção de fibrose, sendo capaz de avaliar a extensão da hipertrofia miocárdica, principalmente quando o acometimento é maciço ou ocorre no ápice ou na parede anterolateral do ventrículo esquerdo, situações em que o ecocardiograma apresenta sensibilidade menor[10]. Ainda é possível demonstrar repercussão de via de saída ventricular, presença de criptas ventriculares, alongamento do folheto anterior mitral e aneurisma apical ventricular esquerdo, dentre outros.

A determinação da distribuição e severidade da hipertrofia, assim como o padrão de realce tardio pela RMC, pode sugerir algum diagnóstico específico dentre as causas de CMH em uma parcela dos casos, contribuindo para a identificação da variante fenotípica[3,11]. A RMC pode ainda auxiliar o diagnóstico diferencial entre cardiomiopatia isquêmica e não isquêmica e entre CMH e hipertrofia em atletas, bem como de miocárdio não compactado[2]. A fibrose miocárdica é encontrada em cerca de 80%

dos casos, e esse achado tem valor prognóstico, uma vez que, quanto maior a extensão do realce tardio, maior será o risco de dilatação progressiva do ventrículo esquerdo, arritmias ventriculares e morte súbita[9].

Dentre os fatores tradicionais de pior prognóstico e risco de morte súbita estão história de parada cardíaca, espessura septal ≥ 30mm, história de morte súbita prematura na família, história de síncope sem etiologia definida, taquicardia ventricular não sustentada ao Holter e resposta anormal ao teste de esforço em indivíduos com menos de 40 anos de idade. São ainda citadas fibrilação atrial, obstrução de via de saída ventricular e mutações de alto risco[9,12].

A morte súbita constitui 50% a 70% das causas de óbito e é mais comum em crianças e adolescentes do que nos adultos, sendo geralmente desencadeada pelo esforço físico extenuante. Em muitos casos, os pacientes não apresentam sintomatologia prévia, o que dificulta o diagnóstico precoce[1]. Assim, torna-se necessário o diagnóstico de CMH em estágios iniciais.

Em metanálise[13] que avaliou a relação entre fibrose miocárdica e CMH no seguimento de 1.063 pacientes, observou-se um risco nove vezes maior de taquicardia ventricular/fibrilação ventricular e um risco 3,3 vezes maior de morte súbita nos pacientes com sinais de fibrose. Estudos recentes têm registrado a relação entre fibrose miocárdica acima de cerca de 15% da massa ventricular esquerda e morte súbita[14,15].

No tratamento da CMH, o alívio dos sintomas e a melhora da tolerância aos esforços podem ser obtidos por meio de betabloqueadores ou verapamil. Os inibidores da enzima conversora de angiotensina e os diuréticos de alça ajudam no controle dos sintomas em pacientes com insuficiência cardíaca. A miomectomia e a ablação alcoólica septal podem vir a ser indicadas nos casos de CMH com obstrução significativa, sintomática e também refratária ao tratamento clínico. Nessas situações pode ainda ser considerado o transplante cardíaco[1,10]. A indicação de colocação de cardiodesfibrilador implantável tem parâmetros estabelecidos e ajuda a prevenir a morte súbita em pacientes com múltiplos fatores de risco.

CONSIDERAÇÕES FINAIS

Este caso exemplifica a importância dos exames de imagem para o diagnóstico da CMH associada à síndrome de Noonan e para o diagnóstico diferencial com não compactação ventricular. A RMC pode contribuir ainda com a pesquisa de fibrose miocárdica, o que tem demonstrado valor prognóstico nesses casos. O quadro de insuficiência cardíaca nos primeiros meses de vida foi provavelmente decorrente de uma má adaptação hemodinâmica à anemia importante, associada à disfunção diastólica, mais frequente em portadores de cardiomiopatias por síndromes genéticas.

Agradecimento

Agradecemos a Dra. Andrea de Resende Duarte, geneticista, pelos esclarecimentos e informações neste caso.

Referências

1. Hoss AJ, Petterson CHP, Scherer L. Miocardiopatia hipertrófica. Papel da ecocardiografia Doppler no diagnóstico e na orientação terapêutica. Arq Bras Cardiol. 1998; 70(4):301-306.
2. Sara L, Szarf G, Tachibana et al. II Diretriz de Ressonância Magnética e Tomografia Computadorizada Cardiovascular da Sociedade Brasileira de Cardiologia e do Colégio Brasileiro de Radiologia. Arq Bras Cardiol. 2014; 103(6 Suppl 3):1-86. Doi:10.5935/abc.2014S006.
3. Elliott PM, Anastasakis A, Borger MA et al. 2014 ESC Guidelines on diagnosis and management of hypertrophic cardiomyopathy: The task force for the diagnosis and management of hypertrophic cardiomyopathy of the European Society of Cardiology (ESC). Eur Heart J. 2014; 35:2733-2779.
4. Malaquias AC, Ferreira LV, Souza SC, Arnhold IJ, Mendonça BB, Jorge AA. Síndrome de Noonan: do fenótipo à terapêutica com hormônio do crescimento. Arq Bras Endocrinol Metab. 2008; 52(5):800-808.
5. Sobral Filho DC, de Oliveira MC, Lopes AN, Brindeiros Filho DF, de Carvalho JA, Victor EG. Noonan syndrome. Arq Bras Cardiol. 1983; 40(1):47-49.

6. Wilkinson JD, Lowe AM, Salbert BA et al. Outcomes in children with Noonan syndrome and hypertrophic cardiomyopathy: a study from the Pediatric Cardiomyopathy Registry. Am Hear J. 2012; 164(3):442-8.k.
7. McKenna WJ, Spirito P, Desnos M, Dubourg O, Komadja M. Experience of clinical genetics in hypertrophic cardiomyopathy: proposal for new diagnostic criteria in adults members of affected families. Heart. 1997; 77:130-132.
8. Maron BJ. The electrocardiogram as a diagnostic tool for hypertrophic cardiomyopathy: revisited. Ann Noninvasive Electrocardiol. 2001; 6:277-279.
9. Mattos BP, Torres MAR, Freitas VC de. Avaliação diagnóstica da cardiomiopatia hipertrófica em fase clínica e pré-clínica. Arq Bras Cardiol. 2008; 91(1):55-62.
10. Bittencourt MI, Rocha RM, Albanesi Filho FM. Cardiomiopatia hipertrófica. Rev Bras Cardiol. 2010; 23(1):17-24.
11. Pennell DJ, Sechten UP, Higgins CB, Manning WJ, Pohost GM, Rademakers FE. Clinical indications for cardiovascular magnetic resonance (CMR): Consensus Panel report. Eur Hear J. 2004; 25: 1940-1965.
12. Maron BJ. Hypertrophic cardiomyopathy – a systematic review. JAMA. 2002; 287:1308-1320.
13. Silva N, Paladino FA, Doyle M, Reddy S, Vido D, Rayarao G. A systematic review for sudden cardiac death in hypertrophic cardiomyopathy patients with myocardial fibrosis: a CMR LGE study. Circulation. 2011; 124:A15932.
14. Chan RH. Prognostic value of quantitative contrast enhanced cardiovascular magnetic resonance for the evaluation of sudden death risk in patients with hypertrophic. Cardiomyopathy Circ. 2014; 130:484-495.
15. Shiozaki AA, Kim RJ, Parga JR, Tassi EM, Arteaga E, Rochitte CE. Cardiovascular magnetic resonance in hypertrophic cardiomyopathy. Arq Bras Cardiol. 2007; 88(2):216-221.

5
Trombose Portal

Eduardo Just da Costa e Silva

Menina de 14 anos de idade com história de trombose portal antiga (causa não informada). Avaliação de rotina ultrassonográfica mostrou dilatação biliar intra-hepática.

ANTES DA IMAGEM

Dentre as várias causas de trombose portal na criança, cateterismo umbilical, onfalite e sepse são as mais comuns. Pode também ocorrer por trauma (cirúrgico ou não), alterações da coagulabilidade, síndromes mieloproliferativas, tumores, desidratação e alterações congênitas do sistema porta[1,2], além de cirrose sem carcinoma hepatocelular (embora a presença do trombo em um fígado cirrótico deva sempre levar à procura cuidadosa do tumor).

EXAMES DE IMAGEM

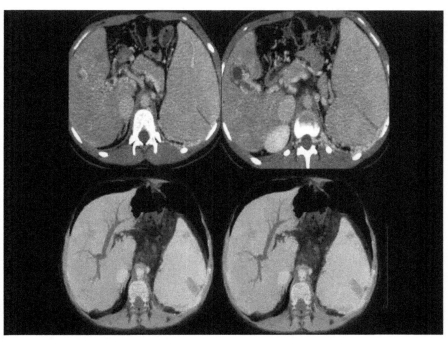

Figura 5.1 Cortes tomográficos computadorizados mostrando uma rede de vasos colaterais no hilo hepático e na parede da vesícula biliar. A veia porta não foi opacificada. Há esplenomegalia com circulação colateral adjacente. Nota-se dilatação biliar intra-hepática.

DIAGNÓSTICO DIFERENCIAL

O diagnóstico diferencial de dilatação das vias biliares na infância é amplo, devendo incluir anomalias congênitas, com destaque para os cistos de colédoco em suas várias formas. As causas adquiridas são representadas por coledocolitíase, tumores (das vias biliares ou extrínsecos, incluindo rabdomiossarcoma embrionário, neuroblastoma, linfoma e neoplasias pancreáticas), ascaridíase biliar, pancreatite, anomalias da veia porta (cavernoma portal) e outras.

DIAGNÓSTICO

Transformação cavernomatosa da veia porta com colangiopatia (biliopatia) portal.

DISCUSSÃO

A trombose crônica da veia porta leva à formação de uma massa vascular composta por veias colaterais dilatadas no hilo hepático, conhecida como transformação cavernomatosa da veia porta[1]. A apresentação clínica em crianças costuma se dar por sangramento digestivo alto pelas varizes esofágicas e esplenomegalia com hiperesplenismo, podendo haver ascite[2].

Os achados de imagem vão incluir a não opacificação da veia porta e os vasos ingurgitados formando uma massa no hilo hepático. O estudo Doppler é especialmente útil por mostrar facilmente a veia porta trombosada com os vasos colaterais ao redor. Os sinais de hipertensão portal, como esplenomegalia e vasos colaterais, usualmente estarão presentes.

As alterações biliares anatômicas e funcionais causadas pela transformação cavernomatosa da veia porta são conhecidas como colangiopatia portal e decorrem da dilatação dos vasos ao redor e na parede do colédoco, comprimindo-o, além de estenose com fibrose por causa do processo isquêmico[1-4]. Com o tempo podem formar-se cálculos biliares[2]. O quadro clínico pode ser assintomático ou estar relacionado à estase biliar com icterícia, dor e colangite[1]. Os métodos de imagem mostram os sinais já descritos de transformação cavernomatosa, associados à dilatação das vias biliares com áreas de estenose e a falhas de enchimento relacionadas aos vasos dilatados e eventuais cálculos, além de ductos biliares apresentando angulação acentuada[3,5]. É comum a observação de varizes nas paredes da vesícula biliar[4,6]. Algumas vezes, o cavernoma poderá manifestar-se como um tumor no hilo hepático que, associado à dilatação biliar, irá simular um colangiocarcinoma[1,5].

Referências

1. Dhiman RK, Behera A, Chawla YK, Dilawari JB, Suri S. Portal hypertensive biliopathy. Gut. 2007; 56(7):1001-1008. Doi:10.1136/gut.2006.103606.
2. Schettino GCM, Fagundes EDT, Roquete MLV, Ferreira AR, Penna FJ. Portal vein thrombosis in children and adolescents. J Pediatr (Rio J). 2006; 82(3):171-178. Doi:10.2223/JPED.1484.
3. Maia MCA, Amaro AP, Oliveira EC, Melo JRC, Sanches MD, da Silva RAP. Colangiopatia portal: relato de caso. Radiol Bras. 2014; 47(1):51-53.
4. Suarez V, Puerta A, Santos LF, Perez JM, Varon A, Botero RC. Portal hypertensive biliopathy: A single center experience and literature review. World J Hepatol. 2013; 5(3):137-144. Doi:10.4254/wjh.v5.i3.137.
5. Arora A, Bansal K, Sureka B, Patidar Y. Not to forget portal cavernoma cholangiopathy: the great mimicker! Abdom Imaging. 2015. Doi:10.1007/s00261-015-0359-2.
6. Ajayi AO, Chandrasekar TSC, Hammed AH. Portal biliopathy in a 13-year-old Asian girl: a case report and review of literature. Ann Afr Med. 2009; 8(3):185-188. Doi:10.4103/1596-3519.57244.

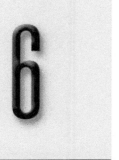

Estridor desde o Nascimento

Rodrigo José Andrade Nunes
Karina Tavares de Melo Nóbrega de Oliveira
Paulo Germano Menges
Fernando Moraes Neto

Recém-nascido a termo, parto normal, com 39 semanas de gestação, com Apgar 6/8 e história de mecônio e circular de cordão. Evoluiu com desconforto respiratório e estridor desde o nascimento, necessitando de oxigenoterapia.

Realizou radiografia de tórax, que não evidenciou alterações, assim como eletrocardiograma e videolaringoscopia. O ecocardiograma transtorácico evidenciou pequena comunicação interatrial em *ostium secundum* (2,5mm) com discreto fluxo da esquerda para a direita (FOP? CIA OS?) e sem sinais de repercussão hemodinâmica. Função biventricular normal. Em virtude da presença do estridor, a avaliação pelo modo eco-Doppler foi prejudicada, o que impossibilitou a visualização adequada do arco aórtico.

O paciente evoluiu no 37º dia de vida com saturação de 98%, frequência cardíaca de 150bpm, frequência respiratória de 65ipm, com bom estado geral, acianótico, sem edemas; precórdio calmo, pulsos presentes e simétricos, ausculta cardíaca sem alterações. Aparelho respiratório: murmúrio vesicular positivo em ambos os hemitórax, com estridor e tiragem de fúrcula. Abdome sem visceromegalias.

A tomografia computadorizada (TC) do tórax (Figura 6.1) evidenciou duplicidade do arco aórtico, formando anel vascular completo, com maior calibre do arco à esquerda. Arco aórtico medindo 4,5mm à direita e 5,5mm à esquerda. Observa-se efeito compressivo da traqueia e do esôfago no plano do anel vascular (duplo arco aórtico). A traqueia tem calibre de cerca de 6mm nos terços superior e médio, e no plano do anel vascular (10mm acima da carina) o calibre da traqueia se restringe a 2,0 × 2,0mm, em uma extensão longitudinal de 4mm; o esôfago encontra-se colabado. O arco aórtico direito origina isoladamente as artérias carótida comum e subclávia direitas, e o arco esquerdo origina as artérias carótida comum e subclávia correspondentes.

Submetido à cirurgia corretiva, imediatamente apresentou melhora significativa dos sintomas.

DIAGNÓSTICO

Duplo arco aórtico.

DISCUSSÃO

Duplo arco aórtico (DAA) é a anormalidade do arco aórtico que envolve parcial ou completamente o esôfago e/ou a traqueia, podendo causar disfagia e/ou sintomas respiratórios. O DAA faz parte de uma classificação de anéis vasculares definidos pelo *International Congenital Heart Surgery Nomenclature and Database Committee*. Encontrado em crianças em razão do aparecimento precoce dos sintomas, é doença rara em adultos. Contudo, pode ser silencioso e descoberto ao acaso ou apresentar quadro clínico com sintomas exuberantes. Geralmente se apresenta com estridor, desconforto respiratório, infecções, tosse, disfagia e vômitos[1,2].

No desenvolvimento embriológico da aorta, o DAA parece decorrer de modificações nos pares de arcos aórticos, que em princípio são em número de seis e estão conectados a duas aortas primitivas: a ventral e a dorsal. A maior porção do primeiro, segundo e quinto arcos sofre regressão. O terceiro arco forma as artérias carótidas. O ramo do botão

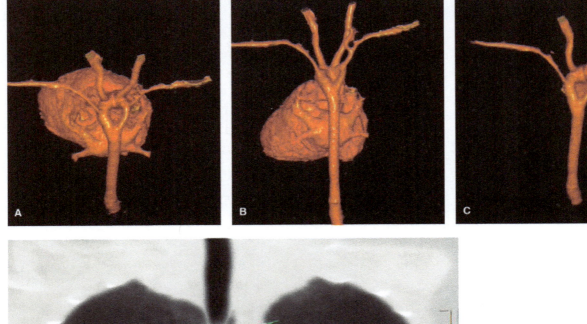
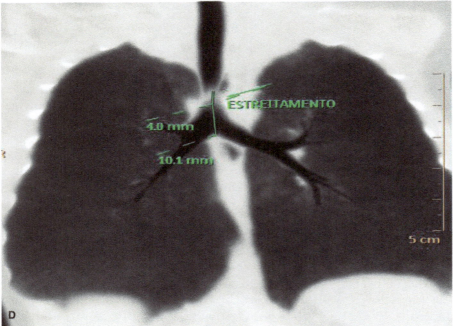

Figura 6.1A a C TC de tórax em reconstruções tridimensionais (VR), mostrando a duplicidade do arco aórtico. Nota-se ainda, na reconstrução em projeção de mínima intensidade (MinIP – **D**), o ponto de estreitamento máximo da traqueia no nível do anel vascular.

ventral do sexto arco encontra-se com o botão pulmonar para formar a artéria pulmonar. Do lado direito, a contribuição dorsal do sexto arco desaparece; do lado esquerdo, persiste como ducto arterioso. As sete artérias intersegmentares surgem do ramo dorsal da aorta e formam as artérias subclávias. Normalmente, a porção direita do quarto arco regride, deixando o conhecido arco aórtico esquerdo. Se persistirem os ramos direito e esquerdo do quarto arco, forma-se o DAA[2,3].

O DAA é, em geral, uma anomalia isolada, embora possa ocorrer de maneira associada, sendo a tetralogia de Fallot e a transposição das grandes artérias as mais frequentes associações[4]. Quando existe compressão traqueoesofágica, o diagnóstico habitualmente é estabelecido nas primeiras semanas. O diagnóstico diferencial é feito com fístula traqueoesofágica, refluxo gastroesofágico, pneumonia recorrente, asma e compressão por tumor. A laringoscopia ou broncoscopia pode estabelecer a diferença entre laringomalacia, cisto laringeal, estenose subglótica, traqueomalacia e pólipo vocal[2].

Desde sua introdução na prática clínica, a ecocardiografia fetal tem promovido evidentes benefícios no manejo das cardiopatias congênitas de apresentação neonatal. Com a melhora da qualidade das imagens de ultrassom, são crescentes a precisão do diagnóstico e o universo de informações obtidas do coração e das estruturas vasculares fetais. Os anéis vasculares também podem ser identificados na vida pré-natal, possibilitando uma investigação diagnóstica e a programação terapêutica, caso os sintomas neonatais sejam significativos[4,5].

O diagnóstico rápido e acurado do DAA contribui para o tratamento cirúrgico efetivo com melhores parâmetros na evolução[6]. O ecocardiograma é útil na avaliação do arco aórtico e da anatomia do coração, porém há dificuldade na obtenção de demonstração em um plano de imagem de ambos os arcos e de sua relação com estruturas vizinhas[3].

A TC e a ressonância magnética (RM) têm mostrado maior acurácia na avaliação das estruturas mediastinais. O uso da TC contribui para a caracterização de deformidades traqueais e brônquicas decorrentes do efeito compressivo do anel vascular. Esse método é ainda fundamental na avaliação de malformações cardiovasculares associadas e no planejamento cirúrgico adequado[3,6].

A RM consta também como efetivo método angiográfico não invasivo, isento de radiação, muito utilizado na faixa etária pediátrica. No entanto, para pacientes em condições clínicas adversas e não cooperativos, a necessidade de sedação e de maior tempo de exame pode favorecer a opção pela TC[1].

Nos pacientes sintomáticos, o tratamento cirúrgico se impõe. Nos casos de DAA realizam-se ligadura e secção do arco não dominante, em geral o esquerdo, na região de saída da artéria carótida comum. A via de acesso costuma ser a toracotomia posterolateral esquerda. Nos casos de artéria subclávia direita anômala procede-se também à ligadura e a secções dessa artéria através de toracotomia esquerda, sem nenhum comprometimento vascular para o membro superior em decorrência da circulação colateral previamente existente. Na maioria dos casos, obtém-se o alívio imediato dos sintomas, o que pode não ocorrer em alguns em virtude da traqueomalacia no local da compressão ou mesmo de deformidades traqueais associadas[6].

Referências

1. Weinberg PM, Whitehead KK. Aortic arch anomalies. Princ Pract Card Magn Reson Congenit Hear Dis Form, Funct Flow. 2010:183-208. Doi:10.1002/9781444317039.ch11.
2. Hardin RE, Brevetti GR, Sanusi M et al. Treatment of symptomatic vascular rings in the elderly. Texas Heart Institute Journal/from the Texas Heart Institute of St. Luke's Episcopal Hospital, Texas Children's Hospital. 2005; 32:411-415.
3. Lowe GM, Donaldson JS, Backer CL. Vascular rings: 10-year review of imaging. RadioGraphics. 1991; 11(4):637-46. Doi:10.1148/radiographics.11.4.1887119.
4. Galindo A, Nieto O, Nieto MT et al. Prenatal diagnosis of right aortic arch: associated findings, pregnancy outcome, and clinical significance of vascular rings. Prenat Diagn. 2009; 29(10):975-81. Doi:10.1002/pd.2327.
5. Yoo SJ, Min JY, Lee YH, Roman K, Jaeggi E, Smallhorn J. Fetal sonographic diagnosis of aortic arch anomalies. Ultrasound Obs Gynecol. 2003; 22(5):535-546. Doi:10.1002/uog.897.
6. Lee EY, Zurakowski D, Waltz DA et al. MDCT evaluation of the prevalence of tracheomalacia in children with mediastinal aortic vascular anomalies. J Thorac Imaging. 2008; 23(4):258-265. Doi:10.1097/RTI.0b013e31817fbdf7 [doi]\r00005382-200811000-00006 [pii].

Desconforto Respiratório Neonatal

Bruno Perez Guedes Pereira
Eduardo Just da Costa e Silva

Recém-nascido a termo com quadro de dispneia progressiva. Presença de mecônio espesso no líquido amniótico.

ANTES DA IMAGEM

O desconforto respiratório neonatal é um quadro comumente encontrado nos berçários e pode ser desencadeado por uma grande variedade de doenças, dentre as quais se destacam a síndrome do desconforto respiratório, a síndrome da aspiração meconial, a taquipneia transitória do recém-nascido, a pneumonia neonatal e, menos frequentemente, as cardiopatias congênitas e outras malformações (malformação congênita das vias aéreas, hérnias diafragmáticas congênitas e enfisema lobar congênito). A radiografia do tórax é o método inicial de investigação por imagem e, na maioria dos casos, é suficiente para definição diagnóstica, ficando reservada para casos específicos a utilização de outros métodos.

EXAMES DE IMAGEM

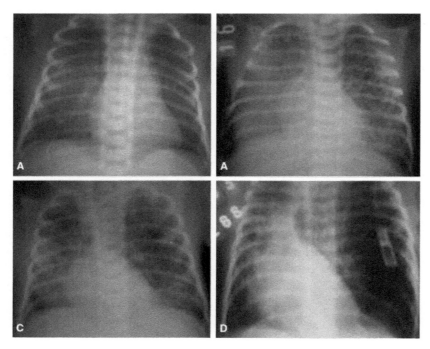

Figura 7.1 Radiografias convencionais do tórax no pós-parto imediato (**A**) e no terceiro dia de vida (**B**), mostrando surgimento de opacidade reticulogranular bilateral e discretas imagens lineares radiotransparentes no hemitórax esquerdo. A evolução cronológica das alterações (**C** e **D**) demonstrou aumento progressivo das dimensões das lesões radiotransparentes no hemitórax esquerdo, que assumiram aspecto cístico e deslocaram o mediastino contralateralmente. Diante da piora importante do quadro respiratório do paciente, foi realizada drenagem torácica esquerda (**D**) sem sucesso.

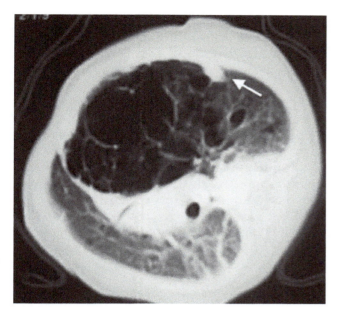

Figura 7.2 Tomografia computadorizada do tórax demonstrando volumosa formação cística aérea com discretas estruturas lineares e puntiformes de permeio, acometendo a língula e deslocando o mediastino contralateralmente. Nota-se também dreno torácico no espaço pleural esquerdo (seta).

DIAGNÓSTICO DIFERENCIAL RADIOLÓGICO

O aspecto radiológico das lesões torácicas neonatais geralmente possibilita sua subdivisão em duas categorias distintas: as de tratamento clínico (doença da membrana hialina, síndrome da aspiração meconial e displasia broncopulmonar) e as de tratamento cirúrgico (hérnia diafragmática congênita, malformação congênita das vias aéreas e sequestro pulmonar)[1].

A maioria das desordens de tratamento cirúrgico tem natureza congênita e costuma se apresentar como formações sólidas ou císticas que promovem efeitos compressivos sobre as estruturas adjacentes. Atualmente, com o advento da ultrassonografia e da ressonância magnética fetal, o diagnóstico dessas patologias geralmente é realizado no período antenatal[1].

No caso apresentado, inicialmente observou-se à radiografia do tórax uma opacidade reticulogranular difusa bilateral com algumas áreas radiotransparentes de permeio, de aspecto pouco específico, relacionado à provável aspiração meconial. Posteriormente, a lesão apresentou-se como uma formação expansiva cística de crescimento progressivo que desencadeou importante desvio contralateral do mediastino.

Diante da piora progressiva do desconforto respiratório do paciente e da ausência de resposta aos tratamentos instituídos, e levando em consideração também o aspecto radiológico da lesão, optou-se pela abordagem cirúrgica (Figura 7.3).

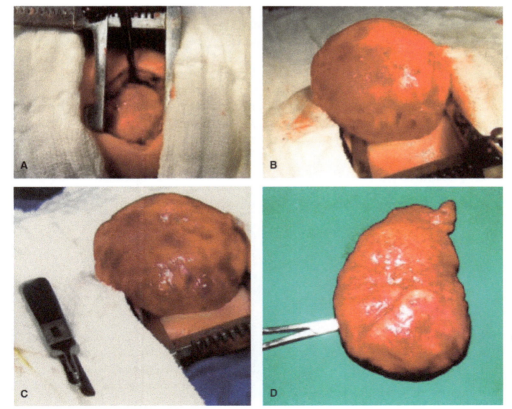

Figura 7.3A a D Toracotomia esquerda com ressecção cirúrgica de volumosa formação expansiva de aspecto multicístico localizada no parênquima do pulmão esquerdo.

O paciente evoluiu favoravelmente no pós-operatório com melhora progressiva dos sintomas e do padrão radiológico (Figura 7.4).

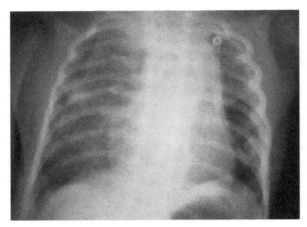

Figura 7.4 Radiografia do tórax no pós-operatório de ressecção da lesão evidencia redução volumétrica do pulmão esquerdo e resolução parcial das alterações pulmonares. Notam-se ainda pequeno desvio do mediastino, agora voltado para o lado esquerdo (relacionado à lobectomia), e a presença de dreno torácico no hemitórax esquerdo.

DIAGNÓSTICO

Enfisema pulmonar intersticial persistente localizado.

DISCUSSÃO

O enfisema pulmonar intersticial (EPI) representa uma forma incomum de enfisema adquirida na infância e caracterizada pelo acúmulo progressivo de ar no interstício pulmonar[2] decorrente da ruptura de alvéolos pulmonares hiperdistendidos e da dissecção gasosa dos septos interlobulares e dos feixes broncovasculares[2].

A ventilação mecânica com pressão positiva é um importante fator de risco para o desenvolvimento de EPI em neonatos prematuros com doença pulmonar, mas a não utilização dessas técnicas não exclui o diagnóstico. Antes atribuída exclusivamente ao barotrauma, trabalhos recentes vêm relacionando essa lesão também à hiperdistensão das vias aéreas (volutrauma)[2,3].

Uma vez estabelecido o EPI, o gás pode dissecar centrifugamente para o espaço subpleural e causar pneumotórax ou migrar centripetamente e provocar pneumomediastino ou pneumopericárdio[3].

Usualmente representa um fenômeno autolimitado que se resolve em alguns dias, mas raramente pode persistir e formar uma massa radiotransparente que causa efeito de massa e desconforto respiratório, passando a ser denominado enfisema pulmonar intersticial persistente (EPIP)[4].

O EPIP apresenta uma aparência típica na tomografia computadorizada, caracterizada pela presença de estruturas lineares e puntiformes com atenuação de partes moles no interior de cistos aéreos irregulares. Essas estruturas representam os feixes broncovasculares circundados por gás intersticial. Esse padrão de "pontos e linhas" (Figura 7.5) é considerado específico para o diagnóstico do EPIP e é observado em 82% dos casos[4]. O acometimento pode ser localizado, difuso, unilateral ou bilateral[2].

Os cistos podem medir desde poucos milímetros até cerca de 3cm^2 e são compostos por paredes fibrosas delineadas por células gigantes multinucleadas, um achado histopatológico patognomônico da doença[3].

O tratamento das lesões pulmonares congênitas radiolucentes que fazem diagnóstico diferencial com o EPIP (malformação congênita das vias aéreas, enfisema lobar congênito e hérnia diafragmática congênita) geralmente envolve a abordagem cirúrgica. No caso do EPIP, todavia, advoga-se que, ao menos inicialmente, o tratamento deve ser clínico[4].

O tratamento clínico do EPIP envolve a utilização de ventilação de alta frequência, a entubação seletiva do brônquio do pulmão contralateral à lesão e o posicionamento do paciente em decúbito lateral[4].

As indicações de tratamento cirúrgico do EPIP geralmente são desconforto respiratório de difícil manejo clínico ou aumento progressivo das lesões em pacientes sintomáticos[4].

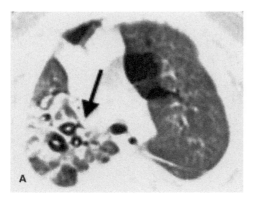 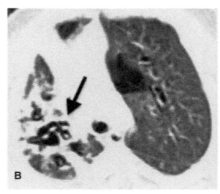

Figura 7.5A e B Tomografia computadorizada do tórax de outro paciente com enfisema pulmonar intersticial localizado demonstrando o padrão típico de "pontos e linhas" (setas).

Referências

1. Strife J, Crotty E. Neonatal chest imaging. In: Pediatric Chest Imaging. 2008:417-439.
2. Jabra A, Fishman E. Localized persistent pulmonary interstitial emphysema: CT findings with radiographic-pathologic correlation. AJR Am J Roentgenol. 1997; 169(November):1381-1384.
3. Agrons G, Courtney S. Lung disease in premature neonates: Radiologic-pathologic vorrelation 1. RadioGraphics. 2005; 25(4):1047-1073.
4. Donnelly LF, Lucaya J, Ozelame V et al. CT findings and temporal course of persistent pulmonary interstitial emphysema in neonates: A multiinstitutional study. AJR. 2003; 180(4):1129-1133. Doi: 10.2214/ajr.180.4.1801129.

Claudicação

Bruno Perez Guedes Pereira
Eduardo Just da Costa e Silva
Éolo Santana de Albuquerque Filho

Paciente do sexo feminino com 2 anos de idade e história de claudicação, dor e edema no terço distal da perna esquerda há 7 dias.

ANTES DA IMAGEM

A claudicação é uma queixa frequente nos ambulatórios de pediatria e pode ser desencadeada por um vasto grupo de distúrbios. A avaliação clínica deve incluir anamnese voltada para dados que possam sugerir displasia do desenvolvimento do quadril, sinovite, artrite séptica, traumatismo, necrose asséptica ou epifisiólise, entre outros. Diante da localização da queixa em determinado membro, torna-se mandatória a investigação radiológica adequada, geralmente iniciada com radiografias simples ou ultrassonografia, sendo sempre recomendável a avaliação concomitante do membro contralateral.

EXAMES DE IMAGEM

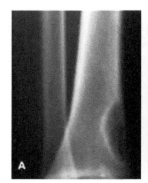 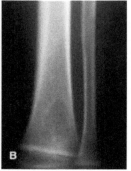

Figura 8.1A e B Radiografia convencional mostrando lesão óssea lítica com contornos definidos e fino halo esclerótico na cortical da metáfise distal da tíbia esquerda. Não foi observada reação periosteal significativa ou massa de partes moles associada.

DIAGNÓSTICO DIFERENCIAL

Os achados da lesão descrita traduzem uma lesão de baixa agressividade. Os principais critérios para avaliação da agressividade de uma lesão óssea em radiografias convencionais incluem padrão de destruição óssea, tipo de reação periosteal (se presente), eixo da lesão em relação ao osso, zona de transição com o osso normal e comprometimento de partes moles[1]. Neste caso não foi observada reação periosteal ou ruptura cortical visível, embora exista afilamento da cortical no local da lesão. O eixo da lesão acompanha o eixo longitudinal do osso e a zona de transição exibe halo de esclerose. Todos esses aspectos são sugestivos de baixa agressividade. Essa combinação de achados costuma ser suficiente para encerrar a investigação diagnóstica. Neste caso, os diagnósticos mais prováveis seriam fibroxantoma (fibroma não ossificante), defeito fibroso cortical e displasia fibrosa[2].

A apresentação clínica da paciente, entretanto, levou a uma investigação adicional. Os achados da ressonância magnética e da cintilografia óssea não foram característicos de benignidade (Figura 8.2). Nesse contexto, a osteomielite subaguda e a histiocitose de células de Langerhans foram incluídas no diagnóstico diferencial por poderem se apresentar com esses sintomas e achados de imagem.

A paciente foi submetida à biópsia da lesão (Figura 8.3) e após alguns dias evoluiu com melhora espontânea dos sintomas.

DIAGNÓSTICO

Fibroma não ossificante (fibroxantoma).

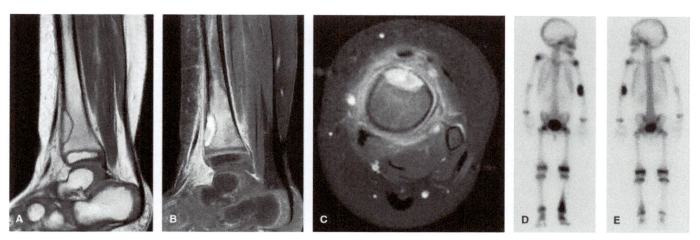

Figura 8.2A a E Ressonância magnética evidenciando lesão com hipersinal nas sequências ponderadas em densidade de prótons e realce ao meio de contraste associada a edema ósseo medular e dos tecidos moles circunjacentes. Cintilografia óssea apresentou hipercaptação do radiofármaco.

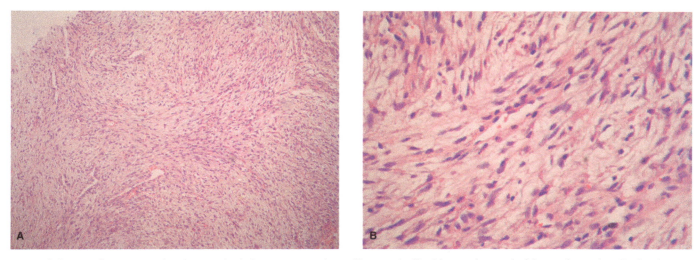

Figura 8.3A e B Fragmentos da microscopia de lesão mostrando proliferação de fibroblastos, formando feixes e fascículos distribuídos em várias direções e entremeados por células gigantes ocasionais, sem sinais de mitoses atípicas.

DISCUSSÃO

Os fibroxantomas representam os tumores ósseos benignos mais comuns e são subdivididos em defeitos fibrosos corticais e em fibromas não ossificantes[3], os quais são assim classificados quando maiores que 2cm. Estima-se que estejam presentes em 30% da população assintomática nas duas primeiras décadas de vida[3].

Comumente assintomáticos e diagnosticados incidentalmente em radiografias realizadas por outros motivos, raramente podem se manifestar com dor local, sintoma que pode estar relacionado a fraturas patológicas. A radiografia costuma ser suficiente para estabelecer o diagnóstico em vista da aparência típica da lesão, não sendo necessário prosseguir a investigação com outros métodos de imagem ou biópsia.

A radiografia típica mostra uma lesão osteolítica, bem delimitada, com um fino halo de esclerose e eixo maior paralelo ao do osso[4]. Classicamente, situa-se na cortical dos ossos longos, sendo as metáfises distais do fêmur e da tíbia as localizações mais frequentes[5]. Costuma evoluir para cura com lesão esclerótica em torno dos 20 aos 30 anos[6]. Apresenta sinal variável à ressonância magnética, usualmente baixo nas sequências ponderadas em T1 e podendo ser hipo a hiperintenso em T2. O realce após a injeção de contraste também é variável, podendo ser heterogêneo ou homogêneo, geralmente pronunciado[7]. A cintilografia mostra lesão que pode variar de mínima a importante captação do radiofármaco. As lesões com maior captação são aquelas que se apresentam com aspecto misto à radiografia, enquanto as escleróticas (curadas) mostram captação mínima.

Referências

1. Helms CA. Malignant bone and soft tissue tumors. In: Brant WE, Helms CA, eds. Fundamentals of diagnostic radiology. 3rd ed. Philadelphia, PA: Lippincott Williams & Wilkins; 2007:1064-1085.
2. Costelloe C, Madewell J. Radiography in the initial diagnosis of primary bone tumors. Am J Roentgenol. 2013; 200(1):3-7. Doi:10.2214/AJR.12.8488.
3. Błaż M, Palczewski P, Swiątkowski J, Gołębiowski M. Cortical fibrous defects and non-ossifying fibromas in children and young adults: The analysis of radiological features in 28 cases and a review of literature. Pol J Radiol. 2011; 76(4):32-9. Disponível em: http://www.pubmedcentral.nih.gov/articlerender.fcgi?artid=3389949&tool=pmcentrez&rendertype=abstract.
4. Kumar R, Madewell JE, Lindell MM, Swischuk LE. Fibrous lesions of bones. Radiogr. 1990; 10(2):237-256. Disponível em: http://radiographics.rsna.org/content/10/2/237.abstract.
5. Eisenberg RL. Bubbly lesions of bone. AJR Am J Roentgenol. 2009; 193(2):W79-94. Doi: 10.2214/AJR.09.2964.
6. Helms CA. Benign cystic bone lesions. In: Helms CA, Brant WE (eds.). Fundamentals of diagnostic radiology. 2nd ed. Philadelphia, PA: Lippincott Williams & Wilkins; 2007:1064-1085.
7. Resnick D, Greenway GD. Tumors arising from or forming fibrous connective tissue. In: Resnick D, Kang HS, Pretterklieber MiL (eds.). Internal derangements of joints. 2nd ed. Philadelphia, PA: Lippincott Williams & Wilkins, 2007.

9 Torcicolo e Massa Cervical

Sara Reis Teixeira
Carlos Ribeiro Monteiro

Recém-nascido de 20 dias, sexo masculino, com torcicolo e massa cervical esquerda palpável, mais evidente poucos dias após o nascimento. Parto por cesárea a termo, sem história de trauma.

ANTES DA IMAGEM

O torcicolo em crianças pode ser congênito, geralmente percebido pelos pais com algumas semanas de vida, ou adquirido, com apresentação clínica mais comum na infância. A principal causa de torcicolo em recém-nascidos e lactentes é muscular[1]. Outras causas, pouco comuns, são torcicolo ocular, síndrome de Sandifer (secundária a refluxo), doenças neurais e torcicolo benigno paroxístico.

Nas crianças maiores, os torcicolos podem ser secundários à luxação atlantoaxial por trauma ou a linfadenites com formação de abscessos retrofaríngeos. Espondilite cervical e neoplasias de fossa posterior ou cervicais são causas incomuns de torcicolo[2].

O diagnóstico diferencial de massa cervical em criança inclui neoplasias malignas, como neuroblastomas, rabdomiossarcomas e linfomas, e neoplasias benignas, como hemangiomas ou linfangiomas.

Em um recém-nascido com torcicolo associado a massa palpável unilateral, a principal hipótese diagnóstica seria *fibromatosis coli*. Considerar ultrassom como exame de imagem de escolha para iniciar a investigação, caso necessário.

EXAMES DE IMAGEM

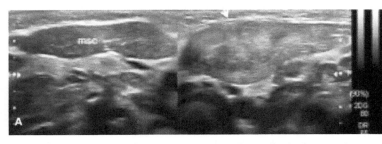 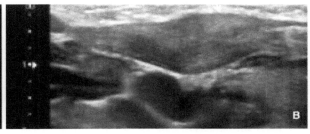

Figura 9.1 Ultrassom realizado com transdutor linear de alta frequência mostrando assimetria de volume do músculo esternocleidomastóideo (*msc*), maior à esquerda. Em seu terço distal, no local da massa palpável, notou-se uma massa sólida heterogênea que não ultrapassa seus contornos (*seta*). O lado direito foi avaliado para comparação. Não foram observadas outras massas ou linfadenopatias. **A** Corte axial no nível do músculo esternocleidomastóideo direito e esquerdo. **B** Corte longitudinal no nível do músculo esternocleidomastóideo esquerdo.

DIAGNÓSTICO

Fibromatosis coli.

DISCUSSÃO

Fibromatosis coli é a causa mais comum de torcicolo em recém-nascidos e lactentes[1]. Trata-se de uma lesão benigna diagnosticada tipicamente nos primeiros meses de vida em crianças saudáveis. A apresentação clínica mais comum consiste em uma massa cervical unilateral, mais comum à direita, e torcicolo. Casos bilaterais já foram reportados, mas são raros. Pode crescer rapidamente. Acredita-se que esteja relacionada a traumas obstétricos ou ao uso de fórceps. A etiologia mais aceita é que resulte de uma necrose por pressão, causando fibrose secundária no músculo esternocleidomastóideo[3]. O tratamento com fisioterapia manual promove melhora após 6 meses na maioria dos casos e regressão completa em 1 ano.

O diagnóstico é clínico, mas a imagem pode auxiliar o manejo do paciente e evitar biópsias desnecessárias. O ultrassom é o método de escolha. O aspecto é o de uma massa fusiforme circunscrita, sólida, localizada no músculo esternocleidomastóideo, com ecogenicidade variável. Pode haver envolvimento difuso ou focal do músculo, principalmente em seus dois terços distais[4].

Quando a apresentação não é típica, a ressonância magnética (RM) está indicada para melhor avaliação da localização de lesão, margens, linfadenopatias ou outras anomalias associadas[4]. A tomografia computadorizada pode ser usada para esse fim, porém, em virtude da radiação ionizante e da pior resolução tecidual desse método, é preferível a RM.

O principal achado por imagem que pode sugerir não se tratar de *fibromatosis coli* é a extensão da lesão para além das margens do músculo esternocleidomastóideo[5].

O tratamento consiste em fisioterapia manual. Nesta criança houve melhora do torcicolo e regressão completa da lesão do esternocleidomastóideo 3 meses após o início do tratamento.

Referências

1. Whyte AM, Lufkin RB, Bredenkamp J, Hoover L. Sternocleidomastoid fibrosis in congenital muscular torticollis: MR appearance. J Comput Assist Tomogr. 1989; 13(1):163-4.
2. Herman MJ. Torticollis in infants and children: common and unusual causes. Instr Course Lect. 2006; 55:647-53.
3. Davids JR, Wenger DR, Mubarak SJ. Congenital muscular torticollis: sequela of intrauterine or perinatal compartment syndrome. J Pediatr Orthop. 1993; 13(2):141-7.
4. Murphey MD, Ruble CM, Tyszko SM, Zbojniewicz AM, Potter BK, Miettinen M. From the archives of the AFIP: musculoskeletal fibromatoses: radiologic-pathologic correlation. RadioGraphics. 2009; 29(7):2143-73.
5. Coley BD. Soft tissue and bone tumors. In: Coley BD (ed.). Caffey's pediatric diagnostic imaging. 12th ed. Philadelphia, PA 19103-2899: Saunders, an imprint of Elsevier Inc., 2013; p. 124-35.

10 Depressão na Calota Craniana

Eduardo Just da Costa e Silva

Recém-nascido com histórico de parto sem intercorrências. Nasceu bem, mas com deformidade craniana temporal direita caracterizada por uma depressão. Não havia edema ou escoriações locais.

ANTES DA IMAGEM

São comuns alterações do formato craniano em crianças, podendo representar malformações relacionadas a várias síndromes e sequências. No entanto, em muitos casos refletem deformidades relacionadas ao posicionamento da cabeça da criança, comuns em berçários, quando a presença de dispositivos pode levar o bebê a permanecer em situações corporais fixas por tempo prolongado[1]. Plagiocefalia, braquicefalia e dolicocefalia são deformidades comuns, caracterizadas por alterações nas relações dos diâmetros cranianos, podendo ser posicionais ou associadas a craniossinostoses, assunto já discutido em outro capítulo desta publicação.

Neste caso, a deformidade representa uma depressão localizada, o que é um pouco mais preocupante e levou à investigação por imagem.

EXAMES DE IMAGEM

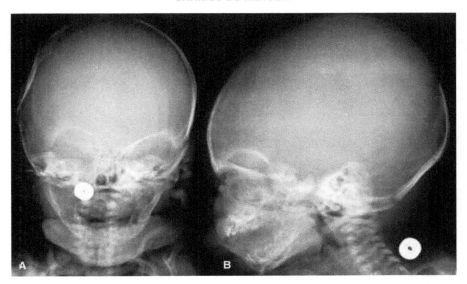

Figura 10.1A e B As radiografias convencionais da criança mostram uma depressão óssea temporoparietal direita sem linha de fratura visível ou outras deformidades.

DIAGNÓSTICO DIFERENCIAL

Neste caso, o diagnóstico diferencial fica limitado a poucas condições. A mais preocupante seria uma fratura associada a um tocotraumatismo[2]. A história de um parto difícil e o uso de instrumentos (fórceps) favorecem esse diagnóstico, o que pode ser corroborado pela presença de edema e escoriações que reforçam o evento agudo[3].

Quando não há histórico de parto difícil ou sinais de fratura aguda, deve-se considerar a possibilidade de deformidade congênita decorrente de uma compressão extrínseca intrauterina.

DIAGNÓSTICO

Depressão craniana congênita.

DISCUSSÃO

A observação de uma depressão congênita craniana localizada é muito incomum, sendo a causa desconhecida, mas presumivelmente determinada pelo efeito de uma compressão extrínseca do crânio cartilaginoso por membros fetais, ossos maternos ou leiomiomas[3,4]. Pode ocorrer também pela compressão de partes fetais de um gêmeo[2]. Ocorre em 1:10.000 nascidos vivos, embora muitas vezes não seja reconhecida ou seja interpretada como uma fratura relacionada a tocotraumatismo[2].

Em casos sem sinais agudos e com exame neurológico normal, poderão ser evitados exames adicionais, como tomografia computadorizada e ressonância magnética.

O tratamento costuma ser conservador, sendo esperada a resolução espontânea em alguns meses, embora alguns tratamentos sejam eventualmente utilizados, como cirurgia, uso de dispositivos a vácuo e pressão digital nas bordas da lesão[3-5]. Lesões neurológicas associadas são incomuns[2].

Referências

1. Hummel P, Fortado D. Impacting infant head shapes. Adv Neonatal Care. 2005; 5(6):329-340. Doi:10.1016/j.adnc.2005.08.009.
2. Flannigan C, O'Neill C. Faulty fetal packing. BMJ Case Rep. 2011; 2011(mar09 1):bcr0220113802-bcr0220113802. Doi:10.1136/bcr.02.2011.3802.
3. Brittain C, Muthukumar P, Job S, Sanka S. "Ping pong" fracture in a term infant. BMJ Case Rep. 2012; 2012(mar26 1):bcr-0120125631-bcr0120125631. Doi:10.1136/bcr.01.2012.5631.
4. Hanlon L, Hogan B, Corcoran D, Ryan S. Congenital depression of the neonatal skull: a self limiting condition. Arch Dis Child Fetal Neonatal Ed. 2006; 91(4):F272. Doi:10.1136/adc.2005.082347.
5. Glass RBJ, Fernbach SK, Norton KI, Choi PS, Naidich TP. The infant skull: a vault of information. RadioGraphics. 2004; 24(2):507-522. Doi:10.1148/rg.242035105.

11

MASSA HEPÁTICA EM LACTENTE*

Andréa Farias de Melo-Leite
Daniel Matias Bezerra Jales

Menino de 1 ano de idade, com massa abdominal palpável associada a aumento de volume abdominal (Figura 11.1).

EXAMES LABORATORIAIS

Sem alterações significativas, incluindo alfafetoproteína, que se apresentava dentro dos limites da normalidade.

ANTES DA IMAGEM

As massas abdominais em neonatos e lactentes jovens são frequentes, sendo as lesões renais as de maior prevalência.

Na avaliação inicial de uma massa abdominal palpável em crianças, os estudos de imagem são solicitados para confirmar sua presença, diferenciando uma visceromegalia ou hidronefrose de uma lesão neoplásica, bem como para estabelecer o órgão de origem e a relação com estruturas vizinhas.

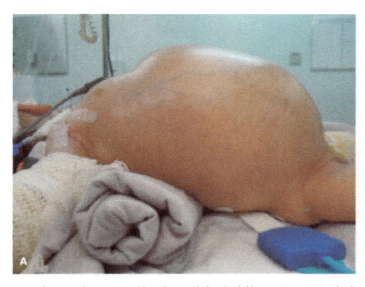
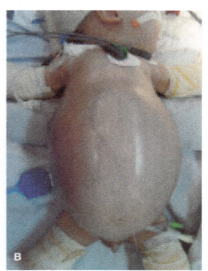

Figuras 11.1A e B Acentuado aumento do volume abdominal. Note a transparência da pele e a visualização das veias superficiais consequentes ao acentuado aumento abdominal.

---

*Caso gentilmente cedido pelo HC Criança USP – RP com a autorização dos Drs. Sara Reis/Jorge Elias Júnior/Valdair Muglia.

Capítulo 11 MASSA HEPÁTICA EM LACTENTE*

EXAMES DE IMAGEM

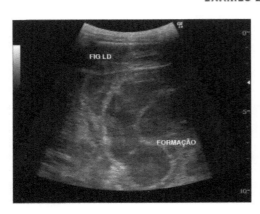

Figura 11.2 Imagem ecográfica no modo B, corte coronal, evidenciando volumosa formação expansiva hepática, heterogênea, predominantemente cística, com múltiplos septos finos e espessos. A formação ocupava praticamente todo o abdome, e sua localização exata, saindo da fissura do segmento IV, foi mais bem individualizada em exame dinâmico.

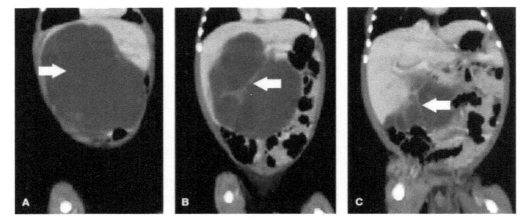

Figura 11.3A a C Imagens de reconstrução coronal de tomografia computadorizada, na fase portal, revelando volumosa massa hepática cística, heterogênea, de limites bem definidos, com múltiplos septos, que realçam ao meio de contraste limitado (*setas brancas*). A massa rechaça as alças lateralmente.

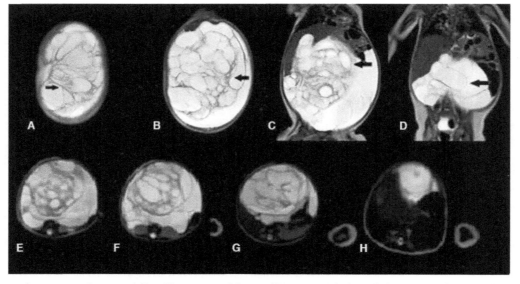

Figura 11.4 Imagens de reconstrução coronal (**A** a **D**) e cortes axiais em diferentes níveis (**E** a **H**) de ressonância magnética em T2 pré-gadolínio mostram volumosa massa com origem hepática (a origem foi mais bem avaliada em estação de trabalho pela proximidade com a fissura do ligamento redondo), cística, multisseptada (*setas pretas*), de limites bem definidos, rechaçando as estruturas retroperitoneais posteriormente. Note que a lesão exibe aspecto pedunculado através da fissura do segmento IV, apresentando característica exofítica hepática.

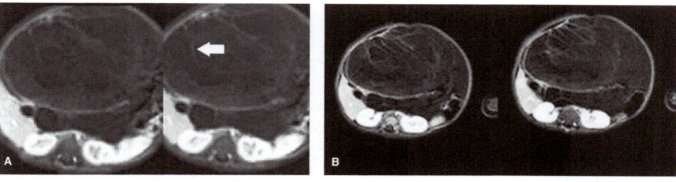

Figuras 11.5 Imagens de cortes axiais de ressonância magnética em T1 nas fases portal (**A**) e de equilíbrio (**B**), evidenciando a massa cística, multisseptada (*seta branca*), de limites bem definidos. Note o realce dos septos que aumentam nas fases de equilíbrio e tardia.

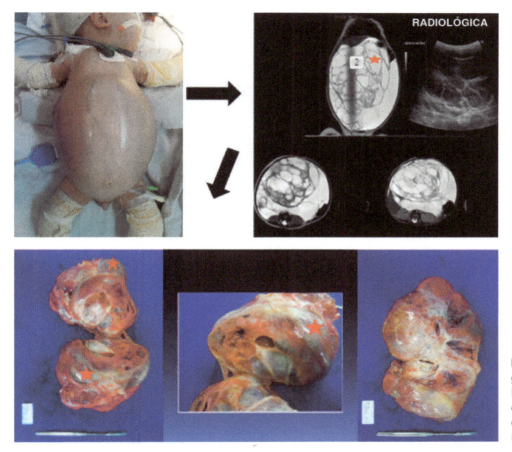

Figura 11.6 Correlação clínico-radiológico-patológica. À macroscopia, massa lobulada, multicística, pesando cerca de 1,5kg. Estrelas vermelhas indicam os cistos da lesão com coloração amarelada e líquido de aspecto seroso.

DIAGNÓSTICO

Hamartoma mesenquimal.

DISCUSSÃO

O hamartoma mesenquimal é o segundo tumor benigno hepático mais comum em crianças, superado em frequência apenas pelo hemangioendotelioma, sendo diagnosticado geralmente antes dos 2 anos de idade e com apresentação clínica de distensão abdominal gradual indolor. Os marcadores laboratoriais, incluindo a alfafetoproteína (AFP), são habitualmente normais[1].

Aos exames de imagem, apresenta-se como uma massa predominantemente cística com septos finos ou espessos, podendo, menos frequentemente, caracterizar-se como lesão predominantemente sólida com poucos cistos. À tomografia, mostra-se como uma massa cística complexa com atenuação de água ou de partes moles nos componentes estromais. As porções císticas são vistas na sequência ponderada em T2 como sinal de água (hiperintensa) e de sinal variável em T1, dependendo do conteúdo de proteínas presente no fluido. Com a infusão do gadolínio, um realce moderado pode ser visualizado nos septos e componentes estromais.

Diagnóstico diferencial deve ser feito com hepatoblastoma, hemangioendotelioma infantil, sarcoma indiferenciado, carcinoma hepatocelular (CHC) e metástases[2]. O hepatoblastoma apresenta-se como uma massa sólida com calcificações e AFP elevada, sendo esta última característica também evidenciada nos CHC. Metade dos hemangioendoteliomas tem calcificações vistas à tomografia, com alto fluxo vascular. Os sarcomas indiferenciados são mais comumente encontrados em faixa etária mais elevada, entre 6 e 10 anos e em adolescentes, e pelos achados de hemorragia e necrose. Metástases sempre devem ser lembradas e se apresentam em diversas formas e idades, com ou sem a positividade do marcador (AFP). Os pontos-chave do caso para o diagnóstico diferencial foram a idade do paciente, a localização (hepática e pedunculada) e, principalmente, o aspecto multicístico da lesão em conjunto com a ausência da marcação da AFP.

Referências

1. Chung E, Lattin G, Cube R, Lewis R, Conran R. From the archives of the AFIP: Pediatric liver masses: Radiologic-pathologic correlation part 1. Benign tumors. RadioGraphics. 2010; 30:801-803. Disponível em: http://radiographics.highwire.org/content/31/2/483.short. Acesso: 22 mar 2014.
2. Chung E, Lattin G, Cube R. From the archives of the AFIP: pediatric liver masses: Radiologic-pathologic correlation part 2. Malignant tumors. RadioGraphics. 2011; 31:485-507. Disponível em: http://radiographics.highwire.org/content/31/2/483.short. Acesso: 22 mar 2014.

12 Desconforto Respiratório na Sala de Parto

Eduardo Just da Costa e Silva
Edison de Barros e Silva (*In memoriam*)

Recém-nascido com desconforto respiratório importante desde o parto.

ANTES DA IMAGEM

São várias as causas de desconforto respiratório em recém-nascidos, sendo importante o conhecimento dos principais diagnósticos por ser motivo marcante de morbimortalidade. As causas incluem condições de condução clínica (taquipneia transitória do recém-nascido, síndrome do desconforto respiratório, pneumonia e aspiração meconial) ou situações cirúrgicas (malformações pulmonares e diafragmáticas, doenças pleurais etc.). As radiografias são muito importantes nessa avaliação.

EXAMES DE IMAGEM

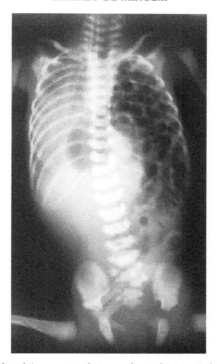

Figura 12.1 Radiografia convencional mostrando hemitórax esquerdo ocupado por lesões císticas aéreas com desvio das estruturas mediastinais para a direita. Os cistos aéreos se continuam com o abdome.

DIAGNÓSTICO DIFERENCIAL

O diagnóstico diferencial de lesões císticas aéreas em crianças é amplo, sendo importantes a idade e o contexto clínico. No recém-nascido, vão predominar as lesões congênitas, especialmente a malformação congênita das vias aéreas pulmonares e a hérnia diafragmática congênita, assim como barotrauma (enfisema intersticial e pneumotórax). Em muitos casos, a diferenciação pode ser feita ainda por meio da radiografia simples, e a informação sobre ultrassom pré-natal é muito valiosa.

No caso em questão, a chave para o diagnóstico consiste na continuidade das lesões com o abdome.

DIAGNÓSTICO

Hérnia diafragmática congênita de Bochdalek.

DISCUSSÃO

Hérnias diafragmáticas congênitas ocorrem em 1 em cada 2.000 a 5.000 nascidos vivos, sendo usualmente do tipo Bochdalek (posterolateral) ou Morgagni (anteromedial), embora também ocorram outros tipos, como a hérnia de hiato e a de tendão central[1,2]. A hérnia de Morgagni seria decorrente da ausência da fusão da membrana pleuroperitoneal anterior com o esterno e as cartilagens costais e a de Bochdalek ocorreria por falha da fusão da prega pleuroperitoneal com o septo transverso e os músculos intercostais[2,3].

O diagnóstico pré-natal pode ser feito por ultrassom ou ressonância magnética, em geral após a 24ª semana de gestação[3].

A hérnia de Bochdalek é a mais comum, ocorrendo mais frequentemente à esquerda com quadro clínico variável, usualmente já se manifestando no período neonatal. Pode ter uma apresentação tardia em até 11% dos casos e ainda ser assintomática, detectada como achado incidental em radiografias realizadas por motivos diversos[2,3]. Quando sintomática no período neonatal, terá apresentação variável, podendo incluir taquidispneia, cianose e taquicardia. O exame físico poderá evidenciar deslocamento do coração.

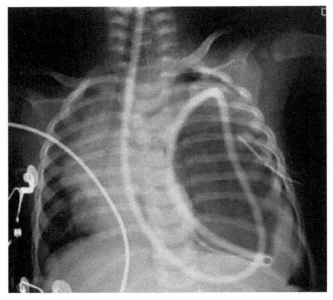

Figura 12.2 Hérnia de Bochdalek – outro paciente. A presença da sonda gástrica no hemitórax confirmou a ocorrência de hérnia diafragmática. Note o dreno torácico que foi introduzido em razão da interpretação inicial de um possível pneumotórax.

A radiografia convencional toracoabdominal costuma ser suficiente para o diagnóstico, mostrando a presença de alças intestinais ocupando o hemitórax com desvio contralateral das estruturas mediastinais e ausência ou diminuição do conteúdo gasoso intestinal. Na maioria dos casos, o estômago costuma estar localizado no tórax, de modo que a introdução de uma sonda gástrica pode ajudar a confirmar o diagnóstico (Figura 12.2)[2].

Referências

1. Mehollin-Ray AR, Cassady CI, Cass DL, Olutoye OO. Fetal MR imaging of congenital diaphragmatic hernia. RadioGraphics. 2012; 32(4):1067-84. Doi:10.1148/rg.324115155.
2. Kesieme EB, Kesieme CN. Congenital diaphragmatic hernia: Review of current concept in surgical management. ISRN Surg. 2011; 2011:1-8. Doi:10.5402/2011/974041.
3. Chavhan GB, Babyn PS, Cohen RA, Langer JC. Multimodality imaging of the pediatric diaphragm: Anatomy and pathologic conditions. RadioGraphics. 2010; 30(7):1797-1817. Doi: 10.1148/rg.307105046.

13 Cefaleia, Crises Convulsivas, Vômitos e Febre

Marcela Cavalcanti
Izabelle Padilha
Adriano Nassri Hazin

Menina de 13 anos de idade com início dos sintomas aos 9 anos, apresentando cefaleia, vômitos e febre intermitente que evoluiu com crises convulsivas e sonolência excessiva. Na época, foi submetida à tomografia computadorizada (TC) e à ressonância magnética (RM) de crânio, que evidenciaram formação expansiva cística na fossa posterior associada a hidrocefalia obstrutiva, alteração da substância branca e focos de calcificação grosseiros distribuídos por essa região. Foi submetida à derivação ventricular de urgência e em seguida à ressecção cirúrgica da tumoração cística, cujo estudo anatomopatológico evidenciou astrocitoma pilocítico grau I. Na evolução de exames de imagem foram observados o crescimento e o surgimento de lesões císticas, além da persistência das alterações na substância branca e das calcificações, esses últimos achados não encontrados com frequência em associação a astrocitomas pilocíticos. Foi submetida posteriormente a mais dois procedimentos cirúrgicos, que tiveram o mesmo resultado de anatomopatológico.

Durante o seguimento, RM de encéfalo foi realizada 4 anos após o quadro inicial, evidenciando persistência das alterações de substância branca, cistos e calcificações.

ANTES DA IMAGEM

Na infância, os astrocitomas respondem por quase metade de todos os tumores intracranianos, a maior parte de baixo grau (graus I e II da Organização Mundial da Saúde) e localizada no compartimento infratentorial.

Seu aspecto mais comum à RM é de lesões císticas bem delimitadas com leve hipersinal em relação ao liquor em T1 e T2, sem suprimir completamente no *flair*, com nódulo mural, este último iso/hipointenso em T1 e iso/hiperintenso em T2.

O achado histopatológico clássico consiste em um padrão bifásico de duas populações de astrócitos, sendo o tipo dominante composto por células "pilocíticas" com fibras de Rosenthal.

EXAMES DE IMAGEM

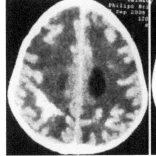
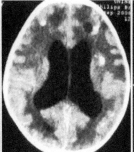
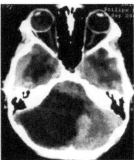

Figura 13.1 Tomografia computadorizada em cortes axiais no início do quadro mostrando imagem cística no hemisfério cerebelar direito, comprimindo o IV ventrículo, com hidrocefalia a montante e sinais de edema cerebral. Associadamente, há intensa hipoatenuação da substância branca supratentorial, além da presença de outro cisto no lobo frontal esquerdo e calcificações.

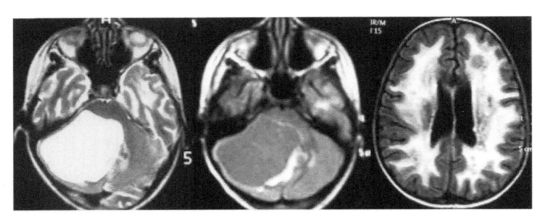

Figura 13.2 Ressonância magnética no início do quadro. Imagens axiais ponderadas em T2 (primeira) e *flair* mostrando imagem cística no hemisfério cerebelar direito comprimindo o IV ventrículo e extensa alteração de sinal na substância branca supratentorial.

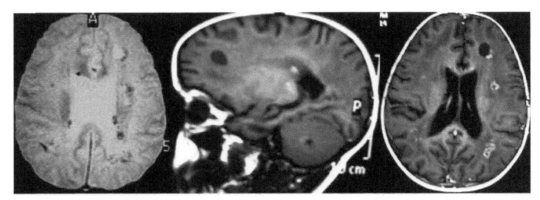

Figura 13.3 Ressonância magnética no início do quadro. Imagem axial ponderada em T2 GRE, sagital em T1 pré-contraste e axial em T1 pós-contraste, mostrando a presença de calcificações na substância branca supratentorial e imagem cística no lobo frontal esquerdo com realce após a infusão do gadolínio na topografia das calcificações e na parede do cisto.

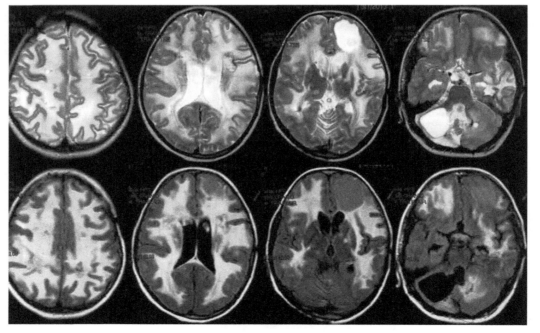

Figura 13.4 Quatro anos após o diagnóstico, imagens axiais ponderadas em T2 (fileira superior) e *flair* (fileira inferior), evidenciando extensas alterações de sinal da substância branca, ligeiramente assimétricas, além de cistos na região frontal esquerda e no hemisfério cerebelar direito.

Capítulo 13   CEFALEIA, CRISES CONVULSIVAS, VÔMITOS E FEBRE

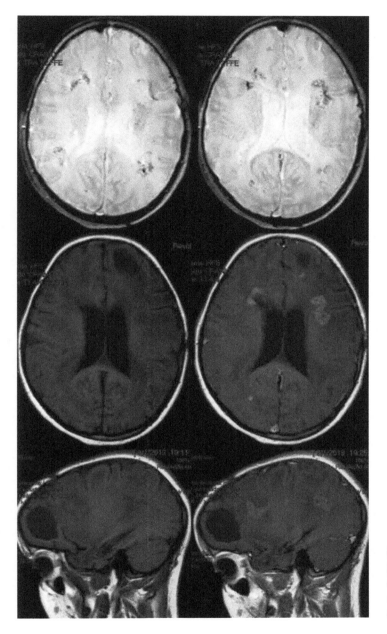

Figura 13.5 Quatro anos após o diagnóstico, imagens axiais ponderadas em T2 GRE e axiais e sagitais em T1 antes e após a infusão de gadolínio, mostrando a presença de calcificações na substância branca periventricular, as quais apresentam realce após a infusão do contraste.

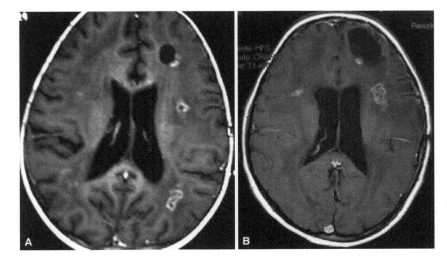

Figura 13.6 Exames de ressonância magnética no início do quadro (A) e 4 anos após o diagnóstico (B), mostrando o crescimento da imagem cística do lobo frontal esquerdo.

DIAGNÓSTICO

Leucoencefalopatia com calcificações e cistos (LCC).

DISCUSSÃO

Achados clínicos e laboratoriais

A LCC é uma leucoencefalopatia muito rara. Acometimento familiar foi reportado em irmãos, sugerindo um padrão de herança autossômica recessiva. A fisiopatologia da doença não está completamente elucidada, mas trata-se claramente de uma angiopatia proliferativa envolvendo os vasos do sistema nervoso central e da retina. A origem dos cistos permanece desconhecida. O início dos sintomas varia entre a infância e a adolescência, e a doença progride lentamente com sinais de espasticidade, ataxia cerebelar, movimentos extrapiramidais anormais, epilepsia e deterioração mental. Adicionalmente, os pacientes podem apresentar déficits neurológicos focais e sinais de hipertensão intracraniana relacionados com cistos intracranianos crescentes, necessitando de tratamento cirúrgico. Atrofia óptica com deterioração da visão e cegueira podem ocorrer. Algumas crianças têm retinopatia de Coat bilateral (doença telangiectásica congênita da retina caracterizada por permeabilidade vascular anormal da retina e telangiectasia, levando ao descolamento progressivo da retina e à cegueira).

Os achados laboratoriais não são específicos. Os níveis séricos de cálcio, fósforo, fosfatase alcalina e paratormônio são normais. A análise do liquor também não evidencia alterações.

Patologia

O achado mais proeminente no histopatológico consiste em modificações angiomatosas. Numerosos vasos pequenos e tortuosos são vistos na lâmina endotelial, os quais são rodeados por várias fibras de Rosenthal irregulares e tortuosas, corpos eosinofílicos, microcalcificações e depósitos de ferro. A substância branca mostra perda da mielina, degeneração microcística e gliose.

Imagem

A TC é muito importante no diagnóstico da LCC, demonstrando a presença de depósitos de cálcio, vistos mais comumente nos tálamos, núcleos da base, substância branca profunda, junção córtico-subcortical, substância branca cerebelar, núcleos denteados, ponte e na periferia dos cistos. As calcificações não são simétricas e aumentam com o tempo.

Na RM, as calcificações são vistas menos facilmente, sendo úteis nessa avaliação as imagens de gradiente. Entretanto, esse método se mostra superior na análise das modificações da substância branca, que exibe grandes áreas de alteração de sinal, com aspecto edematoso, identificadas por alargamento de giros e afilamento do córtex subjacente. Essas alterações podem também ser assimétricas e evolutivas.

Adicionalmente, podem ser vistos cistos, mais frequentemente localizados na região dos gânglios da base, terceiro e quarto ventrículos. Eles podem se tornar grandes, comprimindo estruturas cerebrais e obstruindo a drenagem do liquor, levando à hidrocefalia. Alguns cistos parecem inteiramente intraventriculares, enquanto outros se originam claramente no parênquima. É importante ressaltar que os cistos não são identificados em todos os pacientes, os quais podem evoluir por longo período apenas com as alterações de substância branca e as calcificações antes de desenvolverem cistos.

Tratamento

No caso de hidrocefalia obstrutiva e hipertensão intracraniana, é necessário tratamento cirúrgico. Em outras situações, o tratamento é apenas de suporte.

DIAGNÓSTICO DIFERENCIAL RADIOLÓGICO

A combinação radiológica de leucoencefalopatia e calcificações pode ser vista em outras doenças; entretanto, o achado de cistos é carcterístico da LCC.

Na síndrome de Aicardi-Goutières, as calcificações são tipicamente puntiformes.

Na síndrome de Cockayne, elas tendem a ser maiores e mais confluentes com alteração de sinal da substância branca simétrica e cistos ausentes.

Infecções do sistema nervoso central, particularmente citomegalovírus congênito, podem evoluir com extensas alterações de substância branca e calcificações, porém o padrão de acometimento é típico, e os cistos eventualmente vistos são subcorticais, nas regiões temporais anteriores.

Nas desordens do paratormônio pode ser encontrado padrão de calcificações semelhante, mas não há alteração da substância branca ou cistos.

Referências

Osborn AG. Osborn's brain – Imaging, pathology and anatomy. 1st edition. Amyrsis, 2013.

Van der Knaap MS, Valk J. Magnetic resonance of myelination and myelin disorders. 3rd edition. Springer, 2005.

14
Cianose desde o Nascimento

Flávia Queiroz
Karina Tavares de Melo Nóbrega de Oliveira
Juliana Rodrigues Neves
Elza Sandrelly

Pré-escolar, sexo feminino, 2 anos e 8 meses de idade, admitida com queixa de cianose desde o nascimento e síncope há 6 meses. O exame físico não evidenciou alterações do aparelho cardiovascular, destacando-se apenas cianose e queda da saturação de O_2. Realizou ecocardiograma convencional e eletrocardiograma, cujos resultados não evidenciaram alterações. Prosseguiu-se então a investigação com ecocardiograma contrastado com injeção de microbolhas, que sugeriu a presença de malformação arteriovenosa pulmonar (MAVP).

A angiotomografia computadorizada de tórax confirmou a presença das MAVP, demonstrando a dilatação da porção distal dos ramos arteriais pulmonares, a maioria em níveis segmentares, em comunicação direta precoce com os ramos venosos correspondentes bilateralmente. No lobo superior à direita observou-se o envolvimento dos ramos segmentares apical e posterior. No pulmão esquerdo havia comprometimento por malformações vasculares de maneira esparsa, em vários ramos segmentares e subsegmentares, de maiores calibres no lobo superior, também envolvendo os ramos arteriais pulmonares segmentares superior e basal lateral. Não foram evidenciadas outras alterações mediastinais ou pleurais.

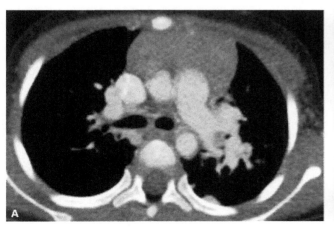 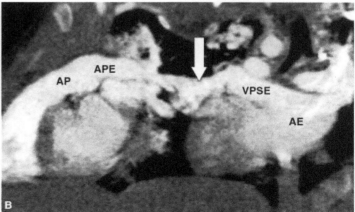

Figura 14.1 Tomografia computadorizada de tórax. **A** Corte axial mostrando malformação arteriovenosa no lobo superior do pulmão esquerdo. **B** Reconstrução curva evidenciando fístula (*seta*) entre os ramos arterial e venoso segmentar anterior à esquerda.

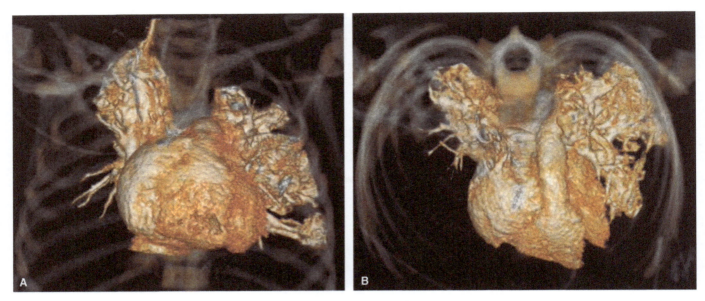

Figura 14.2 Tomografia computadorizada de tórax em reconstrução tridimensional (VR) em vista anterior (**A**) e vista oblíqua anterossuperior (**B**), evidenciando as malformações arteriovenosas em ambos os pulmões.

O cateterismo cardíaco confirmou os achados tomográficos, evidenciando MAVP envolvendo todo o lobo superior direito e o campo pulmonar esquerdo totalmente coberto por fístulas, principalmente na porção medioapical, a maior localizada no terço médio.

Durante o procedimento foi realizada embolização com molas de fístula na base do pulmão esquerdo e outra no terço médio. Houve melhora discreta da saturação de oxigênio periférica, de 68% para 72% ao término do procedimento. Em virtude do longo tempo do procedimento, decidiu-se pela

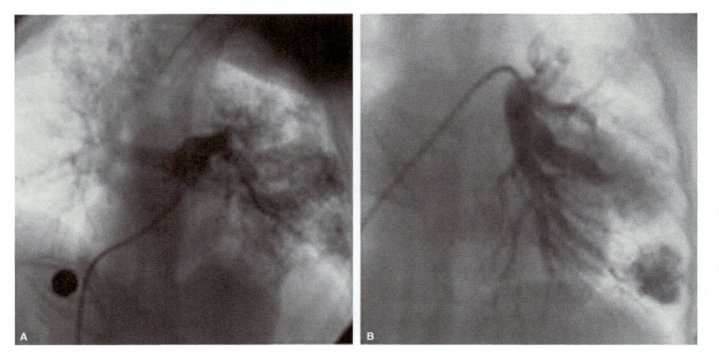

Figura 14.3A Angiografia pulmonar mostrando opacificação por fístulas arteriovenosas pulmonares (imagem de chão de estrelas) em lobo superior direito e campo pulmonar esquerdo. **B** Angiografia seletiva em ramo de lobo inferior esquerdo mostrando fístulas no terço médio e na base e ramos pulmonares dilatados e tortuosos.

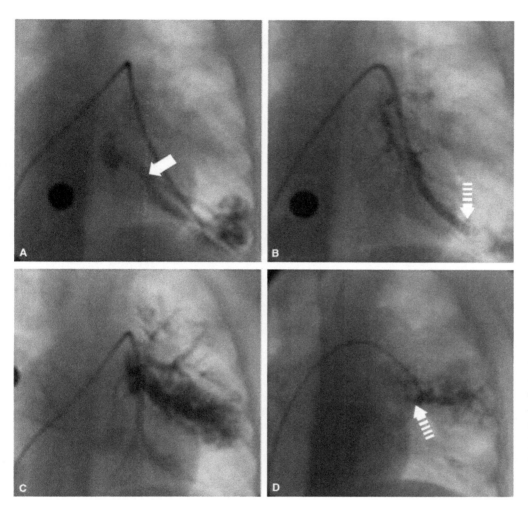

Figura 14.4A Injeção seletiva distal em fístula basal inferior mostrando rápido retorno venoso para veias pulmonares dilatadas (*seta*). **B** Oclusão total da fístula com mola (*seta tracejada*). **C** Grande fístula no terço médio do pulmão esquerdo. **D** Oclusão parcial da fístula com mola (*seta tracejada*).

abordagem estadiada com novas embolizações no futuro.

DISCUSSÃO

As fístulas arteriovenosas pulmonares (FAVP) são caracterizadas pela comunicação direta entre ramos da artéria pulmonar e veia pulmonar sem a intermediação dos vasos capilares. Trata-se de uma condição incomum, geralmente congênita, em metade dos casos associada à telangiectasia hemorrágica hereditária (THH) ou à síndrome de Rendu-Osler-Weber.

A síndrome de Rendu-Osler-Weber tem caráter autossômico dominante e se caracteriza por displasia da parede vascular, tornando-a mais vulnerável a rupturas e a comunicações vasculares fistulosas parenquimatosas, dentre as quais as pulmonares. Por ser uma condição hereditária, torna-se indispensável o rastreio dos familiares dos pacientes diagnosticados. Sua incidência é de 1-2:100.000 com distribuição homogênea entre raça e sexo[1].

A comunicação arteriovenosa pulmonar acarretará a passagem de sangue desoxigenado para a circulação sistêmica, podendo ser única ou múltipla, localizada ou difusa e unilateral ou bilateral. O quadro clínico será tão ou mais severo quanto maiores o número e a magnitude dessas fístulas, podendo variar desde assintomático até um quadro respiratório grave. Na presença de THH, além do quadro respiratório, deve-se atentar para a presença de epistaxes espontâneas recorrentes, telangiectasias mucocutâneas múltiplas, malformações arteriovenosas extrapulmonares (como *shunts* intra-hepáticos) e presença da síndrome em familiares de primeiro grau[2].

Diante de um paciente com estigma de *shunt* direita-esquerda, dentre as hipóteses deve ser levantada a possibilidade de FAVP. A avaliação diagnóstica inicial pode ser feita por meio da radiografia de tórax, que, apesar de inespecífica, poderá mostrar hipotransparências arredondadas e bem definidas com preferência pelos lobos inferiores. A radiografia sem alterações não descarta, mas torna menos provável a presença de MAVP. O ecocardiograma convencional não costuma apresentar alterações. O inverso ocorre quando são realizados ecocardiograma com contraste e teste para presença de microbolhas, exame com alta sensibilidade e de alto valor preditivo negativo para a presença de FAVP[3]. Após a injeção de microbolhas e na presença de *shunt* pulmonar direita-esquerda, as microbolhas são visualizadas em quantidade significativa no coração esquerdo, firmando o diagnóstico[4].

A angiotomografia computadorizada de tórax é ferramenta de grande importância, pois, além de não invasiva, apresenta alta acurácia no diagnóstico. Por meio desse exame é possível obter melhor definição anatômica da anomalia em questão. Estudos recentes afirmam que o avanço da reconstrução tridimensional helicoidal da angiotomografia tem alta sensibilidade (> 90%) em relação à angiografia pulmonar, podendo ser suficiente para o diagnóstico. A despeito disso, a angiografia pulmonar permanece como exame indispensável com grande valor no diagnóstico e na programação terapêutica. A angiorressonância magnética também é uma opção para o diagnóstico de FAVP, porém é menos sensível que a angiotomografia em virtude da menor resolução espacial da ressonância magnética[5].

O tratamento das FAVP está indicado em todos os pacientes sintomáticos e, quando não realizado, o diâmetro da fístula aumenta cerca de 0,3 a 2mm por ano. As principais opções disponíveis são embolização e ressecção cirúrgica. A oclusão percutânea está indicada nos casos sintomáticos e nos que apresentam fístulas com artérias > 3mm de diâmetro, os quais têm risco maior de embolia paradoxal[6]. O diagnóstico precoce e a instituição do tratamento adequado são capazes de melhorar significativamente a morbimortalidade das FAVP.

Referências

1. Juares AJC, Dell'Aringa AR, Carlos NJ, Kobari K, Rodrigues VLMGM, Filho RMP. Rendu-Osler-Weber Syndrome: case report and literature review. Rev Bras Otorrinolaringol. 2008; 74(3):452-457.
2. Andrade CF, Ferreira HP da C, Fischer GB. Malformações pulmonares congênitas. J Bras Pneumol. 2011; 37(2):259-271. Doi:10.1590/S1806-37132011000200017.
3. Geskey JM, Waterfield M, Weber HS, Graff GR. Pulmonary arteriovenous malformation: an unusual case of hypoxemia in an infant. Clin Pediatr. 2005; 44(3):263-266.
4. Agnollitto PM, Barreto ARF, Barbieri RFP, Junior JE, Muglia VF. Síndrome de Rendu-Osler-Weber: O que o radiologista precisa saber. Revisão da literatura e apresentação de três casos. Radiol Bras. 2013;46 (3):168-172.
5. Gianisella RB, Filho RIR, Zielinsky P. Diagnóstico e terapêutica de fístula arteriovenosa pulmonar na infância. Descrição de caso e revisão da literatura. Arq Bras Cardiol. 2001; 77(3):274-277.
6. Erudilho E, Marchini JFM, Ghandour MS, Carnieto NM, Cristovão SAB, Mangione JA. Embolização percutânea de fístulas arteriovenosas pulmonares em paciente com telangiectasia hemorrágica hereditária. Rev Bras Cardiol Invasiva. 2013; 21(1):85-88.

15 PUBERDADE PRECOCE E MANCHAS CAFÉ COM LEITE

Eduardo Just da Costa e Silva
Priscila de Melo Vasconcelos Just

Menino de 12 anos com puberdade precoce e manchas café com leite.

ANTES DA IMAGEM

As manchas café com leite são máculas hiperpigmentadas, uniformemente marrom-claras a escuras, com margens bem definidas. Encontradas em 10% a 20% da população geral, podem servir como marcadoras de doença genética subjacente. Podem estar presentes ao nascimento, mas se tornam clinicamente evidentes no primeiro ano de vida. Quando múltiplas, levantam a possibilidade de neurofibromatose tipo 1 ou outra síndrome genética[1]. A lista de distúrbios associados é ampla e inclui, entre outros, neurofibromatose tipo 1, neurofibromatose tipo 2, síndrome de McCune-Albright, esclerose tuberosa, doença de Cowden, síndrome de Bloom, síndrome de Jaffe-Linchtenstein e síndrome de Jaffe-Campanacci[2].

A puberdade precoce é dividida em central (GnRH-dependente) e periférica (GnRH-independente). A forma idiopática é classificada como central e é bem mais comum em meninas[3]. Além da forma idiopática, as causas centrais incluem várias malformações, tumores e processos inflamatórios do sistema nervoso central e doenças genéticas, além de trauma e irradiação do cérebro e efeito de drogas. As causas periféricas abrangem tumores, especialmente gonadais e adrenais, hiperplasia adrenal, doenças genéticas e exposição a hormônios sexuais[4]. Os exames de imagem refletem essa lista de causas, devendo incluir radiografia para avaliação da idade óssea, ultrassonografia pélvica e ressonância magnética do sistema nervoso central (em todos os meninos e em meninas com menos de 6 anos de idade)[4].

EXAMES DE IMAGEM

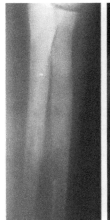
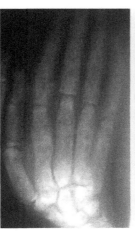
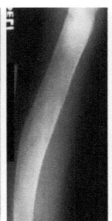
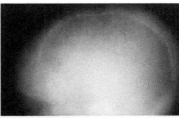
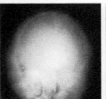
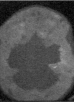

Figura 15.1 Chama a atenção uma hiperostose óssea difusa, heterogênea, com aspecto em vidro fosco, associada a áreas lucentes em permeio, alargamento dos ossos e encurvamento do fêmur.

DIAGNÓSTICO DIFERENCIAL

O achado de esclerose óssea difusa, incluindo o aspecto em vidro fosco, tem como principais diagnósticos diferenciais: doença de Paget, mielofibrose, doenças metabólicas, osteopetrose, picnodisostose, displasia fibrosa, intoxicações, anemia falciforme, doenças de Erdheim-Chestere e de Caffey, metástases e linfoma.

DIAGNÓSTICO

Síndrome de McCune-Albright.

DISCUSSÃO

A displasia fibrosa é uma anormalidade do sistema esquelético caracterizada pela formação de osso imaturo e tecido fibroso na medula óssea, podendo ser localizada (monostótica) ou comprometer vários ossos (poliostótica)[5]. O achado radiológico é muito variável. As lesões costumam ser centrais, embora com capacidade para comprometer o osso cortical. O achado em vidro fosco é a aparência clássica, mas algumas vezes pode ser esclerótica ou lítica. Na forma monostótica, os ossos mais comumente acometidos são fêmur proximal, tíbia, costelas e ossos da face[5,6]. Costuma ser assintomática, podendo ocorrer complicações ou deformidades decorrentes da fraqueza do tecido ósseo. Essas deformidades incluem o fêmur em "cajado de pastor", caracterizado por arqueamento em varo do fêmur proximal, e a leontíase óssea, definida como uma face que lembra a de um leão em razão do comprometimento extenso dos ossos da face[7,8].

Embora costume ser isolada, pode estar associada a algumas síndromes. A combinação de manchas café com leite, displasia fibrosa e puberdade precoce corresponde à síndrome de McCune-Albright[9], uma doença genética usualmente associada à forma poliostótica[9].

Referências

1. Balin S J, Barnhill R L. Benign melanocytic neoplasms. In: Bolognia J L, Schaffer J V, Cerronni L, eds. Dermatology. 2nd ed. Philadelphia, PA: Elsevier, 2018: 1954-84.

2. Tsao H, Luo S. Neurofibromatosis and tuberous sclerosis complex. In: Bolognia J L, Schaffer J V, Cerronni L, eds. Dermatology. 2nd ed. Philadelphia, PA: Elsevier, 2018: 985-1001.

3. Fuqua JS. Treatment and outcomes of precocious puberty: an update. J Clin Endocrinol Metab 2013; 98(6):2198-207. Doi:10.1210/jc.2013-1024.

4. Soares TS. Puberdade precoce. In: Alves JGB, Ferreira OS, Maggi RRS, Correia JB (eds.) Pediatria – Fernando Figueira. 4. ed. Rio de Janeiro: MedBook, 2011: 518-24.

5. Bousson V, Rey-Jouvin C, Laredo JD et al. Fibrousdysplasia and McCune-Albright syndrome: Imaging for positive and differential diagnoses, prognosis, and follow-up guidelines. Eur J Radiol 2014; 83(10):1828-42. Doi:10.1016/j.ejrad.2014.06.012.

6. Chew FS, ed. Lesões benignas. In: Radiologia esquelética. 3. ed. Barueri, SP: Manole, 2014: 158-80.

7. Gollner AM, Frosoni DJ, Sousa FS de, Passos S. Displasia fibrosa: relato de caso e revisão de literatura. Ver Méd Minas Gerais, 2010; 20:399-403.

8. Fitzpatrick KA, Taljanovic MS, Speer DP et al. Imaging findings of fibrous dysplasia with histopathologic and intraoperative correlation. Am J Roentgenol 2004, 182(June): 1389-1398. Doi:10.2214/ajr.182.6.1821389.

9. Roka YB, Paudel G, Khatri B, Munakomi S. Clinical, radiological and endocrinological findings in a case of McCune-Albright syndrome. Turk Neurosurg. 2010; 20:508-11. Doi:10.5137/1019-5149.JTN.2387-09.2.

16

Massa Testicular em Recém-Nascido

Eduardo Just da Costa e Silva
Silvio Cavalcanti de Albuquerque

Recém-nascido com ultrassonografia pré-natal mostrando massa testicular.

ANTES DA IMAGEM

A visualização de uma massa testicular na ultrassonografia pré-natal costuma levar à suspeita de neoplasia, torção, hérnia inguinoescrotal e hidrocele. A hidrocele normalmente não representa dificuldade diagnóstica, sendo visualizado testículo normal com líquido na bolsa escrotal. Nos demais casos, pode ser mais difícil a diferenciação. A visualização de alças intestinais com peristaltismo no interior da bolsa escrotal indica uma hérnia, embora nem sempre essa caracterização seja possível[1].

EXAMES DE IMAGEM

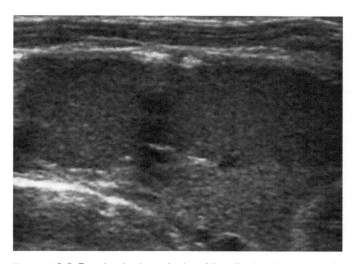

Figura 16.2 Em virtude dos achados, foi realizada ultrassonografia do abdome, que mostrou calcificações peritoneais. Na figura, nota-se uma calcificação próxima ao baço.

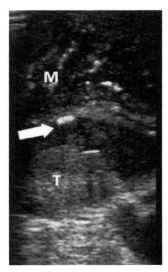

Figura 16.1 Observa-se uma massa intraescrotal extratesticular, amorfa, com calcificações (seta). O testículo apresentava-se normal.

DIAGNÓSTICO DIFERENCIAL

Embora a palpação de uma massa sólida na bolsa escrotal de uma criança tenha como diagnóstico diferencial principal lesões testiculares, como tumores de células germinativas, do estroma gonadal, cisto dermoide e lesões secundárias, o exame ultrassonográfico desse paciente mostrou uma massa extratesticular cujo diagnóstico diferencial inclui rabdomiossarcoma, tumor adenomatoide do epidídimo e lesões não neoplásicas[2,3]. Podem ser considerados varicoceles, processos inflamatórios e doenças sistêmicas com manifestação na bolsa escrotal, como púrpura de Henoch-Schönlein[2].

DIAGNÓSTICO

Periorquite meconial.

DISCUSSÃO

A ruptura de uma alça intestinal na vida fetal ou no período pós-natal imediato, com passagem de mecônio para a cavidade abdominal, é a causa da peritonite meconial, sendo comumente associada a atresias intestinais, vólvulo, insuficiência vascular e fibrose cística[4,5]. A perfuração pode cicatrizar ainda na vida uterina, de modo que a criança pode nascer assintomática. A presença do mecônio na cavidade leva a uma peritonite que pode calcificar com o tempo (peritonite meconial)[6]. O mecônio pode, ainda, atingir a cavidade torácica pelo forame de Bochdalek, assim como a bolsa escrotal, pelo processo vaginal, sendo descrita também embolização sistêmica[6].

A periorquite meconial é muito incomum e ocorre quando o mecônio atravessa o processo vaginal, causando uma reação inflamatória na bolsa escrotal com posterior calcificação[5,7].

A presença de massas ecogênicas com calcificações na bolsa escrotal pode ser detectada na ultrassonografia pré-natal[7].

O quadro clínico é variável, podendo ser assintomático ou manifestar-se como hidrocele, que pode ter resolução espontânea e evoluir para a posterior formação de uma massa endurecida[6].

A ultrassonografia mostra uma ou mais massas na bolsa escrotal, calcificadas, extratesticulares, frequentemente muito aderidas ao testículo. Embora seja necessário considerar outras lesões escrotais extratesticulares, a presença de uma massa com essas características deve levar à exploração por imagem do abdome em busca de calcificações peritoneais, o que pode ser feito por ultrassonografia ou radiografia convencional, pois esse achado seria bastante sugestivo do diagnóstico, evitando exploração cirúrgica.

Referências

1. Frati A, Ducarme G, Vuillard E et al. Prenatal evaluation of a scrotal mass using a high-frequency probe in the diagnosis of inguinoscrotal hernia. Ultrasound Obs Gynecol. 2008; 32(7):949-50.
2. Aso C, Enriquez Z, Fité M et al. Gray-scale and color Doppler sonography of scrotal disorders in children: An update. RadioGraphics. 2005; 25(5):1197-214.
3. Cohen H, Sheorain V. Abnormalities of the male genital tract. In: Coley B, ed. Caffey's Pediatric diagnostic imaging. 12th ed. Philadelphia, PA: Elsevier Saunders; 2013:1298-306.
4. Alanbuki A, Bandi A, Blackford N. Meconium periorchitis: A case report and literature review. Can Urol Assoc J. 2013; 7(7-8):E495-8.
5. Damaledo P, Himawan S. Meconium periorchitis: An unusual cause of newborn scrotal mass. Med J Indones. 2009; 18:290-3.
6. Herman T, Siegel M. Meconium periorchitis. J Perinatol. 2004; 4:53-5.
7. Stupak A, Krzyzanowski A, Semczuk-Sikora A et al. Conservative management after prenatal ultrasound diagnosis of meconium periorchitis. J Med Ultrason. 2014; 41(4):499-505.

17

Hipoacusia Bilateral

Ana Karina Brizeno Ferreira Lopes
Danielle Lauritzen Duarte

Sexo masculino, 2 anos e 8 meses, com quadro de hipoacusia bilateral desde o nascimento. Genitora nega otorreia ou otalgia.

Otoscopia detectou discreta estenose dos condutos auditivos externos e membranas timpânicas normais. Exame do potencial evocado auditivo do tronco encefálico (BERA) mostrou ausência de onda em até 100dbNaN bilateral.

ANTES DA IMAGEM

A perda auditiva é um achado frequente, acometendo de 1 a 6 em cada 1.000 recém-nascidos vivos, sendo essa frequência ainda maior caso apresentem algum fator de risco, como prematuridade, baixo peso ao nascer, anóxia perinatal e infecções tanto pré como pós-natais[1]. A importância de seu diagnóstico precoce reside na prevenção de déficit no desenvolvimento neuropsicossocial dessas crianças[1].

A perda auditiva pode ser classificada em três tipos de acordo com o local do aparelho auditivo afetado: de transmissão (ou condução), relacionada ao envolvimento da orelha externa e/ou média; de percepção (ou neurossensorial), decorrente de afecção da orelha interna e/ou do nervo coclear; e mista, quando ambas estão associadas.[1] No período neonatal há predominância das perdas auditivas neurossensoriais (87,3%). Nos períodos pré-escolar e escolar, a perda auditiva tem como causa mais comum as alterações relacionadas à transmissão do som[1].

EXAMES DE IMAGEM

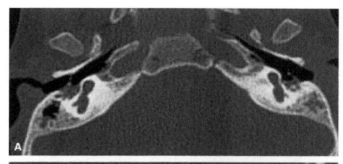
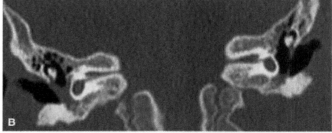
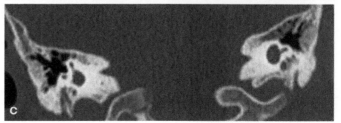

Figura 17.1 Tomografia computadorizada da mastoide – cortes axial (**A**) e coronais (**B** e **C**).

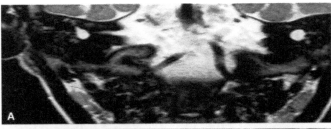
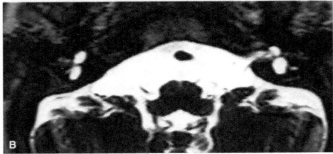

Figura 17.2 Ressonância magnética ponderada em T2 da mastoide – cortes coronal (A) e axial (B).

COMENTÁRIOS

Neste caso, o pré-escolar foi diagnosticado na triagem audiométrica com perda auditiva neurossensorial bilateral congênita e submetido à tomografia computadorizada (TC) da mastoide, que evidenciou dilatação cística da cóclea e do vestíbulo (aspecto em boneco de neve) com as demais estruturas da orelha interna (canais semicirculares e conduto auditivo) sem alterações. A ressonância magnética (RM) da mastoide confirmou os achados da TC e revelou elementos neurais preservados. Esses achados de imagem são compatíveis com malformação da orelha interna – partição incompleta tipo I.

DIAGNÓSTICO

Malformação da orelha interna (partição incompleta tipo I).

DISCUSSÃO

As malformações ósseas congênitas da orelha interna são raras, correspondendo a cerca de 20% das causas de surdez neurossensorial congênita. A grande maioria dos casos é decorrente de alterações celulares que não são identificáveis em exames de imagem.

A classificação mais atual dessas anomalias está relacionada com a fase do desenvolvimento embriológico em que ocorre o insulto etiopatogênico e foi proposta por Sennaroglu e Saatci em 2002. Quanto mais cedo o insulto ocorrer durante a fase de desenvolvimento da orelha interna, mais grave será a malformação[2]. A patologia mais precoce ocorre no início da terceira semana gestacional e é caracterizada pela ausência completa das estruturas ósseas da orelha interna, conhecida como aplasia labiríntica completa ou deformidade de Michel[2,3]. É a forma mais grave, porém uma condição extremamente rara, representando apenas 1% de todas as malformações da orelha interna[3]. Em seguida, no final da terceira semana, pode ocorrer a aplasia coclear, com ou sem alterações dos canais semicirculares e do vestíbulo, o qual pode estar normal, dilatado ou hipoplásico[2,3]. Essa anomalia representa 3% das alterações cocleares. A cavidade cística comum, com a cóclea e o vestíbulo representados por uma mesma cavidade, é decorrente de insultos na quarta semana e é responsável por 25% de todas as malformações cocleares. A largura da cavidade é tipicamente maior que a altura[2,3].

Alterações na quinta semana podem ocasionar a partição incompleta tipo I (malformação cística cocleovestibular), na qual a cóclea e o vestíbulo se apresentam como cavidades císticas isoladas, sem estruturas internas formadas, com aspecto semelhante a um boneco de neve. Nessa malformação é possível distinguir o vestíbulo da cóclea, e esse achado a diferencia da cavidade cística comum[2,3]. O aqueduto vestibular é normal e a área cribriforme entre a cóclea e o conduto auditivo interno é frequentemente defeituosa. Os pacientes geralmente apresentam um conduto auditivo interno amplo, o que predispõe a meningite. Ocorre em 6% dos casos de malformações da orelha interna[3].

Em uma fase mais tardia do desenvolvimento, na sexta e sétima semanas de gestação, a lesão resulta em hipoplasia vestibulococlear e partição incompleta tipo II (deformidade de Mondini), respectivamente[2,3]. Na hipoplasia, a cóclea e o vestíbulo são separados, porém têm dimensões menores que o normal[2]. Observa-se um pequeno broto coclear de comprimento variável, geralmente 1 a 3mm, protruindo do vestíbulo. Representa 15% dos casos das alterações cocleares. A deformidade de Mondini é o tipo mais comum de malformação coclear, sendo responsável por mais de 50% de todas as deformidades cocleares[3]. Caracteriza-se por fusão das espiras média e apical da cóclea (morfologia com apenas um giro e meio), vestíbulo minimamente dilatado e alargamento do aqueduto vestibular[2,3]. A cóclea se desenvolverá normalmente se nenhum insulto ocorrer até a oitava semana[3].

Em pacientes com perda auditiva neurossensorial e candidatos ao implante coclear é mandatória a realização de exames de imagem no pré-operatório. A TC do ouvido pré-implante possibilita a avaliação da morfologia das estruturas ósseas que compõem a orelha interna, sendo possível o diagnóstico da maioria das malformações ósseas. Para avaliação da hipoplasia ou aplasia do nervo vestibulococlear, a RM tem maiores sensibilidade e especificidade, além de permitir o estudo do labirinto membranoso e do saco endolinfático[3].

Referências

1. Vieira ABC, de Macedo LR, Gonçalves DU. O diagnóstico da perda auditiva na infância. Pediatria (Santiago). 2007; 29(1):43-49.
2. Huang BY, Zdanski C, Castillo M. Pediatric sensorineural hearing loss, part 1: Practical aspects for neuroradiologists. AJNR Am J Neuroradiol. 2012; 33(2):211-7. Doi:10.3174/ajnr.A2498.
3. Joshi VM, Navlekar SK, Kishore GR, Reddy KJ, Kumar ECV. CT and MR imaging of the inner ear and brain in children with congenital sensorineural hearing loss. RadioGraphics. 2012; 32(3):683-98. Doi:10.1148/rg.323115073.

18 Displasia Óssea com Baixa Estatura e Dismorfismo Facial

Eduardo Just da Costa e Silva

Criança com suspeita de displasia óssea. Tem baixa estatura e dismorfismo facial.

ANTES DA IMAGEM

Até o momento foram descritas mais de 450 displasias ósseas com base em critérios radiológicos, moleculares e bioquímicos[1]. Algumas são muito raras, ao passo que outras são comuns e com achados bastante típicos nos estudos radiográficos. A avaliação inicial exige um estudo completo do esqueleto, que deve incluir radiografias do crânio (AP e perfil), coluna toracolombar (AP e perfil), tórax (AP), pelve (AP), membros inferior e superior e mão (AP).

DIAGNÓSTICO DIFERENCIAL

As causas de esclerose óssea difusa incluem displasias ósseas, intoxicações, doenças metabólicas e hematológicas, tumores e as doenças de Caffey, Paget e Erdheim-Chester[2].

As displasias mais comumente associadas são a osteopetrose e a picnodisostose, sendo uma importante consideração no caso apresentado em razão do quadro de baixa estatura e da ausência de sinais clínicos de doenças metabólicas, sistêmicas ou hematológicas. A osteopetrose costuma evoluir com anemia e plaquetopenia importantes, pois há obliteração da cavidade medular dos ossos longos com hepatoesplenomegalia associada e déficit

EXAMES DE IMAGEM

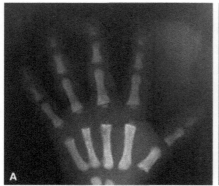
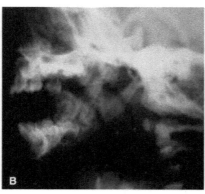
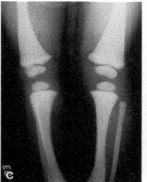
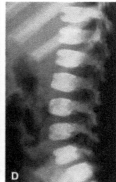

Figura 18.1A a D Radiografias convencionais mostrando esclerose óssea difusa. Note a preservação da cavidade medular, bem vista na tíbia direita. Há micrognatia com ângulo mandibular obtuso e acrosteólise.

imunológico[3]. Há retardo no desenvolvimento neuropsicomotor e sintomas de compressão nervosa, especialmente nos pares cranianos, em virtude da hiperostose dos ossos da base do crânio. Costuma apresentar o aspecto de "osso dentro de osso", deformidade em frasco de Erlenmeyer e vértebras em sanduíche[1,3,4].

Outras displasias que causam esclerose incluem osteopoiquilose, osteopatia estriada e melorreostose[1].

DIAGNÓSTICO

Picnodisostose.

DISCUSSÃO

A picnodisostose é uma doença autossômica recessiva caracterizada clinicamente por nanismo, *pectus excavatum*, dedos curtos (acrosteólise) e hipoplasia dos ossos faciais, destacando-se a micrognatia com ângulo obtuso da mandíbula[2-4]. São também comuns um crânio grande, com abaulamentos frontais e parietais, unhas displásicas, anormalidades dentárias e abertura persistente da fontanela anterior[4,5]. Um defeito no gene 1q21 cursa com formação anormal da protease catepsina K, o que determina redução da atividade osteoclástica[5].

Assemelha-se à osteopetrose pela esclerose óssea difusa, embora com tendência a preservar o canal medular dos ossos longos, o que torna a anemia menos comum do que na osteopetrose[2,4]. Ossos wormianos podem estar presentes. Uma característica é o hipodesenvolvimento dos seios paranasais[2]. Fraturas são comuns[4]. Anormalidades dentárias são frequentes, assim como cifoescoliose. A micrognatia com ângulo mandibular obtuso é característica. A presença de acrosteólise ajuda a definir o diagnóstico[4,5].

Referências

1. Panda A. Skeletal dysplasias: A radiographic approach and review of common non-lethal skeletal dysplasias. World J Radiol. 2014; 6(10):808. Doi:10.4329/wjr.v6.i10.808.
2. Ihde LL, Forrester DM, Gottsegen CJ et al. Sclerosing bone dysplasias: Review and differentiation from other causes of osteosclerosis. RadioGraphics. 2011; 31(7):1865-1882. Doi:10.1148/ rg.317115093.
3. Oliveira CLA, Oliveira LNR, da Cruz RL, Braune AS, Tonomura E. Diferenças clínicas e radiológicas entre portadores de osteopetrose e picnodisostose. Rev Bras Cir Craniomaxilofac. 2010; 13(1):49-54.
4. Barnard B, Hiddema W. Case report – Pycnodysostosis with the focus on clinical and radiographic findings. SA J Radiol. 2012;(June):74-76.
5. Ramaiah KKK, George GB, Padiyath S, Sethuraman R, Cherian B. Pyknodysostosis: Report of a rare case with review of literature. Imaging Sci Dent. 2011; 41(4):177-181. Doi:10.5624/isd.2011.41.4.177.

19 — Massa Adrenal Fetal

Thays Vieira de Vasconcelos Sousa
Rodrigo Melo Gallindo
Ticiana Pascoal Meira
Eduardo Just da Costa e Silva

Recém-nascido com massa adrenal vista na ultrassonografia pré-natal.

ANTES DA IMAGEM
Neste caso, os exames pós-natais foram realizados para confirmar e caracterizar melhor a lesão. O diagnóstico diferencial será discutido no campo correspondente.

DIAGNÓSTICO DIFERENCIAL
A identificação de uma massa adrenal (ou em sua loja) em um recém-nascido tem como principais diagnósticos diferenciais neuroblastoma, hemorragia adrenal e sequestro pulmonar extralobar. Como essa diferenciação é difícil na maioria dos casos, os pacientes costumam ser investigados para neuroblastoma. Algumas chaves para o diagnóstico podem ser a redução espontânea da lesão em exames seriados e a presença de sinal característico de sangue em ressonância magnética, sugerindo hemorragia. Lesões ósseas líticas e outros achados clínicos típicos indicam neuroblastoma. A identificação de um vaso oriundo da aorta ou seus ramos, seja por ultrassonografia, ressonância magnética, tomografia computadorizada ou angiografia, sugere fortemente o diagnóstico de sequestro, embora nem sempre seja possível.

Algumas outras condições podem ser incluídas no diferencial, como teratoma, cisto de duplicação gástrica e mesmo uma lesão renal congênita, como uma neoplasia ou duplicidade pielocaliciana.

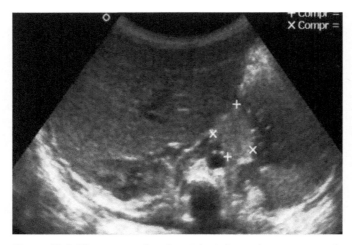

Figura 19.1 Ultrassonografia pós-natal confirmando a presença de massa ecogênica infradiafragmática próxima ao estômago e ao fígado.

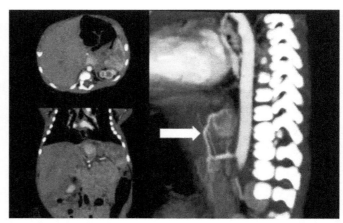

Figura 19.2 Tomografia computadorizada do abdome mostrando a lesão nos planos axial, coronal e sagital. Note o ramo arterial oriundo de ramos do tronco celíaco nutrindo a lesão.

DIAGNÓSTICO

Sequestro pulmonar extralobar intra-abdominal.

DISCUSSÃO

Sequestro pulmonar é uma malformação congênita rara, caracterizada pela presença de uma área de parênquima pulmonar não funcionante, sem comunicação com a árvore traqueobrônquica e nutrida por artéria sistêmica, geralmente proveniente da aorta (podendo ter sua origem em ramos da aorta). A drenagem venosa geralmente ocorre via sistema ázigos, veia cava inferior ou veias pulmonares[1,2].

Existem dois tipos de sequestro pulmonar: o intralobar, quando a lesão é circundada pela pleura do pulmão nativo, correspondendo à maioria dos casos (75%), e o extralobar, quando a lesão é separada do pulmão normal, apresentando uma cavidade pleural própria[3].

A maioria dos sequestros extralobares é intratorácica, sendo muito rara a localização intra-abdominal ou infradiafragmática, correspondendo a cerca de 10% dos casos, frequentemente do lado esquerdo[1]. Quando situados no abdome, podem simular outras lesões, como neuroblastoma e hemorragia adrenal, sendo muitas vezes detectados ainda no período antenatal[3,4].

Os sequestros extralobares associam-se a outras anomalias congênitas em até 60% dos casos, sendo a hérnia diafragmática congênita a mais frequente[1,4]. Quando sintomáticos, podem ser diagnosticados ainda no período pré-natal ou até mesmo nos primeiros 6 meses de vida. Caso permaneçam assintomáticos, é pouco provável que se tornem infectados e, consequentemente, permanecem silenciosos até a fase adulta, podendo apresentar-se como achados incidentais em exames de imagem realizados por outros motivos[1,2].

O achado ecográfico clássico é de uma lesão sólida ecogênica com áreas císticas em permeio que, ao estudo Doppler, demonstra vascularização proveniente de uma artéria sistêmica, em geral da aorta[1,3]. É fundamental determinar a origem da artéria que supre a lesão de modo a estabelecer a diferenciação com a malformação adenomatoide cística, cujo suprimento provém de ramos da artéria pulmonar[1]. A ressonância magnética também pode ser útil na identificação do vaso nutridor anômalo[4].

Pouco se sabe a respeito da evolução natural dos sequestros pulmonares intra-abdominais. Acredita-se que possam regredir espontaneamente; entretanto, há relatos de transformação maligna. Além disso, dificilmente o diagnóstico correto é feito com base apenas em métodos de imagem, uma vez que são possíveis muitos diagnósticos diferenciais, entre os quais o de tumores malignos. Desse modo, quase sempre o tratamento é, com o tempo, cirúrgico. Entre as complicações do procedimento destacam-se hemorragia intraoperatória abundante e fístula com o trato gastrointestinal[2,4].

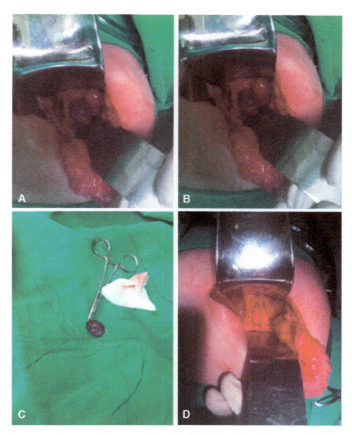

Figura 19.3A a D O acesso à cavidade abdominal foi feito por incisão subcostal bilateral com abertura do ligamento gastrocólico para acesso à retrocavidade dos epíplons. Foi observada uma tumoração rósea, de consistência elástica, medindo 4 × 3cm, aderida ao diafragma, com alguns linfonodos perilesionais de aspecto habitual. A tumoração era irrigada por vasos de origem não identificada que se inseriam na borda superior direita. A liberação da tumoração foi realizada com eletrocautério e ligadura dos vasos nutridores com fio de algodão 3.0. Foi realizada também ressecção de linfonodos perilesionais. A cirurgia transcorreu normalmente.

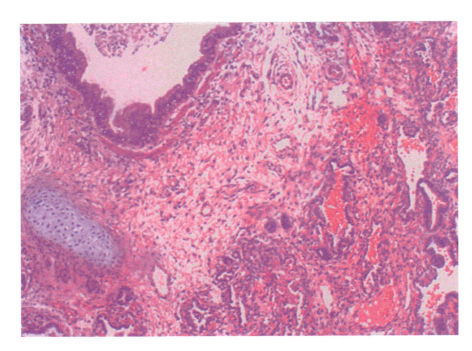

Figura 19.4 Corte histológico da peça cirúrgica mostrando tecido pulmonar imaturo com dilatação das estruturas brônquicas. (Hematoxilina-eosina, 100×.)

Referências

1. Duygulu G, Cebeci H, Ozer T, Yayla D. Intraabdominal extrapulmonary sequestration in an infant diagnosed by color Doppler ultrasound. J Pediatr Surg Case Reports. 2015; 3(6):249-251. Doi: 10.1016/j.epsc.2015.04.005.
2. Franko J, Bell K, Pezzi CM. Intraabdominal pulmonary sequestration. Curr Surg. 2006; 63(1):35-8. Doi:10.1016/j.cursur.2005.04.004.
3. Singal AK, Agarwala S, Seth T, Gupta AK, Mitra DK. Intra-abdominal extralobar pulmonary sequestration presenting antenatally as a suprarenal mass. Indian J Pediatr. 2004; 71:1137-1139.
4. Gross E, Chen MK, Lobe TE, Nuchtern JG, Rao BN. Infradiaphragmatic extralobar pulmonary sequestration masquerading as an intra-abdominal, suprarenal mass. Pediatr Surg Int. 1997; 12(7):529-531. Doi:10.1007/s003830050201.

20 Cefaleia com Vômitos em Jato

Alice Abath Leite
Raphael Xenofonte Morais Pinheiro
Adriano Nassri Hazin

Menino de 3 anos de idade com histórico de cefaleia e vômitos em jato há 2 semanas.

ANTES DA IMAGEM

Em pacientes com sintomas de cefaleia persistente e vômitos em jato frequentemente está indicada a realização de rastreio com estudo por imagem para o bom manejo e a elucidação diagnóstica de causas de hipertensão intracraniana[1].

EXAMES DE IMAGEM

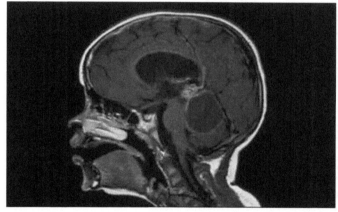

Figura 20.2 Corte sagital de ressonância magnética do encéfalo na sequência ponderada em T1 pós-contraste paramagnético demonstrando realce nas paredes da lesão, bem como da porção sólida.

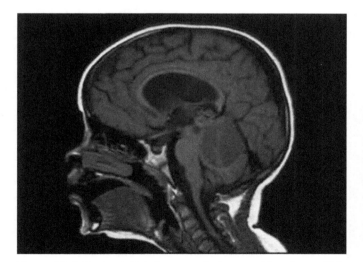

Figura 20.1 Corte sagital de ressonância magnética do encéfalo na sequência ponderada em T1, demonstrando lesão expansiva sólido-cística de aspecto multiloculado que ocupa a região da pineal, apresentando extensão ao aspecto posterior do terceiro ventrículo e promovendo significativa compressão sobre o aqueduto cerebral, o cerebelo e o quarto ventrículo.

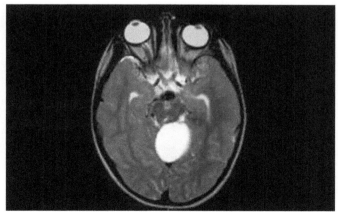

Figura 20.3 Corte axial de ressonância magnética do encéfalo, no nível do mesencéfalo, confirmando o caráter cístico da lesão e a compressão das estruturas do tronco e do aqueduto mesencefálico.

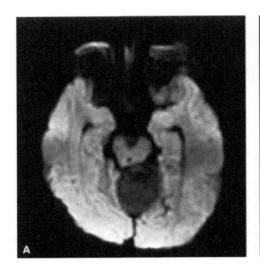 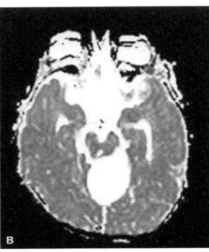

Figura 20.4A e B Cortes axiais de ressonância magnética do encéfalo, no nível do mesencéfalo, mostrando ausência de restrição à difusão.

DIAGNÓSTICO DIFERENCIAL

A glândula pineal é uma estrutura encefálica localizada na linha média logo acima do tentório e abaixo do esplênio do corpo caloso.

As lesões dessa glândula são divididas de acordo com sua origem: tumores de origem no parênquima pineal (pineoblastoma, pineocitoma e tumor pineal com diferenciação intermediária), tumores de células germinativas, lesões não tumorais (como os cistos pineais) e outros tumores, como astrocitoma, meningioma e metástases[1].

Em pacientes pediátricos, as lesões da pineal mais comuns são o germinoma, o pineoblastoma e o teratoma. Lesões sólido-císticas, como a descrita neste caso, são incomuns e têm diagnóstico diferencial restrito[2].

DIAGNÓSTICO

Tumor do parênquima da pineal de diferenciação intermediária.

DISCUSSÃO

Os tumores do parênquima da pineal tinham uma classificação dicotômica, variando de uma lesão indolente e de baixo grau (pineocitoma), mais comum no adulto, até o pineoblastoma, um tumor agressivo, de prognóstico reservado, que acomete principalmente crianças[1]. Entre os dois existe um tipo de tumor do parênquima da pineal de diferenciação intermediária recentemente incluído na classificação da Organização Mundial da Saúde.

Acomete mais adultos jovens e tem predileção pelo sexo feminino. Apresenta prognóstico intermediário em relação a outros tumores da pineal, com sobrevida em 5 anos em torno de 39% a 74% dos casos. Não existe nenhum sinal de imagem específico que o diferencie dos outros tumores do parênquima da pineal. Na ressonância magnética, evidenciam-se mais comumente hipersinal nas imagens ponderadas em T2 e realce após administração do contraste, podendo ser observadas áreas císticas[3].

Referências

1. Smith A, Rushing E, Smirniotopoulos J. From the archives of the AFIP: Lesions of the pineal region: Radiologic-pathologic correlation. RadioGraphics. 2010; 30:2001-2020.
2. Fontana E, Garvin J, Feldstein N, Anderson R. Pediatric considerations for pineal tumor management. Neurosurg Clin N Am. 2011; 22(3):395-402.
3. Fang A, Meyers S. Magnetic resonance imaging of pineal region tumours. Insights Imaging. 2013 ;4(3):369-382.

21 Constipado Crônico com Desconforto Respiratório

Eduardo Just da Costa e Silva
Silvio Cavalcanti de Albuquerque

Menino de 7 anos de idade com retardo no desenvolvimento neuropsicomotor. Constipado crônico, evoluindo com quadro recente de vômitos e evolução súbita de taquidispneia e hipoxemia.

ANTES DA IMAGEM

Doenças respiratórias são uma causa importante de morbimortalidade em crianças. Problemas respiratórios são também associados à presença de quadros neurológicos crônicos. Os possíveis fatores determinantes nesse grupo específico incluem as várias causas de aspiração (refluxo gastroesofágico, problemas da deglutição), reflexo deficiente da tosse, musculatura respiratória ineficiente e desnutrição[1]. A causa da deficiência em si deve ser considerada, pois pode estar intrinsecamente associada a um problema respiratório, como na trissomia 21 (veja o Capítulo 58), prematuridade e outros. Como muitos pacientes são constipados, o uso de óleo mineral pode ocasionar quadros pulmonares agudos e crônicos.

EXAMES DE IMAGEM

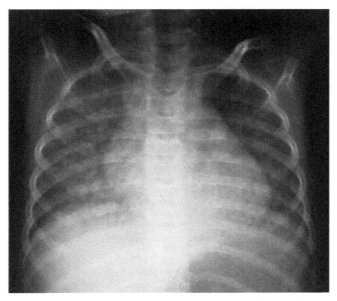

Figura 21.1 Radiografia convencional mostrando consolidações difusas bilaterais e simétricas.

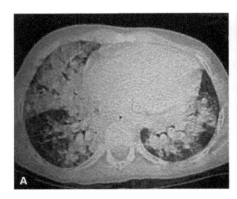
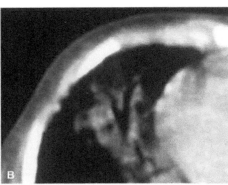

Figura 21.2 A Tomografia computadorizada confirma a presença de consolidações bilaterais. A janela de mediastino (**B**) mostra focos de consolidação de baixa atenuação.

DIAGNÓSTICO DIFERENCIAL

O aumento (homogêneo ou heterogêneo) da atenuação ou densidade do parênquima pulmonar com perda da visualização dos vasos e paredes brônquicas no local acometido, podendo ou não vir acompanhado de broncogramas, define o termo consolidação[2,3]. Reflete o preenchimento do espaço aéreo por algum material, como fluido, proteínas ou células, entre outros. Trata-se de um dos padrões torácicos mais comuns, e as principais causas em crianças são infecção, edema, hemorragia e contusão pulmonar[4]. De fácil reconhecimento, em quadros agudos é facilmente interpretado dentro do contexto clínico de uma das condições supracitadas.

A consolidação que se mostra persistente, independentemente de tratamento, é um pouco mais difícil de interpretar, passando a ter um diagnóstico diferencial mais complexo e, à semelhança dos quadros agudos, dependente dos dados clínicos associados.

A possibilidade de um processo infeccioso não tratado ou inadequadamente tratado está sempre presente, mas é muito relevante o fato de a cura radiológica ser frequentemente lenta e uma pneumonia adequadamente tratada poder persistir visível em radiografias por até 4 semanas, sendo preferível não solicitar novas radiografias para uma criança que evolui clinicamente bem[5].

A abordagem da criança com pneumonia persistente ou recorrente no mesmo local deve incluir as possibilidades de falha do tratamento, complicações da pneumonia, tuberculose, anomalias brônquicas obstrutivas (intrínsecas e extrínsecas) e problemas estruturais no parênquima, como malformações e bronquiectasias[5,6]. Este tema não será abordado no presente capítulo, pois a criança não apresentava sinais infecciosos, apenas respiratórios e com consolidação persistente.

O diagnóstico diferencial da consolidação crônica inclui infecções não tratadas ou inadequadamente tratadas (incluindo tuberculose), pneumonia organizada, pneumonia eosinofílica, síndrome de Churg-Strauss, linfoma, pneumonia lipoide, proteinose alveolar e sarcoidose[7].

DIAGNÓSTICO

Pneumonia lipoide.

DISCUSSÃO

A pneumonia lipoide pode ser endógena ou exógena, a depender da fonte da gordura (aspiração no primeiro caso e deposição em macrófagos intra-alveolares por doenças pulmonares crônicas ou doenças metabólicas no segundo)[8,9]. A aspiração de óleo mineral, usado para tratamento de constipação intestinal crônica em crianças, é a causa mais comum, especialmente nas crianças com anomalias anatômicas do tubo digestório e doenças neuromusculares ou neurológicas (como no caso do paciente citado)[9].

Os quadros agudos (mais comuns em casos de aspiração de óleo vegetal ou animal) costumam manifestar-se de maneira inespecífica, o que inclui tosse, dispneia e febre, simulando pneumonia infecciosa. Os quadros mais crônicos podem ser assintomáticos ou evoluir com tosse ou dispneia[7,8].

Os achados radiológicos mais comuns incluem consolidações e opacidades em vidro fosco, que costumam ser localizadas, bilaterais ou difusas. A presença de consolidações com áreas de atenuação de gordura no interior é característica, devendo ser diferenciada de hamartoma e algumas metástases incomuns em crianças, como lipossarcoma e condrossarcoma[8,9]. Outras manifestações podem incluir nódulos, massas, derrame pleural e espessamento dos septos intralobulares.

O método diagnóstico de escolha é o lavado broncoalveolar com coloração Sudan[9].

Referências

1. Seddon P, Khan Y. Respiratory problems in children with neurological impairment. Arch Dis Child. 2003; 88:75-8.
2. Phthisiology B, Biennium O. Consenso brasileiro sobre a terminologia dos descritores de tomografia computadorizada do tórax. J Bras Pneumol. 2005; 31(2):149-56.
3. Hansell DM, Bankier AA, Mcloud TC, Mu NL, Remy J. Fleischner Society: Glossary of terms for thoracic imaging. RadioGraphics. 2008; 246(3):697-722.
4. Lucaya J, Le Pointe D. High-resolution CT of the lung in children. In: Lucaya J, Strife J, eds. Pediatric Chest Imaging – Chest imaging in infants and children. 2nd ed. Berlin: Springer-Verlag; 2008:100-122.
5. Donnelly L. Imaging in immunocompetent children who have pneumonia. Radiol Clin N Am. 2005; 43:253-65.
6. Murray D, Mani C. Persistent and recurrent pneumonia. In: Long S, Pickering L, Prober C, eds. Principles and practice of pediatric infectious diseases. 4th ed. Churchill Livingstone: Elsevier; 2012.
7. Naidich D, Muller N, Krinsky G, Webb R, Vlahos I. Diffuse lung disease. In: Naidich D, Muller N, Krinsky G, Webb R, Vlahos I, eds. Computed tomography and magnetic resonance of the thorax. 4th ed. Philadelphia, PA: Lippincott Williams & Wilkins; 2007.
8. Betancourt S, Martinez-Jimenez S, Rossi S, Truong M, Carrillo J, Erasmus J. Lipoid pneumonia: Spectrum of clinical and radiologic manifestations. AJR2. 2010; 194:103-9.
9. Sias S, Ferreira A, Daltro P, Caetano R, Moreira J, Quirico-Santos T. Evolução da pneumonia lipoide exógena em crianças: aspectos clínicos e radiológicos e o papel da lavagem broncoalveolar. J Bras Pneumol. 2009; 35(9):839-45.

Massa Pulmonar em Lactente

Eduardo Just da Costa e Silva

Menino de 6 meses de idade com tosse, dispneia e febre há 1 semana.

ANTES DA IMAGEM

As infecções respiratórias são comuns em pediatria e fazem parte do dia a dia dos consultórios de emergência. A decisão sobre o uso de antibióticos segue uma conduta estabelecida e que se baseia nos dados clínicos. A necessidade de radiografias convencionais de crianças com esse quadro é discutível, mas é uma conduta comum na prática.

EXAMES DE IMAGEM

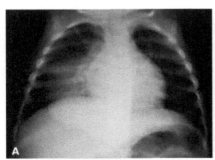
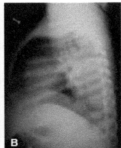

Figura 22.1A e B Radiografia de tórax PA mostrando opacidade arredondada retrocardíaca direita (massa) bem delimitada.

DIAGNÓSTICO DIFERENCIAL

Uma opacidade torácica medindo mais de 3cm caracteriza uma massa[1] frequentemente arredondada. A visualização de uma lesão desse porte costuma causar preocupações por se tratar de uma apresentação usual de neoplasias (pulmonares ou não) torácicas. Em crianças, as neoplasias torácicas, em sua maioria, são mediastinais. Assim, diante de uma massa em uma radiografia de tórax, devem ser procurados sinais que possam indicar uma origem extrapulmonar, como mediastino ou pleura. A presença de broncogramas indica origem pulmonar, pois esse sinal é indicativo de doença do espaço aéreo. Erosões ósseas, como arcos costais e vértebras, são sinais que sugerem origem extrapulmonar. Margens bem definidas e ângulos agudos também podem indicar origem extrapulmonar, embora nem sempre sejam úteis. Em casos duvidosos poderão ser indicados exames adicionais, como tomografia computadorizada, ressonância magnética ou ultrassonografia.

Caso uma massa esteja localizada no pulmão de uma criança, ainda assim uma neoplasia não seria a consideração mais provável, a não ser que exista uma neoplasia já conhecida com potencial de gerar metástases pulmonares. Seriam mais comuns processos inflamatórios, como pneumonia redonda, pseudotumor inflamatório, tuberculose, infecção fúngica e abscessos, ou malformações, como sequestro pulmonar, cisto broncogênico e outros.

DIAGNÓSTICO

Pneumonia redonda.

DISCUSSÃO

Uma das manifestações radiológicas incomuns da pneumonia em crianças consiste na formação de

Capítulo 22 MASSA PULMONAR EM LACTENTE

uma massa (pneumonia redonda), usualmente bacteriana, sendo o *Streptococcus pneumoniae* o agente mais comum[2]. Sua ocorrência se dá pela imaturidade dos canais de Lambert e Kohn, o que limita a disseminação local do processo infeccioso, que, uma vez confinado, assume um formato redondo. Usualmente vista em crianças com menos de 8 anos, é um achado precoce no curso da doença[3]. A importância de seu conhecimento reside justamente em seu formato, pois com frequência desperta no médico acompanhante o receio de tratar-se de um processo mais complexo, como uma malformação, infecção atípica ou neoplasia[2,4]. O melhor parâmetro a ser avaliado seria o quadro clínico, pois a imagem de uma massa pulmonar em uma criança com quadro clínico de pneumonia levará ao diagnóstico presumido de pneumonia redonda, não sendo necessário dar prosseguimento à investigação com tomografia computadorizada. Esta última deverá ser indicada caso o quadro infeccioso não seja típico ou se houver sinais radiológicos que sugerem origem extrapulmonar, conforme descrito no início da discussão do caso[2]. Trata-se de uma das poucas situações em radiologia pediátrica em que o controle radiográfico de uma pneumonia pode ser indicado, pois sua resolução ou mudança de aspecto, tornando-se menos definida, pode confirmar o diagnóstico.

Referências

1. Hansell DM, Bankier AA, Mcloud TC, Mu NL, Remy J. Fleischner Society: Glossary of terms for thoracic imaging. RadioGraphics. 2008; 246(3):697-722.
2. Restrepo R, Palani R, Matapathi UM, Wu Y-Y. Imaging of round pneumonia and mimics in children. Pediatr Radiol. 2010; 40(12):1931-40. Doi:10.1007/s00247-010-1767-7.
3. Daltro P, Santos EN, Gasparetto TD, Ucar ME, Marchiori E. Pulmonary infections. Pediatr Radiol. 2011; 41 Suppl 1(2011):S69-82. Doi:10.1007/s00247-011-2012-8.
4. Bramson RT, Griscom NT, Cleveland RH. Review for residents radiology interpretation of chest radiographs in infants with cough and fever. Radiology. 2005; 236:22-29.

23

Tumoração Glútea

Nathalia Cunha Calixto
Sara Reis Teixeira

Paciente do sexo masculino, 12 anos de idade, admitido com queixa de dor e importante aumento do volume em região do quadril esquerdo, iniciados há cerca de 6 meses e com piora progressiva. Referia ainda dificuldade de mobilização da coxa esquerda. Ao exame físico apresentava massa endurecida na região glútea esquerda e restrição à movimentação passiva e ativa do quadril esquerdo.

ANTES DA IMAGEM

Em uma criança com dor óssea e edema de partes moles de longa duração, deve-se excluir a possibilidade de neoplasia óssea. Pacientes com tumores ósseos (primários ou metastáticos) geralmente procuram atenção médica com sintomas inespecíficos em razão de dor localizada e/ou edema, com duração de algumas semanas a meses, porém muitos são assintomáticos. Nos tumores malignos, a dor pode ser leve e insidiosa, agravada à noite, por exercícios físicos ou após pequenos traumas. Ao exame físico, uma massa palpável pode ser encontrada com discreta dor à palpação.

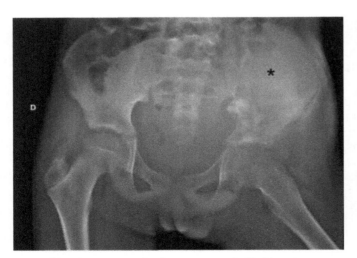

Figura 23.1 Lesão expansiva ilíaca à esquerda (*), lítica, de aspecto permeativo e limites indefinidos, associada a extensa lesão de partes moles.

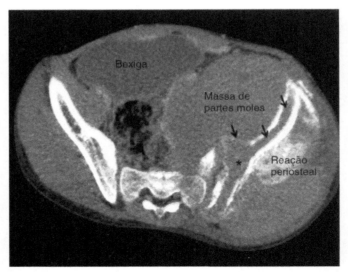

Figura 23.2 Tomografia computadorizada mostrando acometimento da medula e ruptura da cortical óssea (setas). Os achados são altamente sugestivos de tumor ósseo de alta agressividade, provavelmente maligno.

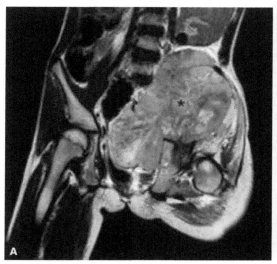
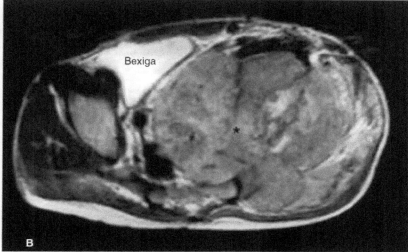

Figura 23.3A e B Ressonância magnética coronal axial da bacia, ponderação T2. Volumosa lesão óssea (*) acometendo o ilíaco esquerdo com extensão para partes moles. A massa desloca a bexiga e as demais estruturas pélvicas para o lado contralateral e invade os forames sacrais. Note a ótima definição dos limites da massa e das estruturas habituais da pelve.

DIAGNÓSTICO DIFERENCIAL

A presença de lesão óssea associada a massa de tecidos moles e dor em uma criança deve levantar a suspeita de neoplasia óssea com comportamento agressivo. Entre os tumores malignos mais comuns da infância estão o osteossarcoma e o sarcoma de Ewing. Independentemente do local ou da agressividade da lesão no exame clínico, a radiografia simples continua sendo o primeiro exame de imagem para dar início à investigação[1]. A idade do paciente e as características da lesão, como tamanho, margem, destruição óssea, reação periosteal e componente de partes moles, são essenciais para estreitar as possibilidades diagnósticas[2].

A maioria dos tumores ósseos demanda prosseguimento da investigação por exame de imagem, a depender das possibilidades consideradas a partir da radiografia simples, das opções de tratamento e da agressividade da lesão. Lesões agressivas e sugestivas de malignidade são preferencialmente investigadas com ressonância magnética (RM)[1]. A RM pode melhor caracterizar e delimitar a lesão e os tecidos moles acometidos. A tomografia computadorizada (TC) mostra com mais detalhes do que a radiografia simples o aspecto ósseo da lesão, ruptura da cortical e reação periosteal, além de ser muito útil para definição das características de algumas lesões. Para guiar biópsias, é preferível TC, fluoroscopia ou ultrassonografia.

O acometimento de ossos chatos, bem como a extensa massa de partes moles associada nessa faixa etária, direciona para o diagnóstico de sarcoma de Ewing.

DIAGNÓSTICO

Sarcoma de Ewing.

DISCUSSÃO

A família de tumores de Ewing compreende um espectro de neoplasias de células neuroectodérmicas primitivas. De acordo com o grau de diferenciação neural, são denominados sarcoma de Ewing ósseo e sarcoma de Ewing extraósseo (indiferenciados) ou tumor neuroectodérmico primitivo periférico (PPNET), quando apresentam características de diferenciação neural. PPNET na parede torácica é referido como tumor de Askin. Ambos compartilham a mesma anormalidade citogenética, ocorrendo a translocação t[11;22] em até 90% dos casos[3].

O sarcoma de Ewing ósseo é o segundo tumor ósseo maligno mais comum da infância, atrás apenas do osteossarcoma. Ocorre principalmente nas três primeiras décadas de vida – entre 4 e 25 anos – em 95% dos casos. Os locais mais comuns são fêmur, íleo, tíbia, úmero, fíbula, costelas e sacro[4].

A apresentação clínica costuma ser inespecífica com dor e massa regional presentes há cerca de 6 meses, podendo apresentar febre, perda ponderal e aumento da velocidade de hemossedimentação nos casos mais avançados[5].

O diagnóstico é embasado nos achados de imagem descritos e na biópsia da lesão. O tratamento dos tumores da família de Ewing consiste normalmente na combinação de quimioterapia neoadjuvante seguida de ressecção cirúrgica da lesão, podendo ser complementado por radioterapia. O prognóstico depende das dimensões da lesão, do local de acometimento, da idade do paciente e da presença de doença metastática no momento do diagnóstico[4].

Referências

1. Coley BD. Soft tissue and bone tumors. In: Coley BD, ed. Caffey's pediatric diagnostic imaging. 12th ed. Philadelphia, PA 19103-2899: Saunders, an imprint of Elsevier Inc., 2013; p. 1488-522.

2. Helms CA. Fundamentals of skeletal radiology. 4th ed. Philadelphia, PA 19103-2899: Saunders, an imprint of Elsevier Inc., 2014.

3. Aurias A, Rimbaut C, Buffe D, Zucker JM, Mazabraud A. Translocation involving chromosome 22 in Ewing's sarcoma. A cytogenetic study of four fresh tumors. Cancer Genet Cytogenet. 1984;12(1):21-5.

4. Murphey MD, Senchak LT, Mambalam PK, Logie CI, Klassen-Fischer MK, Kransdorf MJ. From the radiologic pathology archives: Ewing sarcoma family of tumors: radiologic-pathologic correlation. RadioGraphics. 2013; 33(3):803-31.

5. Maheshwari AV, Cheng EY. Ewing sarcoma family of tumors. J Am Acad Orthop Surg. 2010; 18(2):94-107.

24 Desconforto Respiratório em Lactente

Márcio Souto Batista de Almeida
Rafaela Maria Gomes de Sousa
Eduardo Just da Costa e Silva

Lactente apresentando dispneia desde o nascimento.

ANTES DAS IMAGENS

O desconforto respiratório em recém-nascidos pode ter causas muito variadas, algumas sem maior importância clínica e transitórias e outras decorrentes de doenças mais graves e potencialmente fatais. Devem ser consideradas doenças do parênquima pulmonar, vias aéreas, cardiovasculares, metabólicas, neurológicas e mecânicas. Em geral, a avaliação radiológica começa por radiografias convencionais do tórax.

EXAMES DE IMAGEM

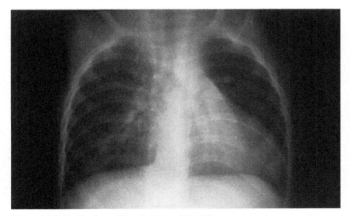

Figura 24.1 Radiografia do tórax PA. Observam-se o coração e o mediastino deslocados para a esquerda, sendo notada indefinição da borda cardíaca direita.

DIAGNÓSTICO DIFERENCIAL

Diante do aumento da densidade paracardíaca direita à radiografia de tórax na incidência frontal de um recém-nascido, alguns diagnósticos diferenciais podem ser considerados, como atelectasia do lobo médio, pneumonia, aspiração, massas no ângulo cardiofrênico direito e deformidades torácicas.

No caso apresentado, chama a atenção o desvio mediastinal contralateral à opacidade, o que sugere um efeito mecânico que poderia indicar uma massa, anormalidade diafragmática ou deformidade torácica.

Algumas massas são comuns no ângulo cardiofrênico direito, como hérnia diafragmática congênita e sequestro, entre outras.

Na suspeita de uma deformidade da caixa torácica, a informação clínica pode ser definitiva, o que foi o caso do paciente em questão.

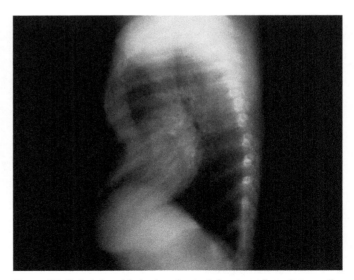

Figura 24.2 A deformidade da caixa torácica é confirmada na radiografia em perfil, onde se vê um acentuado deslocamento angulado posterior do esterno.

DIAGNÓSTICO

Pectus excavatum.

DISCUSSÃO

Cerca de 90% dos casos de deformidade torácica correspondem ao *pectus excavatum*. Essa condição é representada por uma depressão da parede torácica anterior determinada por um desvio posterior do esterno e das cartilagens costais (terceira à sétima)[1]. É mais comum no sexo masculino, com histórico familiar presente em até 40% a 45% dos casos[1-4]. A maioria dos casos é detectada no primeiro ano, embora possam surgir na adolescência ou apresentar acentuação nessa fase[1,2]. Pode estar associado a algumas síndromes, especialmente relacionadas com o tecido conjuntivo, mas costuma ocorrer de maneira isolada[3]. Escoliose é comum[2,4].

Clinicamente, expressa-se pela deformidade. Muitos pacientes são assintomáticos ou podem tornar-se sintomáticos apenas na adolescência, quando a alteração anatômica se acentua e aumentam as atividades físicas[2,5]. Quando mais acentuado, o efeito mecânico da deformidade sobre o coração e os pulmões pode causar sintomas, como dor torácica (com ou sem exercício), dispneia, fadiga, palpitações, infecções respiratórias e sopro, sendo documentadas insuficiência mitral e compressão ventricular[1,5].

As radiografias na incidência frontal podem mostrar desvio do coração para a esquerda com rotação axial e opacidade mal definida paracardíaca direita. A incidência de perfil mostra de modo evidente a depressão do esterno[6]. A tomografia computadorizada mostra melhor o efeito compressivo sobre o coração (Figura 24.3), além de possibilitar o cálculo do índice de Haller, que corresponde à divisão do diâmetro lateral da caixa torácica (no ponto mais baixo da deformidade) pelo diâmetro anteroposterior (da superfície posterior do esterno à anterior da coluna) no mesmo ponto[2]. Esse índice também pode ser medido por ressonância magnética, evitando-se a radiação ionizante da tomografia computadorizada[7].

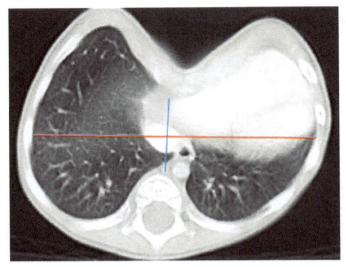

Figura 24.3 Corte axial da tomografia computadorizada caracterizando melhor a deformidade e o efeito compressivo sobre o coração. O índice de Haller representa a relação entre as medidas correspondentes às linhas vermelha e azul.

Referências

1. Brochhausen C, Turial S, Müller FKP et al. Pectus excavatum: History, hypotheses and treatment options. Interact Cardiovasc Thorac Surg. 2012; 14(6):801-806. Doi:10.1093/icvts/ivs045.
2. Jaroszewski D, Notrica D, McMahon L, Steidley DE, Deschamps C. Current management of pectus excavatum: A review and update of therapy and treatment recommendations. J Am Board Fam Med. 2010; 23(2):230-9. Doi:10.3122/jabfm.2010.02.090234.
3. Koumbourlis AC. Pectus deformities and their impact on pulmonary physiology. Paediatr Respir Rev. 2014; 16(1):1-7. Doi:10.1016/j.prrv.2014.10.009.
4. Restrepo CS, Martinez S, Lemos DF et al. Imaging appearances of the sternum and sternoclavicular joints. RadioGraphics. 2009; 29(3):839-59. Doi:10.1148/rg.293055136.
5. Goretsky MJ, Kelly RE, Croitoru D, Nuss D. Chest wall anomalies: Pectus excavatum and pectus carinatum. Adolesc Med Clin. 2004; 15(3):455-471. Doi:10.1016/j.admecli.2004.06.002.
6. Jeung MY, Gangi A, Gasser B et al. Imaging of chest wall disorders. RadioGraphics. 1999; 19(3):617-637. Doi:10.1148/radiographics. 19.3.g99ma02617.
7. Marcovici PA, LoSasso BE, Kruk P, Dwek JR. MRI for the evaluation of pectus excavatum. Pediatr Radiol. 2011; 41(6):757-758. Doi:10.1007/s00247-011-2031-5.

25 Vômitos Pós-Piloromiotomia

Raphael Xenofonte Morais Pinheiro
Cris Ferreira de Medeiros
Eduardo Just da Costa e Silva

Paciente do sexo feminino, 3 meses, submetida há 1 mês e 15 dias à piloromiotomia, evoluiu satisfatoriamente no pós-operatório com ganho ponderal. Há 6 dias evoluiu apresentando recorrência de vômitos não biliosos pós-prandiais.

ANTES DA IMAGEM

O diagnóstico diferencial de vômitos de repetição em pacientes pediátricos é amplo e inclui doenças do tubo digestório, neurológicas e metabólicas, entre outras, sendo complexo e além do objetivo deste capítulo. Os exames de imagem do abdome são realizados para detectar as causas intestinais obstrutivas, que podem ser congênitas ou adquiridas. O diagnóstico diferencial depende da idade de apresentação, das características do vômito e dos achados associados.

DIAGNÓSTICO

Reestenose hipertrófica de piloro.

DISCUSSÃO

A estenose hipertrófica do piloro é uma condição comum, tratada cirurgicamente e com bons resultados na maioria dos casos. As complicações cirúrgicas, incluindo infecção, perfuração, sangramento, hérnia incisional e deiscência da ferida, são incomuns, e a mortalidade é muito baixa[1,2]. Mesmo a ocorrência de vômitos na primeira ou até na segunda semana de pós-operatório não indica necessariamente complicação cirúrgica, pois pode decorrer de distensão e dismotilidade secundárias à pronunciada distensão gástrica prévia[1,3].

EXAMES DE IMAGEM

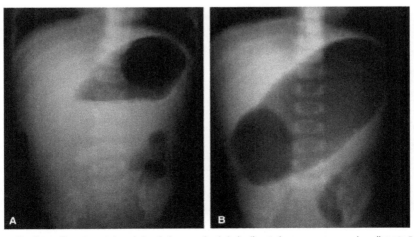

Figura 25.1A e B Radiografia convencional do abdome: sinal da bolha única com expressiva distensão do estômago.

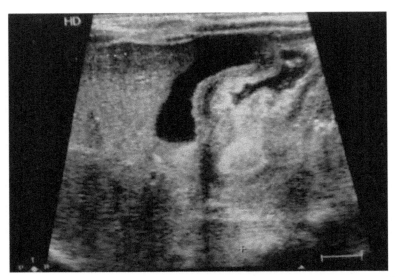

Figura 25.2 Ultrassonografia de abdome total: em topografia de porção distal de estômago, espessamento pilórico (parede com 0,4cm) com 2,4cm de comprimento. Não foi flagrada, durante cerca de 10 minutos, a passagem de conteúdo gástrico por essa porção distal.

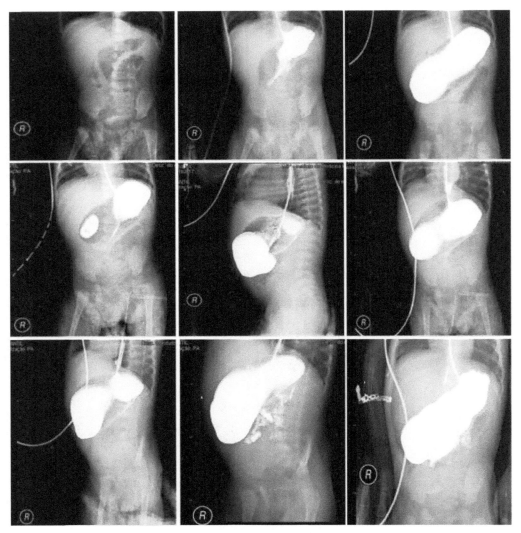

Figura 25.3 Seriografia esôfago-estômago-duodeno: expressiva distensão do estômago e passagem de pequena quantidade de contraste para o intestino delgado.

Se ocorrerem vômitos persistentes após a cirurgia, algumas complicações podem ser investigadas por imagem, como perfuração (duodenal ou gástrica) e piloromiotomia incompleta[1,3]. Essas duas complicações estão relacionadas à técnica cirúrgica e são muito incomuns.

A reestenose hipertrófica de piloro (que ocorre após piloromiotomia completa) é muito rara[2]. A evolução clínica difere da piloromiotomia incompleta, pois a criança apresenta um período assintomática, com ganho de peso, seguido pelo desenvolvimento posterior de vômitos, enquanto na piloromiotomia incompleta os vômitos ocorrem logo no período pós-operatório[2]. Acredita-se que a reestenose ocorra a despeito da piloromiotomia eficaz por representar a evolução natural da doença, que teria sido corrigida ainda em seu período de desenvolvimento[2-4].

A ultrassonografia tem valor limitado no pós-operatório, pois o espessamento muscular e o alongamento do piloro podem levar até 5 meses para se normalizar. A parte anterior do músculo tende a se normalizar primeiro, medindo geralmente menos de 3mm em até 3 meses. A parte posterior se normaliza, geralmente, após 5 meses. Essa ordem de alterações está relacionada com a abordagem cirúrgica anterior ao músculo[5]. No pós-operatório imediato é observado até mesmo um aumento da espessura muscular, possivelmente refletindo edema e alterações morfológicas relacionadas ao procedimento[5,6]. A avaliação dinâmica do piloro, verificando a passagem do conteúdo gástrico, pode ser útil, embora subjetiva.

Um estudo contrastado poderá ser útil para verificar o componente obstrutivo e o esvaziamento gástrico.

Referências

1. Irish M, Bovet P. Pediatric hypertrophic pyloric stenosis surgery. Medscape 2014. Disponível em: http://emedicine.medscape.com/article/937263-overview. Acesso: October 24, 2014.
2. Cappiello C, Strauch E. A rare case of recurrent hypertrophic pyloric stenosis. J. Pediatr. Surg. Case Reports 2014; (10.1016/j.epsc.2014.10.013). Disponível em: http://www.sciencedirect.com/science/article/pii/S2213576614001468.
3. Van Heurn L, Vos P, Sie G. Recurrent vomiting after successful pyloromyotomy. Pediatr Surg Int. 1999; 15:385-6.
4. Ankermann T, Engler S, Partsch C. Repyloromyotomy for recurrent infantile hypertrophic pyloric stenosis after successful first pyloromyotomy. J Pediatr Surg. 2002; 37(11):E40.
5. Yoshizawa J, Eto T, Higashimoto Y, Saitou T, Maie M. Ultrasonographic features of normalization of the pylorus after pyloromyotomy for hypertrophic pyloric stenosis. J Pediatr Surg. 2001; 36(4):582-6.
6. Eltomey M, Ghareeb H. Postoperative ultrasonography changes of the pylorus in infants with hypertrophic pyloric stenosis. Egypt J Radiol Nucl Med. 2014; 45(3):897-902.

26
Dor Pélvica Recorrente

Eduardo Just da Costa e Silva

Menina de 11 anos e 9 meses de idade com dor pélvica recorrente e massa palpável.

ANTES DA IMAGEM

A avaliação da dor abdominal e pélvica em meninas adolescentes é complexa em função das grandes mudanças corporais e mesmo psicológicas que ocorrem nessa fase do desenvolvimento[1]. As potenciais causas da dor são variadas, incluindo doenças do tubo digestório (como constipação e síndrome do cólon irritável), ginecológicas (endometriose, anomalias congênitas, lesões anexiais, processos infecciosos e gravidez) e urinárias (incluindo infecções e cálculos), entre outras. Os exames de imagem são fundamentais, sendo direcionados pelas pistas da história e do exame físico.

DIAGNÓSTICO DIFERENCIAL

As causas congênitas de hidrometrocolpos incluem hímen imperfurado, septo vaginal transverso, atresia vaginal e agenesia cervical[2,3]. Os exames de imagem irão demonstrar o nível da obstrução, indicando a anomalia causadora. Uma obstrução na altura do hímen denuncia essa etiologia. Obstruções mais altas, como na vagina proximal, podem decorrer de atresia vaginal ou septo vaginal transverso. Neste último caso será identificada uma vagina normal abaixo da obstrução.

DIAGNÓSTICO

Septo vaginal transverso.

EXAMES DE IMAGEM

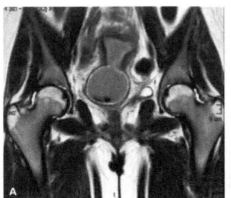 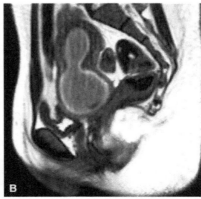 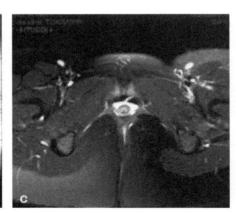

Figura 26.1A a C Cortes de ressonância magnética nos planos coronal (T2), sagital (T2) e axial (T2 com supressão de gordura). Nota-se distensão das cavidades uterina e vaginal superior por líquido com intensidade intermediária. O corte axial, obtido abaixo da dilatação, mostra canal vaginal normal, não dilatado.

DISCUSSÃO

O trato genital feminino tem origem na fusão dos ductos müllerianos (trompas, útero e dois terços proximais da vagina) e do bulbo sinovaginal (terço distal da vagina)[4,5]. A formação desses órgãos envolve um mecanismo complexo de diferenciação celular, migração, fusão e canalização, de modo que as falhas desse processo podem levar a vários tipos de malformações[5,6]. Uma falha na fusão dos segmentos oriundos dos ductos müllerianos com os originados do bulbossinovaginal caracteriza uma anomalia de fusão vertical, o que inclui o septo vaginal transverso e a agenesia de colo uterino[5]. Algumas malformações são comuns e extensivamente descritas nos textos de ginecologia e radiologia, como útero septado, unicorno, bicorno e didelfo[4,7-9].

Há malformações que ocasionam graus variáveis de obstrução ao fluxo de muco e sangue menstrual[5].

Os septos vaginais transversos são raros e podem ocorrer em qualquer nível da vagina, embora predominem superiormente, sendo caracterizados por uma membrana horizontal composta por tecido conjuntivo e elementos vasculares e musculares[5,6,10]. A maioria mostra-se fenestrada, de modo que a obstrução causada não é completa[6].

Outras anomalias do trato genital podem estar associadas, incluindo útero didelfo (com o septo unilateral), assim como renais[6].

Os pacientes apresentam-se com alterações do fluxo menstrual e dor pélvica cíclica. Os sintomas variam em função do grau de obstrução. Nas obstruções completas, a apresentação pode acontecer já no período neonatal (massa palpável) ou na puberdade, quando a paciente não irá apresentar menstruações, sendo comum a palpação de uma massa pélvica, que representa o hematometrocolpo.

Os exames de imagem vão mostrar graus variáveis de distensão das cavidades endometrial e vaginal por líquido, cuja aparência vai variar em função de seu conteúdo, usualmente complexo pela presença de sangue e muco. Costumam ser utilizadas ultrassonografia e ressonância magnética, a qual é especialmente útil nos casos duvidosos e com septos mais altos[11]. A obstrução localizada na vagina, com a visualização de vagina normal abaixo da obstrução, caracteriza o diagnóstico.

Referências

1. Song AH, Advincula AP. Adolescent chronic pelvic pain. J Pediatr Adolesc Gynecol. 2005; 18(6):371-377. Doi:10.1016/j.jpag.2005.09.001.
2. Panda SS, Bajpai M, Sharma N, Singh A, Jana M. Congenital hydrometrocolpos: A diagnostic dilemma. J Prog Paediatr Urol. 2013; 16(2):62-64.
3. Martins WDP, Leite SP, Nastri CO. Ultrassonografia pélvica em crianças e adolescentes. Radiol Bras. 2009; 42(6):395-401.
4. Olpin JD, Heilbrun M. Imaging of Müllerian duct anomalies. Clin Obstet Gynecol. 2009; 52(1):40-56. Doi:10.1097/RMR.0b013e31823d801d.
5. Caloia DV, Morris H, Rahmani MR. Congenital transverse vaginal septum: vaginal hydrosonographic diagnosis. J Ultrasound Med. 1998; 17(4):261-264.
6. Jouda MA, Obaideen AM, Zayed M, Hamdy H. Transvaginal excision of transverse vaginal septum in children. J Clin Case Reports. 2013; 03(09):1-4. Doi:10.4172/2165-7920.1000302.
7. El Ameen NF, Ebraheem MA, Nour El Dien NM. MR assessment of Müllerian duct anomalies: Does it help? Egypt J Radiol Nucl Med. 2014; 45(2):561-567. Doi:10.1016/j.ejrnm.2014.02.006.
8. Troiano RN, McCarthy SM. Mullerian duct anomalies: imaging and clinical issues. Radiology. 2004; 233(1):19-34. Doi:10.1148/radiol.2331020777.
9. Dykes TM, Siegel C, Dodson W. Imaging of congenital uterine anomalies: Review and self-assessment module. Am J Roentgenol. 2007; 189(3 Suppl). Doi:10.2214/AJR.06.0821.
10. Opoku BK, Djokoto R, Owusu-Bempah A, Amo-Antwi K. Huge abdominal mass secondary to a transverse vaginal septum and cervical dysgenesis. Ghana Med J. 2011; 45(4):174-6. Disponível em: http://www.pubmedcentral.nih.gov/articlerender.fcgi?artid=3283091&tool= pmcentrez&rendertype=abstract.
11. Ventolini G. Vaginal septum in adolescents: Clinical implications. J Genit Syst Disord. 2013; S1:1-2.

Pneumonia sem Melhora

Eduardo Just da Costa e Silva
Danielle Di Cavalcanti Sousa Cruz
Marcela Correia de Araújo Pandolfi

Menino de 1 mês com tosse, dispneia e regurgitação em borra de café desde o nascimento evoluiu com piora do desconforto respiratório e em 48 horas após a internação apresentou febre, sendo tratado então para pneumonia. A criança apresentou melhora da febre, porém manteve o desconforto respiratório e as queixas de tosse e regurgitação em borra de café. Diante disso, foi solicitada pela pediatria uma endoscopia digestiva alta e optou-se por discutir o raio-x com radiologista.

EXAMES DE IMAGEM

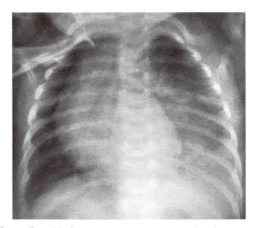

Figura 27.1 Opacidade extensa em correspondência com o lobo inferior do pulmão esquerdo. Note o desvio mediastinal.

DIAGNÓSTICO DIFERENCIAL

O aspecto da imagem do caso mostra uma lesão interpretada inicialmente pela pediatria como uma consolidação, o que seria compatível com a suspeita clínica de pneumonia. Há um aspecto, entretanto, que foge do usual em casos de pneumonia. O desvio mediastinal não costuma ser esperado nesses casos. Na avaliação do tórax neonatal, o desvio do mediastino para o lado contralateral à lesão normalmente indica patologia de condução cirúrgica, como malformações pulmonares (incluindo lesões císticas e sólidas), tumores mediastinais, doenças pleurais (como derrame pleural e pneumotórax) ou doenças do diafragma (como hérnia diafragmática congênita e paralisias)[1]. Diante do achado, foi realizada uma tomografia computadorizada do tórax com contraste.

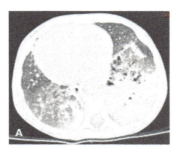
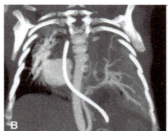
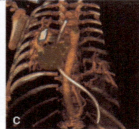

Figura 27.2 A imagem de tomografia computadorizada no plano axial (**A**) mostra a grande consolidação do lobo inferior esquerdo com algumas áreas císticas na periferia. As reformatações coronal (**B**) e 3D (**C**) mostram que a lesão tem um suprimento arterial oriundo do tronco celíaco.

DIAGNÓSTICO

Sequestro pulmonar associado a malformação pulmonar congênita das vias aéreas (lesão híbrida).

DISCUSSÃO

O sequestro broncopulmonar é uma malformação caracterizada por tecido pulmonar não funcionante que não se comunica com a via aérea e tem suprimento arterial sistêmico[2,3]. Caso esse tecido compartilhe a pleura com o pulmão normal, é dito intralobar. Caso contrário (conta com sua própria pleura), é classificado como extralobar[2]. Este caso está inserido em um espectro de malformações pulmonares que apresentam anomalias vasculares, como o suprimento arterial isolado para o pulmão normal, que é tema de outro capítulo deste livro. O sequestro intralobar tem sua drenagem venosa para o sistema pulmonar, enquanto o extralobar costuma apresentar drenagem para o sistema ázigos/hemiázigos ou veia cava[2,3]. A forma intralobar representa cerca de 75% dos casos[4].

O sequestro extralobar é uma anomalia considerada congênita, embora exista controvérsia a respeito da origem da forma intralobar, a qual poderia ser congênita ou, em alguns casos, causada por processos inflamatórios crônicos pulmonares[2-4].

Essa possível diferença na etiologia pode estar relacionada à idade quando da apresentação clínica, que no intralobar costuma ocorrer na adolescência ou na vida adulta, com infecções de repetição e hemoptise, ou se apresentar nos primeiros meses de vida com desconforto respiratório, no tipo extralobar[2]. Anomalias congênitas associadas são mais comuns no tipo extralobar, que pode também ocorrer abaixo do diafragma, simulando neuroblastoma ou hemorragia adrenal[3]. A condição costuma ser um achado incidental em exames de imagem[5].

O sequestro extralobar pode ser detectado nos exames pré-natais, como ultrassonografia ou ressonância magnética, usualmente como uma massa paravertebral (mais comumente à esquerda)[3].

As radiografias convencionais podem mostrar uma lesão comprometendo o lobo inferior (mais comumente o esquerdo), de aspecto variável, podendo ter aparência de consolidação com ou sem cavidades ou áreas císticas[2,5]. Podem ser detectadas as anomalias congênitas associadas. O quadro de pneumonias de repetição em um lobo inferior deve levar à suspeita diagnóstica[3].

O diagnóstico é fundamentado na identificação do suprimento vascular arterial sistêmico para o tecido pulmonar anormal, na maioria das vezes proveniente da aorta descendente torácica, seguida da aorta abdominal, tronco celíaco (como no caso apresentado), artéria esplênica ou outras[2,3]. Essa identificação pode ser obtida por tomografia computadorizada, ressonância magnética, angiografia ou mesmo ultrassonografia (Figura 27.3)[5]. Algumas vezes, a lesão com a característica vascular descrita apresenta achados histopatológicos e de imagem de sequestro associado a uma malformação pulmonar congênita das vias aéreas, sendo denominada lesão híbrida[3,4].

No caso em questão, o menor foi submetido à toracotomia, sendo realizada a lobectomia inferior sem intercorrências. O laudo histopatológico confirmou a malformação híbrida.

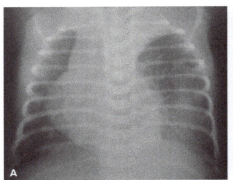 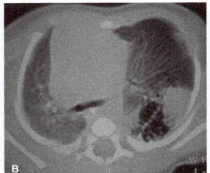 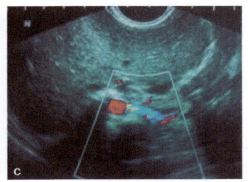

Figura 27.3 Imagens de outro paciente. A radiografia convencional (**A**) mostra a lesão com efeito de massa no lobo inferior esquerdo, caracterizada na tomografia computadorizada com padrão misto (sólido e cístico) (**B**). Como a tomografia computadorizada foi realizada sem contraste, optamos pela ultrassonografia (**C**) na tentativa de mostrar o suprimento oriundo da aorta abdominal. Malformação híbrida confirmada no exame histopatológico.

Referências

1. Behrman RE, Capitanio MA, Kirkpatrick Jr. JA, Bongiovanni AM. Roentgen examination in the evaluation of the newborn infant with respiratory distress. J Pediatr. 1969; 75(5):896-908.

2. Abbey P, Das C, Pangtey G, Seith A, Dutta R, Kumar A. Imaging in bronchopulmonary sequestration. J Med Imaging Radiat Oncol. 2009; 53(1):22-31. Doi:10.1111/j.1754-9485.2009. 02033.x.

3. Biyyam DR, Chapman T, Ferguson MR, Deutsch G, Dighe MK. Congenital lung abnormalities: embryologic features, prenatal diagnosis, and postnatal radiologic-pathologic correlation. RadioGraphics. 2010; 30(6):1721-1739. Doi:10.1148/rg.306105508/-/DC1.

4. Thacker PG, Schooler GR, Caplan MJ, Lee EY. Developmental lung malformations in children: Recent advances in imaging techniques, classification system, and imaging findings. J Thorac Imaging. 2015; 30(1):29-45.

5. Daltro P, Fricke BL, Kuroki I, Domingues R, Donnelly LF. CT of congenital lung lesions in pediatric patients. AJR. 2004; 183(5):1497-1506. Doi:10.2214/ajr.183.5.1831497.

28 Deformidade nos Membros, Alterações Ungueais e Insuficiência Renal

Natacha Calheiros de Lima Petribu
Felipe Reis e Silva de Queiroz

Paciente do sexo masculino, 17 anos de idade, foi admitido no hospital para investigação de insuficiência renal, evoluindo com picos pressóricos de difícil controle. Apresentava alterações ungueais e deformidades nos membros superiores. Havia realizado ultrassonografia das vias urinárias, que evidenciou diâmetro renal nos limites inferiores da normalidade associado a discreta redução da diferenciação corticomedular. Na avaliação da história familiar, relatou que irmã e sobrinho apresentam alterações semelhantes em unhas e membros superiores. Exames laboratoriais demonstraram anemia e aumento das escórias nitrogenadas.

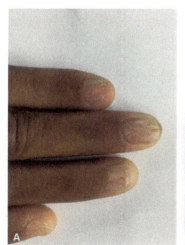
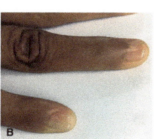

Figuras 28.1A e B Displasia ungueal caracterizada por separação da unha em duas partes através de uma rachadura longitudinal ou sulco da pele (pterígio central) e perda do pregueamento cutâneo sobre as articulações interfalangianas distais.

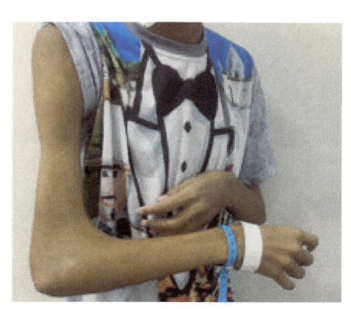

Figura 28.2 Pterígio cubital.

EXAMES DE IMAGEM

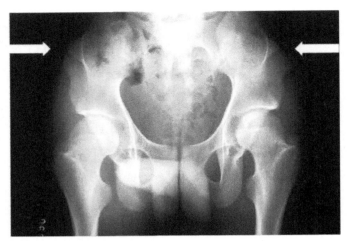

Figura 28.3 Radiografia do quadril em AP demonstrando a presença de cornos ilíacos (*setas*).

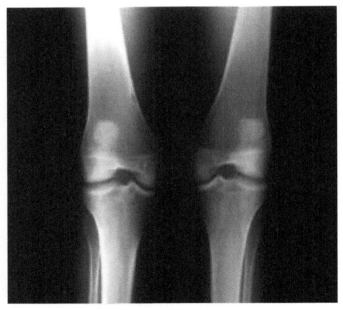

Figura 28.4 Radiografia dos joelhos em AP evidenciando geno valgo, deslocamento superolateral e hipoplasia patelar bilateral.

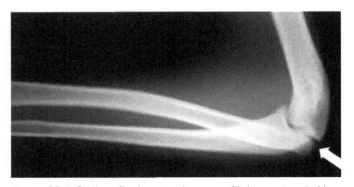

Figura 28.5 Radiografia do cotovelo em perfil demonstrando hipoplasia da cabeça do rádio, do olécrano e do capítulo do úmero.

DIAGNÓSTICO DIFERENCIAL

O paciente foi diagnosticado com doença renal crônica (DRC) agudizada, e as alterações musculoesqueléticas foram inicialmente relacionadas à possibilidade de osteodistrofia renal. *Osteodistrofia renal* é uma expressão que descreve uma constelação de anormalidades musculoesqueléticas que ocorrem em associação à DRC, incluindo hiperparatireoidismo secundário, osteoesclerose, osteoporose, osteomalacia e calcificações de partes moles e vasculares.

Os achados relacionados ao hiperparatireoidismo secundário são decorrentes da hiperplasia das paratireoides e consequentemente do aumento do paratormônio (PTH). Esse hormônio estimula, portanto, o desenvolvimento de osteoclastos, osteoblastos e osteócitos e se traduz, na imagem, como aparecimento de sinais de reabsorção óssea, tumores marrons e reação periosteal. A gênese da osteoesclerose ainda não é completamente compreendida, mas assume-se que o PTH pode estar implicado por sua ação sobre os osteoblastos. A osteoesclerose apresenta-se como aumento uniforme da densidade óssea e costuma acometer preferencialmente o esqueleto axial. A osteopenia é uma acumulação dos efeitos da osteomalacia (redução da mineralização óssea), reabsorção óssea e diminuição quantitativa do osso (osteoporose)[1].

Apesar da suspeita inicial, não foram observados sinais condizentes com osteodistrofia renal. Os achados semiológicos e radiológicos visualizados, como distrofia ungueal, pterígio cubital, hipoplasia da patela, hipoplasia da cabeça do rádio e cornos ilíacos, são bastante característicos de uma doença genética chamada síndrome unha-patela.

DIAGNÓSTICO

Síndrome unha-patela (SUP).

DISCUSSÃO

A SUP, também conhecida como onicodistrofia hereditária, doença de Fong ou síndrome de Turner-Kieser, é uma condição genética rara, de caráter autossômico dominante, com expressividade variável, mas com alta penetrância em decorrência de mutações no gene LMX1B. Apresenta uma clássica tétrade clínica, envolvendo unhas (98%), joelhos (74%), cotovelos (33%) e cornos ilíacos (68%), porém também demonstra diversas outras alterações que podem acometer outros órgãos, como os olhos e os rins[2]. As manifestações clínicas variam sobremaneira, tanto em frequência como em gravidade, além de apresentarem variações inter e intrafamiliares.

O diagnóstico é frequentemente estabelecido no início da vida, porém é bastante comum encontrar famílias que demoram algumas gerações para serem diagnosticadas. A frequência da doença ainda não foi calculada de maneira acurada, mas é amplamente aceita a incidência de aproximadamente 1:50.000, embora não seja conhecida a base para esse cálculo[3].

O acometimento ungueal é a característica mais frequente dessa síndrome, podendo estar ausente, hipoplásica, distrófica, apresentando sulcos longitudinais e/ou horizontais, depressões puntiformes, alteração da cor, coiloníquia, separação da unha em duas partes através de uma rachadura longitudinal ou sulco da pele (pterígio central), unhas frágeis, ou também existir espessamento ungueal. As alterações podem limitar-se à presença de lúnula triangular, uma manifestação patognomônica da doença[4]. A patela pode ser pequena, com formato irregular ou ausente. O deslocamento recorrente ou subluxação é frequente e pode ser associado ao pequeno desenvolvimento do músculo vasto medial, ocorrendo frequentemente no sentido superolateral, como em nosso caso. As anormalidades do cotovelo, assim como as do joelho, podem ser assimétricas. Pode haver limitação para a realização de extensão, pronação e supinação ou *cubitus valgus*.

Os achados radiológicos típicos incluem displasia da cabeça do rádio, hipoplasia do epicôndilo lateral e capítulo e proeminência do epicôndilo medial. O pterígio frequentemente se encontra na face antecubital, caracterizando-se pela presença de banda de pele nessa região[5]. Os cornos ilíacos são processos ósseos, cônicos e bilaterais que se projetam posterolateralmente da parte central dos ossos ilíacos da pelve, sendo considerados sinal patognomônico da SUP. Cornos proeminentes podem ser palpáveis, porém são assintomáticos. Esses processos ósseos podem ser caracterizados mediante a realização de ultrassonografia pré-natal do terceiro trimestre e radiografia da pelve ao nascimento.

O acometimento renal é a manifestação dessa síndrome que afeta a morbimortalidade dos pacientes, como evidenciado no caso em questão. O processo fisiopatológico dessa condição é um defeito na membrana basal glomerular, sendo o primeiro sinal de envolvimento a presença de proteinúria com ou sem hematúria. A proteinúria pode estar presente em qualquer idade, inclusive ao nascimento, e pode ser intermitente. Uma vez presente, pode resolver-se espontaneamente, persistir assintomática ou progredir para síndrome nefrótica ou insuficiência renal. A progressão para insuficiência renal crônica pode ocorrer rapidamente ou após vários anos de proteinúria assintomática.

Também é possível constatar, nos pacientes com essa condição, acometimento ocular caracterizado pela presença de glaucoma e pelo sinal de Lester (alteração de pigmentação da íris), alterações neurológicas periféricas e problemas odontológicos.

O diagnóstico diferencial da SUP não costuma ser tão desafiador, já que a combinação dos achados dessa doença é bastante característica. Vale ressaltar, no entanto, que existem algumas condições que podem apresentar alterações semelhantes a essa síndrome, como síndrome da patela pequena, aplasia/hipoplasia patelar isolada, deslocamento patelar familiar recorrente e síndrome de Meier-Gorlin, entre outras.

A conduta clínica consiste em tratamento sintomático e rastreio para doença renal desde o nascimento e para glaucoma a cada 2 anos nos adultos, além do aconselhamento genético de todos os pacientes.

Referências

1. Murphey MD, Sartoris DJ, Quale JL, Pathria MN, Martin NL. Musculoskeletal manifestations of chronic renal insufficiency. RadioGraphics. 1993;13 (2):357-379. Doi:10.1148/radiographics. 13.2.8460225.
2. Lew PP, Ngai SS, Hamidi R et al. Imaging of disorders affecting the bone and skin. RadioGraphics. 2014; 34(1):197-216. Doi:10.1148/rg.341125112.
3. Sweeney E, Fryer A, Mountford R, Green A, McIntosh I. Nail patella syndrome: a review of the phenotype aided by developmental biology. J Med Genet. 2003; 40(3):153-162. Doi: 10.1136/jmg.40.3.153.
4. Ferreira TD, Garani R, Andrade JP, Avelleira JCR. Síndrome da unha-patela. RBM – Revista Brasileira de Medicina 2010; 67:23-26.
5. Bisneto E. Deformidades congênitas dos membros superiores. Parte II: falhas de formação e duplicação. Rev Bras Ortop. 2013; 48(1):3-10. Doi:10.1016/j.rbo.2012.10.003.

29 Tosse, Febre e Cansaço Há 24 Horas

Eduardo Just da Costa e Silva

Menino com 7 meses de vida com tosse, febre e cansaço há 24 horas.

ANTES DA IMAGEM

O quadro clínico indica uma possível infecção do trato respiratório em virtude do surgimento agudo e da presença de febre.

EXAMES DE IMAGEM

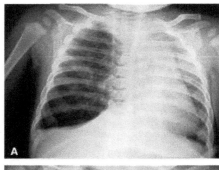

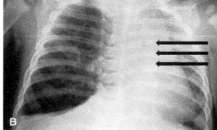

Figura 29.1A Nota-se hiperaeração do pulmão direito com desvio do mediastino para a esquerda. Observe como o pulmão direito está se projetando para o lado esquerdo (*setas em B*). **B** Vicariância do pulmão direito (*setas*).

DIAGNÓSTICO DIFERENCIAL

A combinação de hemitórax hiperlucente com desvio de mediastino para o lado oposto é uma situação bastante comum em radiologia pediátrica. Nesses casos, a primeira decisão (nem sempre fácil) é determinar de que lado está a doença. Na radiografia em questão, o pulmão direito está aumentado porque está doente ou para compensar um pulmão esquerdo pequeno? No primeiro caso, o diagnóstico diferencial irá incluir as doenças que podem fazer o pulmão aumentar de tamanho, o que inclui alterações do parênquima, vias aéreas (grandes ou pequenas), espaço pleural (nesse caso, o pulmão não estaria grande, mas haveria um pneumotórax anterior, sem linha de pneumotórax). No segundo caso seriam pesquisadas basicamente as malformações congênitas que cursam com pulmões pequenos e as atelectasias (nesse caso comprometendo o pulmão esquerdo). Para a diferenciação, deve-se tentar determinar qual pulmão parece mais "anormal" no que se refere à densidade e procurar áreas de atelectasias segmentares, a presença de lesões císticas, áreas focais com menor transparência etc. Um diafragma muito rebaixado do lado hiperlucente pode indicar que existe ali um aprisionamento aéreo (como neste caso). Os achados à ausculta pulmonar podem ser muito úteis nessa diferenciação. Nos casos duvidosos, radiografias em expiração poderão ajudar, pois um pulmão com aprisionamento aéreo irá manter-se hipertransparente. Em crianças pequenas, a expiração pode ser verificada por meio de radiografias em decúbito lateral com raios horizontais. O lado que se encontra para baixo deverá se esvaziar caso não exista aprisionamento.

No paciente em questão, interpretou-se que havia aprisionamento aéreo no pulmão direito, de modo que foi realizada uma tomografia computadorizada com contraste para avaliar a via aérea. As possibilidades incluiriam compressão extrínseca da via aérea (massas mediastinais, lesões vasculares), lesões endobrônquicas (corpo estranho, massas), lesões congênitas das vias aéreas (enfisema lobar congênito, atresia brônquica) e mesmo a síndrome de Swyer-James (que costuma cursar com um pulmão pequeno, mas que pode causar pulmões grandes)[1].

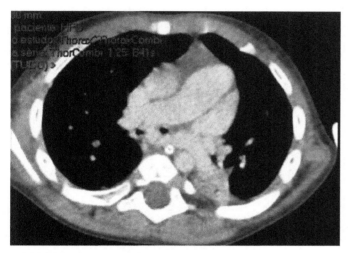

Figura 29.2 Nota-se que a artéria pulmonar esquerda tem origem na porção proximal da artéria pulmonar direita, cruzando o mediastino posteriormente ao brônquio-fonte esquerdo e anteriormente ao esôfago.

DIAGNÓSTICO

Alça da artéria pulmonar esquerda (*left pulmonary artery sling*).

DISCUSSÃO

A origem da artéria pulmonar esquerda no aspecto posterior da artéria pulmonar direita caracteriza essa condição rara[2], presumivelmente decorrente da obliteração do sexto arco aórtico embrionário esquerdo, o que leva ao desenvolvimento desse vaso a partir da direita, embora sejam aventadas outras teorias[3,4]. A anomalia é classificada em dois tipos: o tipo 1 é caracterizado por uma carina de localização normal com compressão posterior da traqueia e do brônquio-fonte direito e o tipo 2 por uma carina de posição anômala mais inferior com horizontalização dos brônquios-fontes, assumindo o formato da letra T invertida, frequentemente associada à estenose traqueal difusa[3,5].

O quadro clínico é variável e depende do tipo, da extensão da estenose e das condições associadas que podem acompanhar a anomalia (como cardiopatias congênitas), a qual é comumente diagnosticada nos primeiros meses de vida. Podem ser detectados dispneia, estridor, cianose, vômitos, aspiração e infecções respiratórias.

A radiografia poderá mostrar os distúrbios decorrentes do efeito das estenoses, especialmente hiperaeração do pulmão direito, podendo, em alguns casos, mostrar até o efeito compressivo da anomalia sobre as vias aéreas centrais[3,5].

O estudo contrastado do esôfago evidencia compressão extrínseca anterior sobre o esôfago[3,4].

Tanto a tomografia computadorizada com contraste como a ressonância magnética são eficazes ao demonstrarem a origem da artéria pulmonar esquerda, fornecendo detalhes anatômicos úteis para o planejamento cirúrgico. As reformatações coronais e em 3D mostram a relação com as vias aéreas, o grau e a extensão das estenoses e as anomalias associadas.

Referências

1. Dillman JR, Sanchez R, Ladino-Torres MF, Yarram SG, Strouse PJ, Lucaya J. Expanding upon the unilateral hyperlucent hemithorax in children. RadioGraphics. 2011; 31(3):723-741. Doi:10.1148/rg.313105132.
2. Castañer E, Gallardo X, Rimola J et al. Congenital and acquired pulmonary artery anomalies in the adult: Radiologic overview. RadioGraphics. 2006; 26(2):349-371. Doi:10.1148/rg.262055092.
3. Thacker PG, Schooler GR, Caplan MJ, Lee EY. Developmental lung malformations in children: Recent advances in imaging techniques, classification system, and imaging findings. J Thorac Imaging. 2015; 30(1):29-45.
4. Santana PRP, Irion KL, Escuissato DL et al. Alça da artéria pulmonar: Relato de dois casos e revisão da literatura. Radiol Bras. 2005; 38(4):305-308.
5. Berdon WE. Rings, slings, and other things: vascular compression of the infant trachea updated from the midcentury to the millennium – The legacy of Robert E. Gross, MD, and Edward B. D. Neuhauser, MD. Radiology. 2000; 216(3):624-632. Doi:10.1148/radiology.216.3.r00se40624.

INFECÇÃO RESPIRATÓRIA AGUDA

Kássia de Andrade Albuquerque Magalhães
Eduardo Jorge Lemos Neves Filho
Eduardo Just da Costa e Silva

Lactente com febre, tosse e cansaço há 5 dias.

ANTES DA IMAGEM

Febre, tosse e taquipneia são importantes achados clínicos que induzem a suspeita de pneumonia em crianças. A patogenia mais habitual costuma evoluir a partir de um quadro de infecção das vias aéreas superiores com piora aguda ou duração prolongada dos sintomas.

A necessidade de radiografia convencional nos casos suspeitos de pneumonia comunitária em crianças é controversa[1,2].

EXAMES DE IMAGEM

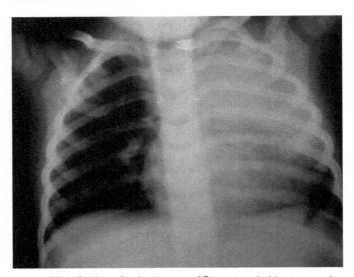

Figura 30.1 Radiografia de tórax em AP mostrando hipotransparência do lobo superior esquerdo sem desvio do mediastino.

DIAGNÓSTICO DIFERENCIAL

Uma opacidade pulmonar como essa pode suscitar alguns diagnósticos diferenciais. Um deles seria uma atelectasia. Nesses casos, observam-se sinais de redução volumétrica do lobo comprometido, como retração das fissuras, elevação do diafragma, retração do mediastino, deslocamento do hilo e hiperaeração compensatória do(s) lobo(s) não comprometido(s) do mesmo lado.

No derrame pleural, a opacidade costuma ser justapleural, alongada do sentido craniocaudal, e frequentemente se observa comprometimento do seio costofrênico.

O timo normal pode ter essa aparência. Nesse caso, alguns sinais podem ajudar, como o da vela de barco, da onda e da incisura. Tanto a radiografia em perfil como a ultrassonografia podem ser úteis nos casos duvidosos.

A pneumonia lobar é uma importante consideração neste caso, favorecida pelo quadro clínico.

Em outros contextos clínicos poderiam ser considerados hemorragia pulmonar, tuberculose, aspiração e mesmo as causas de consolidações crônicas, bem mais raras.

DIAGNÓSTICO

Pneumonia lobar.

DISCUSSÃO

As pneumonias costumam ser agrupadas em padrões que incluem os tipos lobar, broncopneumonia e pneumonia intersticial, refletindo seu comportamento anatomopatológico com aspectos característicos nos exames de imagem. Esse comportamento pode sugerir prováveis agentes etiológicos.

Staphylococcus aureus, *Mycoplasma*, bactérias gram-negativas e fungos são muitas vezes associados ao padrão de broncopneumonia quando o processo tem início nos bronquíolos terminais, sendo encontradas consolidações esparsas com nódulos, muitas vezes bilaterais[1,3,4].

O padrão *intersticial* é o mais comumente relacionado a infecções virais (também sendo comum em *mycoplasma*, *chlamydia* e *pertussis*). Nesse caso, ocorre o comprometimento predominante das vias aéreas (brônquios) com progressão para o interstício peribroncovascular e septos interlobulares. Assim, causa espessamento de paredes brônquicas, opacidades reticulonodulares e fenômenos aéreos, como atelectasias e focos de enfisema[4].

No caso da pneumonia lobar, o processo está localizado predominantemente no espaço aéreo (alvéolo), com disseminação local, causando uma consolidação que respeita os limites anatômicos dos lobos pulmonares[5]. Trata-se de uma alteração que não oferece dificuldades para seu reconhecimento, pois os demais campos pulmonares mais escuros serão usados para comparação. Broncogramas aéreos são frequentes. No início do processo infeccioso, entretanto, podem ocorrer pequenas opacidades nodulares localizadas[5].

Streptococcus pneumoniae, *Haemophilus influenzae* tipo b e *Klebsiella pneumoniae* são agentes que com frequência causam esse padrão[1].

Nos casos não complicados e com boa evolução clínica não existe indicação de controle radiológico de cura. A resolução radiográfica é lenta e pode levar até 4 semanas.

Além de auxiliarem o diagnóstico, os exames de imagem são úteis na pesquisa das complicações das pneumonias, como derrames pleurais, empiema, pneumotórax, necrose pulmonar, pneumatoceles e abscessos.

Referências

1. O'Grady K-AF, Torzillo PJ, Frawley K, Chang AB. The radiological diagnosis of pneumonia in children. Pneumonia A Peer Rev Open Access J. 2014; 5(November):38-51. Doi:10.15172/pneu.2014.5/482.
2. Swingler GH. Chest radiography for children with pneumonia: A century of folly? Indian Pediatr. 2008; 45(11):889-90. Disponível em: http://www.ncbi.nlm.nih.gov/pubmed/19029559.
3. Daltro P, Santos EN, Gasparetto TD, Ucar ME, Marchiori E. Pulmonary infections. Pediatr Radiol. 2011;41 Suppl 1(2011):S69-82. Doi:10.1007/s00247-011-2012-8.
4. Muller N, Franquet T, Lee K. Pulmonary infections: Basic concepts. In: Muller N, Franquet T, Lee K eds. Imaging of pulmonary infections. Philadelphia, PA: Lippincott Williams & Wilkins; 2006:1-19.
5. Adler B, Effmann E. Pneumonia and pulmonary infection. In: TL S, ed. Caffey's pediatric diagnostic imaging. 11th ed. Philadelphia, PA: Mosby Elsevier; 2008:1884-228.

31. Abdome Agudo em Paciente com Anemia Falciforme

Ana Paula Silva
Lorena Macêdo Diógenes
Thaís Lopes
Eduardo Just da Costa e Silva

Menino de 1 ano e 9 meses de idade, evoluindo com quadro de abdome agudo doloroso. Portador de anemia falciforme.

ANTES DA IMAGEM

Anemia falciforme é uma doença autossômica recessiva que leva à produção de uma hemoglobina anormal. Essa hemoglobina alterada acarreta a remoção das hemácias pelo sistema reticuloendotelial e favorece eventos obstrutivos da microcirculação, os quais irão resultar em uma grande variedade de efeitos em muitos sistemas do corpo. As manifestações abdominais são diversas e afetam especialmente baço, fígado, rins, sistema biliar e tubo digestório. Usualmente decorrem dos efeitos obstrutivos vasculares, da hemólise e da imunodeficiência causada pela autoesplenectomia[1].

No que se refere à dor abdominal aguda, destacam-se as crises de sequestro (esplênico ou hepático), colelitíase, infartos esplênico/hepático e renal (que podem complicar com abscessos), infecções do trato urinário, constipação intestinal, doença ulcerosa péptica e crise vasoclusiva[2,3].

Os quadros de abdome agudo nesses pacientes podem representar um desafio diagnóstico, pois várias condições próprias da doença e com manuseio clínico podem simular situações cirúrgicas e levar a intervenções desnecessárias. Por outro lado, esse grupo não está isento de situações agudas comuns na população em geral, muitas delas cirúrgicas e cujo retardo diagnóstico pode ser desastroso.

Neste caso, a ultrassonografia não foi conclusiva, tendo sido solicitada uma tomografia computadorizada (TC) com contraste.

EXAMES DE IMAGEM

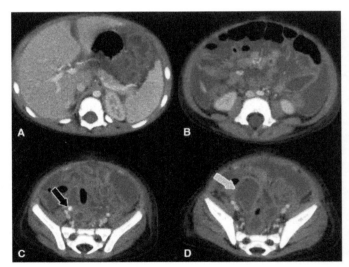

Figura 31.1A a D Os cortes tomográficos computadorizados com contraste mostram ascite com espessamento e realce peritoneal. Há uma coleção na fossa ilíaca direita (*seta cinza*) com gás e uma calcificação em seu interior (*seta preta*). Não há hepato ou esplenomegalia, assim como não se identificam lesões compatíveis com infartos esplênicos. Os rins mostram-se normais. A vesícula biliar (não mostrada) apresentava-se normal. Há boa opacificação dos vasos mesentéricos. Não há sinais de derrame pleural.

DIAGNÓSTICO DIFERENCIAL

Antes da discussão sobre o diagnóstico diferencial dos achados, seria apropriado descrever aqueles que seriam esperados nas complicações agudas abdominais próprias da anemia falciforme.

É importante observar a presença de derrame pleural como indicador de doença pulmonar que pode causar dor abdominal. Um derrame pleural poderia indicar complicação cardiovascular ou pulmonar, ambas comuns na doença.

No abdome em si, alguns pontos são muito importantes. Esplenomegalia e hepatomegalia podem indicar sequestros esplênico e hepático, respectivamente. Lesões focais podem denunciar infartos ou abscessos nesses órgãos. Os rins devem ser avaliados quanto a sinais de infecção e suas complicações. A vesícula biliar e as vias biliares podem mostrar complicações decorrentes da presença de cálculos. A circulação mesentérica deve ser cuidadosamente avaliada à procura de trombos.

Outras complicações possíveis são doença ulcerosa péptica, pancreatite e isquemia intestinal.

Nenhuma dessas complicações foi efetivamente detectada no paciente. A ascite poderia indicar isquemia mesentérica, mas a coleção na fossa ilíaca direita com gás e calcificação no interior foi um achado definitivo.

DIAGNÓSTICO

Apendicite aguda complicada com perfuração, peritonite e coleção.

DISCUSSÃO

A apendicite aguda é a principal causa de abdome agudo cirúrgico na população pediátrica, podendo ocorrer em qualquer idade, embora raramente antes dos 2 anos de idade[4,5].

A radiografia convencional tem pouco valor nos casos de apendicite aguda, mas é importante conhecer seus achados, pois o exame pode ser solicitado para avaliação de casos de obstrução intestinal ou perfuração. Alguns achados radiográficos citados incluem a presença de íleo adinâmico (às vezes localizado na fossa ilíaca direita), a densificação de partes moles no quadrante inferior direito do abdome e a detecção de apendicolitos (Figura 31.2)[6].

A ultrassonografia é um método valioso para o diagnóstico de apendicite em crianças e usualmente o método de imagem para avaliação inicial, pois não envolve o uso de radiação ionizante e tem baixo custo. Além disso, não exige sedação ou anestesia.

Uma grande vantagem da ultrassonografia é a capacidade de integrar o método ao exame físico. Um ultrassonografista experiente não desperdiça a valiosa oportunidade de questionar a criança quanto ao ponto doloroso e checar a reação do paciente quando o apêndice é comprimido. A técnica de compressão graduada auxilia a detecção do apêndice ao deslocar as alças intestinais locais. Os achados incluem apêndice vermiforme não compressível, com diâmetro superior a 6mm, espessura parietal maior que 0,3cm, aspecto em alvo, presença de apendicolito, hiperemia à interrogação do Doppler colorido, além dos achados secundários, que incluem líquido livre e coleções periapendiculares, edema da gordura adjacente e espessamento peritoneal e das paredes do ceco[5].

Perfuração pode ser sugerida por descontinuidade da parede do apêndice, abscesso e apendicolito extruso[4].

A tomografia computadorizada deve ser encarada como modalidade complementar nos casos em que a ultrassonografia não se mostre esclarecedora[4].

Os achados de apendicite aguda na TC incluem apêndice espessado, espessamento focal correspondente cecal (achados mais específicos), paredes espessadas do apêndice, presença de apendicolito, densificação da gordura pericecal, líquido livre peritoneal, linfonodopatias mesentéricas, coleções peritoneais, abscesso ou ainda a presença de gás extraluminal indicando pneumoperitônio[4,7].

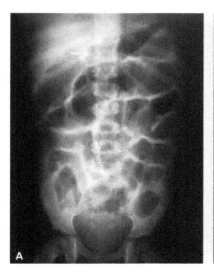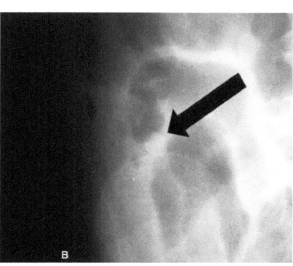

Figura 31.2A a **B** Radiografia convencional de outro paciente. Note a distensão gasosa intestinal difusa e o apendicolito (*seta*).

Referências

1. Jebbin N, Adotey J. Acute abdominal conditions in people with sickle cell disease: A 10-year experience in Port Harcourt, Nigeria. Ann Afr Med. 2011; 10(165):70. Disponível em: http://www.annalsafrmed. org/article.asp?issn=1596-3519;year=2011;volume=10;issue=2; spage= 165;epage= 170;aulast=Jebbin.

2. Rhodes MM, Bates DG, Andrews T, Adkins L, Thornton J, Denham JM. Abdominal pain in children with sickle cell disease. J Clin Gastroenterol. 2014; 48(2):99-105. Doi:10.1097/01.mcg.0000436436.83015.5e.

3. Agha M, Eid A, Sallam M. Sickle cell anemia: Imaging from head to toe. Egypt J Radiol Nucl Med. 2013; 44(3):547-561. Doi:10.1016/j. ejrnm.2013.06.005.

4. Sivit CJ, Siegel MJ, Applegate KE, Newman KD. When appendicitis is suspected in children. RadioGraphics. 2001; 21(1):247-262; Questionnaire 288–294. Doi:10.1148/radiographics. 21.1.g01ja17247.

5. Quigley AJ, Stafrace S. Ultrasound assessment of acute appendicitis in paediatric patients: Methodology and pictorial overview of findings seen. Insights Imaging. 2013; 4(6):741-751. Doi:10.1007/ s13244-013-0275-3.

6. Jain R, Jain M, Rajak C, Mukherjee S, Bhattacharyya P, Shah M. Imaging in acute appendicitis: A review. Indian J Radiol Imaging. 2006; 16(4):523. Doi:10.4103/0971-3026.32261.

7. Callahan MJ, Rodriguez DP, Taylor GA. CT of appendicitis in children. Radiology. 2002; 224(2): 325-32. Doi:10.1148/radiol.2242010998.

32 Infecções Urinárias de Repetição

Eduardo Just da Costa e Silva

Menino com histórico de infecções urinárias de repetição.

ANTES DA IMAGEM

O papel e o protocolo de avaliação por imagem na infecção urinária em crianças têm sofrido modificações nos últimos anos. Os métodos mais comumente empregados são a ultrassonografia, a uretrocistografia e a cintilografia DMSA. Com esses exames são obtidas informações a respeito da anatomia renal, da bexiga e da uretra e acerca da presença de refluxo vesicoureteral e cicatrizes. Podem também fornecer informações sobre os sinais de disfunção miccional.

EXAMES DE IMAGEM

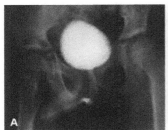
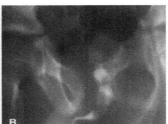
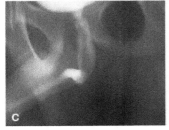

Figura 32.1A a C Uretrocistografia miccional mostrando falha de enchimento alongada no interior da uretra.

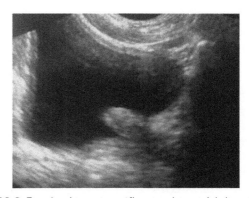

Figura 32.2 Estudo ultrassonográfico no plano axial da pelve mostrando uma lesão sólida ecogênica e sem sombra posterior no trígono vesical de aspecto polipoide.

DIAGNÓSTICO DIFERENCIAL

A identificação de uma lesão sólida no interior da bexiga e/ou uretra de uma criança é normalmente preocupante e levanta a hipótese diagnóstica de neoplasia maligna, especialmente rabdomiossarcoma. As lesões benignas são muito raras e incluem hemangioma, adenoma nefrogênico e pólipo, e a diferenciação definitiva só pode ser feita por avaliação histopatológica.

DIAGNÓSTICO

Pólipo fibroepitelial.

DISCUSSÃO

Pólipos fibroepiteliais da uretra são lesões benignas raras, usualmente diagnosticadas antes dos 10 anos de idade por causarem obstrução intermitente,

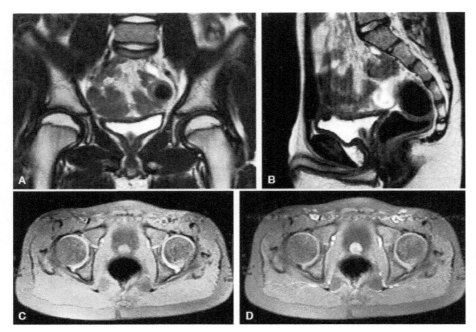

Figura 32.3 As imagens de ressonância magnética coronal e sagital T2 (**A** e **B**) e axiais T1 com supressão de gordura antes e após a injeção de gadolínio (**C** e **D**) mostram a lesão no trígono vesical.

hematúria e distúrbios miccionais[1,2]. São tumores fibrosos de origem congênita compostos por tecido conjuntivo vascular e músculo liso e cobertos por epitélio de transição e metaplasia escamosa, têm origem no *verumuntanum* e localizam-se no interior da uretra prostática[1-3]. Não são associados à degeneração maligna[2]. Por serem pediculados, movem-se no interior da uretra, podendo entrar na bexiga ou descer para a uretra distal[3,4].

Os exames de imagem podem mostrar dilatação do trato urinário superior e refluxo vesicoureteral[1]. O achado que sugere o diagnóstico é uma falha de enchimento no interior da uretra prostática na uretrocistografia que se move inferiormente durante a micção[5]. Quando se estendem ao interior da bexiga, podem ser visualizados à ultrassonografia[2]. A ressonância magnética pode mostrar a lesão no interior da bexiga e/ou uretra e costuma apresentar realce após a injeção de contraste venoso (Figura 32.3)[4].

O diagnóstico é confirmado por uretrocistoscopia com histopatológico.

Referências

1. Jain P, Shah H, Parelkar S, Borwankar S. Posterior urethral polyps and review of literature. Indian J Urol. 2007; 23(2):206-207. Disponível em: http://www.ncbi.nlm.nih.gov/pmc/articles/PMC2721538/.
2. Aita GA, Begliomini H, Mattos D. Fibroepithelial polyp of the urethra. Int Braz J Urol. 2005; 31(2):155-156. Doi:10.1590/S1677-55382005000200012.
3. Levin TL, Han B, Little BP. Congenital anomalies of the male urethra. Pediatr Radiol. 2007; 37(9):851-862. Doi:10.1007/s00247-007-0495-0.
4. Del Gaizo A, Silva AC, Lam-Himlin DM, Allen BC, Leyendecker J, Kawashima A. Magnetic resonance imaging of solid urethral and peri-urethral lesions. Insights Imaging. 2013; 4(4):461-469. Doi: 10.1007/s13244-013-0259-3.
5. Jana M, Gupta AK, Prasad KR, Goel S, Tambade VD, Sinha U. Pictorial essay: Congenital anomalies of male urethra in children. Indian J Radiol Imaging. 2011; 21(1):38-45. Doi:10.4103/0971-3026.76053.

33 Icterícia Colestática

Eduardo Just da Costa e Silva

Menina de 4 anos de idade com icterícia colestática há 1 mês.

ANTES DA IMAGEM

Os quadros de icterícia colestática de recém-nascidos necessitam de avaliação por imagem em virtude da possibilidade de atresia das vias biliares. Em crianças maiores, no entanto, a maioria dos casos não exige avaliação por imagem, pois está comumente associada a quadros agudos infecciosos ou tóxicos. Doenças metabólicas também causam icterícia, porém de evolução mais crônica. Quando existem dados clínicos que sugerem um processo obstrutivo, tornam-se necessários exames de imagem para avaliar coledocolitíase, cisto de colédoco, neoplasias e outras causas.

EXAMES DE IMAGEM

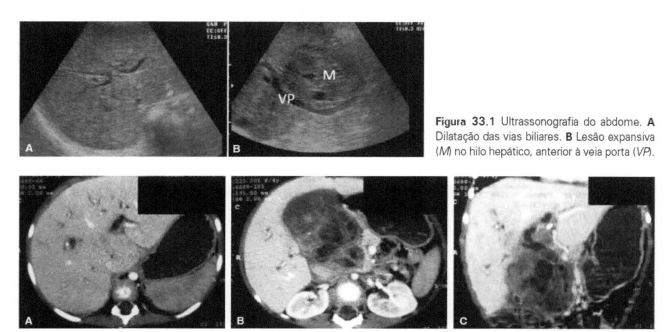

Figura 33.1 Ultrassonografia do abdome. **A** Dilatação das vias biliares. **B** Lesão expansiva (*M*) no hilo hepático, anterior à veia porta (*VP*).

Figura 33.2A a C Os cortes tomográficos computadorizados do abdome superior mostram a massa que ocupa o hilo hepático e a região peripancreática com áreas centrais necróticas e realce heterogêneo. Novamente, nota-se a dilatação das vias biliares. A reformatação coronal mostra como a lesão ocupa o hilo hepático, sendo notados componentes da massa no interior do ducto biliar comum.

DIAGNÓSTICO DIFERENCIAL

Assim como nos exames de adultos, a avaliação de massas abdominais pediátricas deve seguir uma sistemática que inclui a determinação inicial do órgão de origem. Como as neoplasias pediátricas abdominais costumam ser grandes ao diagnóstico, muitas vezes não é fácil a identificação do órgão de origem, sendo necessário incialmente verificar se a localização é retroperitoneal ou intraperitoneal, o que, associado à idade e ao sexo, já pode fornecer uma lista dos diagnósticos mais prováveis. A relação com os órgãos retroperitoneais e, principalmente, o efeito que a massa exerce sobre esses órgãos em termos de deslocamento fornecem a chave na maioria dos casos.

Neste caso, a lesão não exerce nenhum efeito sobre os grandes vasos retroperitoneais. A veia cava inferior está sofrendo compressão, pois a massa é grande, mas não foi deslocada e tampouco contêm trombos no interior. Desse modo, as principais origens da lesão seriam o fígado, o peritônio ou o duodeno.

A neoplasia maligna primária mais comum do fígado na infância é o hepatoblastoma, usualmente diagnosticado nos primeiros 5 anos de vida, sendo associado a várias síndromes, mas a icterícia é incomum, limitada a 5% dos casos[1].

Por outro lado, os principais tumores malignos pediátricos que causam dilatação das vias biliares são o neuroblastoma, o linfoma e o rabdomiossarcoma embrionário[2]. A localização anterior da lesão torna improvável o neuroblastoma.

DIAGNÓSTICO

Rabdomiossarcoma embrionário biliar.

DISCUSSÃO

O rabdomiossarcoma embrionário biliar é um tumor hepático raro, que costuma surgir antes dos 5 anos de idade, com quadro clínico que inclui icterícia como o principal sintoma[1,3]. Pode simular hepatite, pois pode cursar com febre, hepatomegalia, náuseas e vômitos[1].

O nível de alfafetoproteína costuma ser normal, o que ajuda a diferenciá-lo de hepatoblastoma, além da dilatação da via biliar, que é incomum neste último. Outro aspecto que auxilia a diferenciação é a presença de massa no interior do ducto biliar, também rara no hepatoblastoma.

A massa costuma localizar-se no hilo hepático, usualmente hipoecoica na ultrassonografia, com tendência a desviar a veia porta, sem trombose, com aparência variável na tomografia computadorizada tanto no que diz respeito à sua atenuação como ao realce[1,3]. A presença de áreas de necrose é comum. Pode ser difícil a diferenciação de outras lesões hepáticas, mas o comprometimento da via biliar e o padrão de realce ajudam. Quando há grande componente extra-hepático, o diagnóstico diferencial deve incluir neuroblastoma (que teria origem retroperitoneal) e linfoma (em geral associado a importantes massas linfonodais abdominais)[2].

Referências

1. Chung E, Lattin G, Cube R et al. From the archives of the AFIP: Pediatric liver masses: Radiologic–pathologic correlation Part 2. Malignant Tumors. RadioGraphics. 2001; 31(2):483-507.
2. Siegel M. Liver and biliary tract. In: Siegel M, ed. Pediatric body CT. 2nd ed. Lippincott Williams & Wilkins; 2008:178-216.
3. Arellano C, Kritsaneepaiboon S, Lee E. CT Imaging findings of malignant neoplams arising in the epigastric region in children. Clin Imaging. 2011; 35:10-20.

34 Alteração no Formato do Crânio

Ana Karina Brizeno Ferreira Lopes
Américo Mota

Lactente com deformidade craniana perceptível ao exame clínico com desenvolvimento neuropsicomotor adequado para a faixa etária.

ANTES DA IMAGEM

A anormalidade de morfologia craniana pode apresentar-se de maneira isolada ou associada a estigmas neurológicos[1,2].

EXAMES DE IMAGEM

No diagnóstico diferencial de alterações no formato do crânio devem ser consideradas alterações relacionadas a tocotraumatismo (bossa serossanguínea, cefalematoma), deformidades relacionadas ao vício de decúbito (plagiocefalia posicional) e as diversas formas de cranioestenoses, sendo útil a investigação radiológica para essa diferenciação[1,3-6].

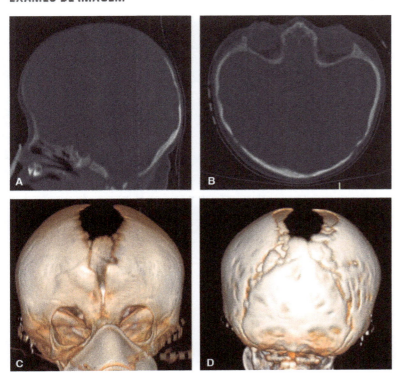

Figura 34.1A e **B** Tomografia computadorizada de crânio-janela óssea com reformatação sagital e axial evidenciando deformidade craniana com desproporção da dimensão anteroposterior em relação à laterolateral. **C** e **D** Tomografia computadorizada de crânio com reformatação em 3D demonstrando cranioestenose precoce das suturas coronais e ausência de fusão das suturas metópica, sagital e lambdoide.

DIAGNÓSTICO

Craniossinostose – tipo braquicefalia.

DISCUSSÃO

A sutura metópica é a primeira a iniciar seu fechamento, seguida pela coronal, lambdoide e, por último, a sagital[2]. A craniossinostose é determinada quando a obliteração dessas suturas ocorre prematuramente[1-3,5,6]. Assim, a distorção da morfologia craniana é corroborada pelo crescimento compensatório nos sítios de suturas não fundidas[1-4,6].

As craniossinostoses sindrômicas correspondem de 10% a 15% do espectro e são frequentemente associadas a outras anomalias craniofaciais e esqueléticas, além de atraso no desenvolvimento neuropsicomotor[1,2]. As cranioestenoses não sindrômicas ocorrem no contexto de ausência de reconhecida síndrome, estando a maioria dos casos relacionada à fusão precoce de uma única sutura com envolvimento principal das suturas sagital (60%), coronal (22%) e metópica (15%)[1,2,5].

Os aspectos de imagem são clássicos, apresentando uma nomenclatura para cada formato do crânio[1,2]. A craniossinostose mais comum é a da sutura sagital, configurando a escafocefalia (dolicocefalia) – o crânio tem aspecto mais alongado devido ao aumento do eixo anteroposterior[1,2,5,6]. A braquicefalia decorre da sinostose coronal bilateral, sendo a segunda forma mais frequente e apresentando a calota craniana mais ampla no sentido transverso e com dimensão curta no sentido occipitobregmático[1,5,6]. A plagiocefalia acomete a coronal (anterior) ou a lambdoide (posterior), de modo unilateral, provocando uma forma assimétrica da calvária[1,2,4,5]; em alguns casos, no entanto, envolve fechamento de múltiplas suturas[2,6]. Na trigonocefalia, decorrente da fusão da sutura metópica, a configuração triangular da fronte é característica, sendo comum a associação com o hipotelorismo[1,2,5]. Ainda como formas incomuns, podem ser encontrados o "crânio em trevo" (*Kleeblattschädel*), deformidade proveniente do fechamento bilateral das suturas sagital, coronal e lambdoide[1,5,6]; a turricefalia, com formato que lembra uma torre, quando ambas as suturas lambdoides estão estenóticas[1,5]; e ainda a oxicefalia, quando as suturas sagital e coronal estão fundidas e o crânio assume formato cônico com dimensões reduzidas (microcefalia)[2,5].

Referências

1. Slovis TL. Caffey's pediatric diagnostic imaging. 11. ed. Mosby, 2008.
2. Price EB, Moss HE. Osborn's brain: Imaging, pathology, and anatomy. Neuro-Ophthalmology. 2014; 38(2):96-97.
3. Brett A, Cordinhã C, Faria D, Mimoso G, Salgado M. Plagiocefalia posicional: como atuar? Saúde Infantil. 2012; 34(1):30-35.
4. Freitas RS, Alonso N, Shin JH, Persing J. Assimetrias cranianas em crianças: Diagnóstico diferencial e tratamento. Rev Bras Cir Craniomaxilofac. 2010; 13(1):44-48.
5. Khanna P, Thapa M, Iyer R, Prasad S. Pictorial essay: The many faces of craniosynostosis. Indian J Radiol Imaging. 2011; 21(1):49-56. Doi:10.4103/0971-3026.76055.
6. Glass RBJ, Fernbach SK, Norton KI, Choi PS, Naidich TP. The infant skull: A vault of information. RadioGraphics. 2004; 24(2):507-522. Doi:10.1148/rg.242035105.

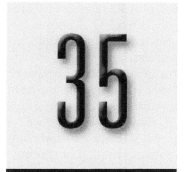

35 Recém-Nascido com Insuficiência Respiratória

Danielle Di Cavalcanti Sousa Cruz
Marcela Correia de Araújo Pandolfi
Eduardo Just da Costa e Silva

Recém-nascido pré-termo com idade gestacional de 35 semanas admitido na UTI no terceiro dia de vida com história de desconforto respiratório desde o nascimento. Nasceu de parto vaginal, em morte aparente, sendo realizado protocolo de reanimação neonatal com boa resposta. Evoluiu com sinais sugestivos de hipertensão pulmonar e insuficiência respiratória aguda com necessidade de intubação orotraqueal e de suporte ventilatório. Genitora realizou quatro consultas de pré-natal com relato de VDRL = 1:32 sem tratamento. Menor evoluiu muito grave na UTI com saturação variando entre 45% e 60% a despeito de altos parâmetros de VMA. VDRL do RN = 1:2.096.

EXAMES DE IMAGEM

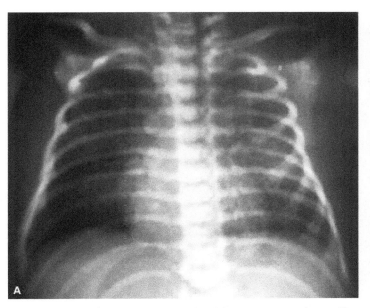
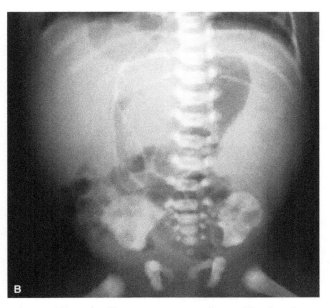

Figura 35.1A e B Radiografia convencional do tórax mostrando opacificação pulmonar bilateral e difusa com aspecto micronodular. A radiografia abdominal mostra hepatoesplenomegalia.

DIAGNÓSTICO DIFERENCIAL

O diagnóstico diferencial de opacidade difusa pulmonar em recém-nascidos é amplo e exige correlação com o tempo de vida, achados evolutivos e contexto clínico. Exemplos incluem deficiência de surfactante, taquipneia transitória do recém-nascido, pneumonia neonatal, edema de qualquer causa (cardiogênico, por sobrecarga de fluidos, insuficiência renal), hemorragia pulmonar e várias outras condições, algumas muito incomuns. No caso apresentado, os testes sorológicos e a hepatoesplenomegalia foram importantes para a definição diagnóstica.

DIAGNÓSTICO

Pneumonia *alba*.

DISCUSSÃO

A sífilis congênita é uma doença causada pelo *Treponema pallidum* (*T. pallidum*), disseminado por via hematogênica e infectando o feto usualmente através da placenta (menos comumente pelo canal de parto). Suas principais alterações comprometem os sistemas nervoso central e musculoesquelético, o fígado, o baço e os pulmões[1,2]. Trata-se de uma doença potencialmente fatal, especialmente em recém-nascidos com idade gestacional ao nascimento inferior a 30 semanas e peso inferior a 1.500g[1].

Até 60% dos bebês são assintomáticos ao nascimento. Podem apresentar manifestações precoces ou tardias: as primeiras ocorrem nos primeiros 2 anos e incluem lesões cutâneas, rinite, hepatoesplenomegalia, anemia hemolítica, pneumonia, síndrome nefrótica, dor óssea, meningoencefalite, hidrocefalia e linfadenopatia[2,3]. A forma tardia inclui alterações dentárias, queratite intersticial, surdez e alterações esqueléticas, entre outras[2]. Os casos fatais costumam estar associados a quadros de pneumonia e hipoxemia[4].

Os exames de imagem são utilizados em recém-nascidos para avaliar lesões ósseas. Neste caso, em virtude do quadro respiratório, foi solicitada radiografia convencional do tórax.

A pneumonia *alba* é um quadro raro e frequentemente fatal que deve ser suspeitado quando ocorre pneumonia em paciente com quadro clínico e laboratorial de sífilis congênita[5]. O nome se deve à aparência dos pulmões ao exame anatomopatológico, os quais se mostram pálidos, aumentados e endurecidos[5,6]. Os achados radiológicos são inespecíficos e incluem opacidade intersticial difusa com aspecto reticulonodular[6,7]. Pode ter uma aparência semelhante à da deficiência de surfactante[1]. Grandes consolidações podem ser vistas[8]. A ausência de outro agente etiológico identificável, o achado de outras manifestações radiológicas da sífilis congênita (lesões ósseas, hepatoesplenomegalia) e a sorologia sugerem o diagnóstico[8].

Referências

1. Ortega F X, Moënne B K, Pinto C M et al. Caso clínico-radiológico: Sífilis congênita. Rev Méd Clín Condes. 2011; 22(1):243-247.
2. Lima G. Sífilis congênita. In: Alves J, Ferreira O, Maggi R, Correia J, eds. Pediatria Fernando Figueira. 4. ed. Rio de Janeiro, RJ: MedBook, 2011:1060-1065.
3. Murali MV, Nirmala C, Rao JV. Symptomatic early congenital syphilis: A common but forgotten disease. Case Rep Pediatr. 2012; 2012:4 páginas. Doi:10.1155/2012/934634.
4. Duke T. Neonatal pneumonia in developing countries. Arch Dis Child Fetal Neonatal Ed. 2005; 90(3):F211-F219. Doi:10.1136/adc.2003.048108.
5. Silveira A, Rocha G, Rodrigues M, Guimarães H. Pneumonias congénitas. Acta Pediátrica Port. 2013; 44(6):306-312.
6. Swischuk L. Neonatal pneumonia. In: Swischuk L, ed. Imaging of the newborn, infant, and young child. 5th ed. Philadelphia, PA: Lippincott Williams & Wilkins; 2004:43-6.
7. Shim SH, Kim JY, Lee EK et al. Congenital syphilis: An uncommon cause of gross hematuria, skin rash, and pneumonia. Korean J Pediatr Infect Dis. 2014; 21:65-70.
8. Manson D. Diagnostic imaging of neonatal pneumonia. In: Donoghue V, ed. Radiological imaging of the neonatal chest. New York: Springer-Verlag, 2002:63-73.

36 Hemoptise

Eduardo Just da Costa e Silva
Silvio Cavalcanti de Albuquerque

Adolescente de 18 anos de idade com episódio único de hemoptise.

ANTES DA IMAGEM

A hemoptise representa a passagem pela glote do sangue proveniente dos pulmões e das vias aéreas e é uma situação que costuma levar a consultas de emergência em razão da preocupação que gera, em parte pela associação histórica do sintoma com doenças graves, como tuberculose. Pode ter causas muito variadas, incluindo processos infecciosos, traumáticos, neoplásicos, cardiovasculares, coagulopatias e vasculites, entre outros[1]. Em alguns casos, a causa é evidente, pois o paciente pode ter um traumatismo ou ter se submetido a procedimento cirúrgico recente. Na faixa etária pediátrica, a aspiração de corpo estranho é sempre uma consideração[2].

EXAMES DE IMAGEM

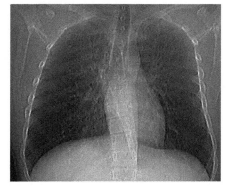

Figura 36.1 Não há nenhum achado que explique o quadro do paciente, notando-se apenas escoliose.

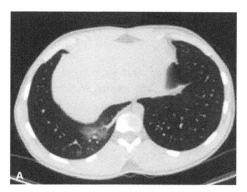

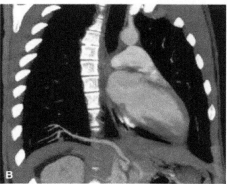

Figura 36.2A e B Tomografia computadorizada com contraste mostrando uma área de opacidade em vidro fosco no lobo inferior do pulmão direito com pequeno ramo arterial anômalo originado no tronco celíaco.

DIAGNÓSTICO DIFERENCIAL

Suprimento arterial sistêmico para o tecido pulmonar pode ter origem congênita ou adquirida, sendo este último grupo representado por bronquiectasias e inflamação pulmonar crônica, bem como situações de obstrução crônica da artéria pulmonar[3].

A presença de tecido pulmonar sem comunicação com a árvore traqueobrônquica e com suprimento arterial sistêmico é conhecida como sequestro pulmonar. Entretanto, como em muitas outras malformações, existem situações intermediárias entre a normalidade e a expressão completa da anomalia, sendo conhecida há várias décadas a definição de "espectro do sequestro", que incluiria combinações anormais de anomalias brônquicas e dos vasos pulmonares[4].

No caso apresentado, não há sinais de processo inflamatório pulmonar crônico, bronquiectasias ou sinais de obstrução arterial pulmonar, sendo a anomalia de origem congênita. A ausência de anormalidade da atenuação do pulmão além do vidro fosco (causado pelo sangramento alveolar recente) torna o sequestro improvável.

DIAGNÓSTICO

Suprimento arterial isolado para pulmão normal.

DISCUSSÃO

O próprio nome da condição contém sua definição, sendo relevante a referência ao pulmão normal, o que o diferencia do sequestro, no qual não há conexão com a árvore traqueobrônquica, o que torna o tecido, por definição, anormal. O suprimento pode ser isolado, o que é mais comum, ou duplo (contendo tanto circulação sistêmica como pulmonar)[5]. A maioria dos pacientes evolui de modo assintomático, sendo a hemoptise a expressão clínica mais comum e podendo ser auscultado um sopro pulmonar[3].

Como no caso do sequestro, a condição é mais comum no lobo inferior esquerdo. Quando ocorre à direita, o ramo arterial anormal tem origem na aorta descendente torácica ou abdominal ou no tronco celíaco[5].

A tomografia computadorizada com contraste costuma ser o método utilizado no diagnóstico por permitir a avaliação do vaso nutridor e do parênquima pulmonar.

O tratamento pode ser cirúrgico ou endovascular.

Referências

1. Lundgren FLC, Costa AM, Figueiredo LC, Borba PC. Hemoptise em hospital de referência em pneumologia. J Bras Pneumol. 2010; 36(3):320-324.
2. Aidé MA. Hemoptise. J Bras Pneumol. 2010; 36(8):278-280.
3. Do K-H, Goo JM, Im J-G, Kim KW, Chung JW, Park JH. Systemic arterial supply to the lungs in adults. RadioGraphics. 2001; 21(2):387-402. Disponível em: http://pubs.rsna.org/toc/radiographics/21/2.
4. Sade RM, Clouse M, Ellis FH. The spectrum of pulmonary sequestration. Ann Thorac Surg. 1974; 18(6):644-658. Doi:10.1016/S0003-4975(10)64417-7.
5. Irodi A, Cherian R, Keshava SN, James P. Dual arterial supply to normal lung: Within the sequestration spectrum. Br J Radiol. 2010; 83(989):e86-9. Doi:10.1259/bjr/30458107.

37

Nanismo e Dispneia

Eduardo Just da Costa e Silva

Recém-nascido com dispneia e nanismo severos.

ANTES DA IMAGEM

Um recém-nascido que se apresenta com nanismo severo deverá ser investigado por meio de exames de imagem para caracterização de uma displasia óssea, grupo grande (mais de 450 displasias ósseas são reconhecidas atualmente) e heterogêneo de doenças com características muito distintas entre si e que ocorrem em 1:5.000 nascimentos[1]. As displasias são classificadas de acordo com critérios clínicos, radiográficos e moleculares. Embora cada caso deva ser avaliado individualmente, o estudo do esqueleto inicial deve incluir radiografias lateral e anteroposterior do crânio e da coluna vertebral, assim como da pelve e dos membros (o esquerdo ou o direito), sendo importante a radiografia da mão esquerda[2].

EXAMES DE IMAGEM

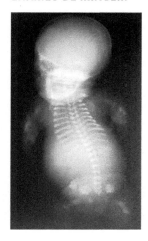

Figura 37.1 Radiografia convencional mostrando importante redução da caixa torácica em virtude da presença de costelas curtas. Os ossos longos dos membros são curtos e arqueados. Há platispondilia universal, e os corpos vertebrais apresentam formato de U, H e U invertido. Os ilíacos são pequenos e os acetábulos, achatados.

DIAGNÓSTICO DIFERENCIAL

Embora vários aspectos sejam observados neste caso, o mais marcante inicialmente é a redução das dimensões da caixa torácica em virtude do encurtamento das costelas, o que inclui um amplo diagnóstico diferencial, sendo as principais condições a acondroplasia, as displasias tanatofórica, campomélica e torácica asfixiante de Jeune, a osteogênese imperfeita, a displasia condroectodérmica de Ellis-van Creveld e a síndrome de costelas curtas com polidactilia[3,4].

Algumas dessas condições podem ser facilmente descartadas neste caso, como a osteogênese imperfeita, pela ausência de osteopenia e fraturas, assim como a síndrome das costelas curtas com polidactilia, que, como o próprio nome indica, inclui polidactilia.

As demais condições podem ser mais difíceis de diferenciar, sendo necessário procurar outros aspectos esclarecedores. Um dado muito importante neste caso é a platispondilia (corpos vertebrais achatados). Várias doenças adquiridas podem cursar com esse achado, mas aqui se aplicam apenas as congênitas, que são várias, especialmente displasia tanatofórica, displasia metatrópica, osteogênese imperfeita e acondroplasia. Os demais achados e a acentuada platispondilia foram a chave para o diagnóstico final.

DIAGNÓSTICO

Displasia tanatofórica.

DISCUSSÃO

A displasia tanatofórica é uma doença letal causada por uma mutação no braço curto do cromossomo 4 e que se apresenta logo no início da vida[5]. Tem como características clínicas nanismo severo por membros curtos e dispneia importante.

Duas formas foram descritas, sendo uma mais severa (tipo I) e caracterizada por marcado hipodesenvolvimento do esqueleto, encurtamento arqueado dos ossos longos e achatamento metafisário, além de platispondilia severa, ossos pélvicos curtos e acetábulos rasos. O tipo II tem achados menos acentuados, e os ossos longos não são encurvados, embora se associe mais com craniossinostose[5].

A caixa torácica é muito estreita e os corpos vertebrais pronunciadamente achatados, frequentemente com aspecto em U ou H[3]. Os ossos longos são muito encurtados e, como já descrito, encurvados, frequentemente com aspecto de telefone[5]. Megalencefalia está presente em praticamente todos os casos[5].

O diagnóstico diferencial com acondroplasia pode ser difícil, mas o comprometimento respiratório é mais severo, e a morte costuma ocorrer nos primeiros dias de vida. A platispondilia e o encurtamento dos ossos longos e das costelas são muito mais severos na displasia tanatofórica[3].

Referências

1. Alanay Y, Lachman RS. A review of the principles of radiological assessment of skeletal dysplasias. J Clin Res Pediatr Endocrinol. 2011; 3(4):163-178. Doi:10.4274/jcrpe.463.
2. Watson SG, Calder AD, Offiah AC, Negus S. A review of imaging protocols for suspected skeletal dysplasia and a proposal for standardisation. Pediatr Radiol. 2015. Doi:10.1007/s00247-015-3381-1.
3. Parnell SE, Phillips GS. Neonatal skeletal dysplasias. Pediatr Radiol. 2012; 42(Suppl. 1):150-157. Doi:10.1007/s00247-011-2176-2.
4. Glass RBJ, Norton KI, Mitre SA, Kang E. Pediatric ribs: A spectrum of abnormalities. RadioGraphics. 2002; 22(1):87-104. Doi:10.1148/radiographics.22.1.g02ja1287.
5. Miller E, Blaser S, Shannon P, Widjaja E. Brain and bone abnormalities of thanatophoric dwarfism. AJR. 2009; 192(1):48-51. Doi:10.2214/AJR.08.1524.

38 ABDOME AGUDO EM ADOLESCENTE GESTANTE

Ana Karina Brizeno Ferreira Lopes
Anne Elise Nogueira Gadelha de Oliveira

Adolescente de 14 anos de idade, gestante, apresentando dor abdominal aguda em fossa ilíaca direita há poucas horas.

ANTES DA IMAGEM

A dor abdominal aguda é uma queixa comum nas emergências pediátricas e suas causas são diversas, podendo ter origem nos tratos gastrointestinal e geniturinário, além de causas extra-abdominais e psicossomáticas[1-3].

Em meninas adolescentes, a principal consideração diagnóstica a respeito das dores abdominais é que elas têm origem ginecológica[1,4]. As etiologias mais frequentes são ruptura de cisto fisiológico, torção ovariana aguda, cisto ovariano hemorrágico e, menos comumente, neoplasias[1]. Caso já tenham iniciado a vida sexual, devem ser incluídas no diagnóstico diferencial doença inflamatória pélvica e complicações relacionadas à gravidez, como abortamento e gravidez ectópica[1].

A investigação diagnóstica baseia-se na história clínica e nos exames físico e laboratorial[1]. Os exames de imagem podem ser necessários nos casos duvidosos, sendo a ultrassonografia (USG) o primeiro método a ser solicitado. A tomografia computadorizada ou a ressonância magnética da pelve são realizadas caso a USG não seja elucidativa e para exclusão de causas extraginecológicas, como apendicite aguda e cálculo renal[1,3].

EXAMES DE IMAGEM

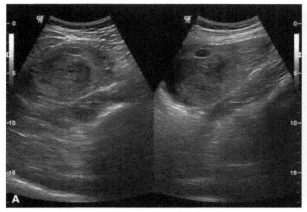 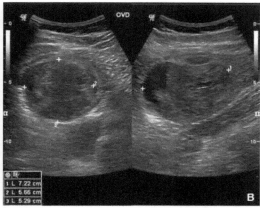

Figura 38.1A Ultrassonografia pélvica evidenciando ovário direito bastante aumentado, com estroma heterogêneo, apresentando alguns pequenos folículos periféricos e imagem nodular mista em seu interior. **B** Melhor detalhe da imagem nodular em ovário direito vista em **A** – volumosa formação expansiva cística complexa (*continua*).

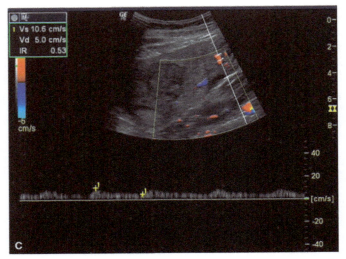

Figura 38.1C (*Continuação*) Ultrassonografia pélvica com estudo Doppler demonstrando presença apenas de fluxo arterial em parênquima ovariano.

DIAGNÓSTICO DIFERENCIAL

Diante de achado ultrassonográfico de aumento do volume ovariano, com ecotextura heterogênea, as seguintes situações devem ser consideradas no diagnóstico diferencial:

- A síndrome da hiperestimulação ovariana e os ovários polimicrocísticos cursam com aumento importante do volume do ovário, com múltiplos folículos, de dimensões aumentadas no primeiro e de distribuição periférica no segundo, sendo comum o envolvimento bilateral do órgão[3,5,6].
- A gravidez ectópica, seja tubária, seja ovariana, pode cursar com massa anexial heterogênea; sua correlação com β-hCG positivo e ausência de sinais de gestação intraútero é o ponto forte para a suspeita diagnóstica[2,3,6].
- Lesões ovarianas que se apresentam com sangramento subagudo, como cisto hemorrágico do corpo lúteo, tumores ovarianos primários não epiteliais hipervascularizados e metástases necróticas, podem ter o aspecto de imagem de tumorações anexiais complexas[3,7,8].
- Outra patologia que cursa com formação expansiva anexial com heterogeneidade é o abscesso tubovariano[2]. Leucocitose, secreção vaginal e outros dados clínico-laboratoriais auxiliam a elucidação[2,6].
- Na torção de ovário é comum o achado de aumento unilateral do ovário com ecotextura heterogênea por causa da hemorragia e do edema, com folículos de distribuição periférica, associado a cistos ou massa, em geral de grandes dimensões[1,3,8].

- Dentre as patologias extraovarianas destaca-se o mioma subseroso pedunculado infartado, que eventualmente pode mimetizar lesão anexial heterogênea[3].

Como os achados de imagem são muitas vezes inespecíficos, a correlação com dados clínicos e exames laboratoriais é de extrema importância para a definição diagnóstica[2,3].

A paciente em questão foi submetida à salpingooforectomia unilateral.

IMAGENS DO HISTOPATOLÓGICO

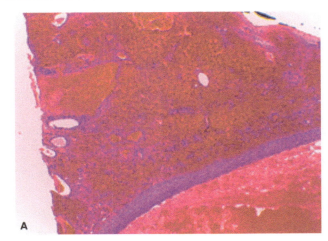

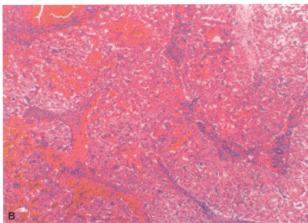

Figura 38.2 Cortes histológicos da peça cirúrgica evidenciando, em **A**, estroma ovariano com extensa necrose hemorrágica secundária à torção e, em **B**, corpo lúteo infiltrado por hemorragia.

DIAGNÓSTICO

Torção de ovário.

DISCUSSÃO

A torção de ovário representa a quinta causa mais comum de emergência cirúrgica ginecológica[7]. É definida pela rotação parcial ou completa do pedículo vascular[2,4,7], inicialmente levando ao comprometimento do sistema venoso e linfático, provocando congestão e edema, com posterior acometimento arterial, causando isquemia e necrose, a qual se associa a lesão irreversível[3-7].

A torção de ovário atinge mulheres de qualquer idade, embora tenha maior prevalência em adolescentes durante a idade reprodutiva[2,4,7,8]. Mais frequentemente é unilateral, de preferência à direita[2-5,7].

Eventos que induzem aumento do volume ovariano são fatores de risco bem estabelecidos[1,2,4,7].

Os sintomas clínicos são inespecíficos. O mais comum é a dor súbita e contínua em fossa ilíaca, podendo ainda ser localizada em flanco, região hipomesogástrica ou difusa, o que dificulta sua avaliação física[2-4,7].

A USG é o principal método de avaliação por imagem[2,4-7], apresentando valor preditivo positivo de 87,5% e especificidade de 93,3% para o diagnóstico de torção de ovário[7].

A aparência ultrassonográfica mais comum é de aumento do volume ovariano unilateral[1-3,6-8] com estroma heterogêneo em razão dos graus variados de hemorragia e edema[1,7]. Outros achados incluem a localização extra-anexial do ovário, projetando-se na linha média superiormente ao útero[5], o líquido livre em escavação pélvica[3,7] e a distribuição de múltiplos folículos perifericamente em virtude do edema e da congestão venosa[1,3,6-8]. Alterações unilaterais dessa natureza não são descritas em nenhuma outra patologia ou distúrbio endócrino[8].

Há frequente associação com massas ovarianas, sejam císticas ou sólidas. Dentre as lesões císticas encontradas destacam-se o cisto folicular funcional, o cistoadenoma seroso e o cisto hemorrágico, sendo o teratoma maduro cístico o principal tumor envolvido[1,3,5-8].

As manifestações ao estudo Doppler são variáveis de acordo com o grau de comprometimento vascular[1,3,7]. O achado clássico consiste em ausência de fluxo arterial, descrita em cerca de 73% dos casos[7]. A ausência de fluxo venoso tem maior sensibilidade, sendo encontrada em 93% das pacientes[7]. A dopplerfluxometria é muito importante para avaliação da viabilidade ovariana pré-operatória[2,7], não sendo útil para exclusão de torção[3,7].

A tomografia computadorizada e a ressonância magnética ficam reservadas para os casos em que a USG é inconclusiva e quando o quadro clínico é mais sugestivo de outras causas de dor abdominal, como apendicite e diverticulite[3,5-7]. Os achados incluem massa anexial em linha média ou do lado contralateral, útero desviado para o lado afetado, espessamento da trompa de Falópio, ascite, densificação do tecido adiposo adjacente, focos de infarto hemorrágico e vasos espiralados com turgência ("sinal do redemoinho")[3-7].

As características de imagens variadas e sintomas inespecíficos resultam em atraso no diagnóstico de torção de ovário. No entanto, para evitar danos irreversíveis ao ovário, são importantes o reconhecimento e a restauração precoce do fluxo sanguíneo[1,2,4,5,7]. Assim, o conhecimento dos achados de imagem e a suspeita dessa condição são necessários para a intervenção oportuna[4,7].

Referências

1. Babcock DS, Gelfand MJ, Hernandez RJ, Mcalister WH. Avaliação por imagem de dor aguda do quadrante inferior direito e dor pélvica em meninas adolescentes. Critérios Adequação do ACR, Colégio Bras Radiol. 1999:905-912.
2. Oliveira MA, Melki LA, Tavares RC. Abdome agudo ginecológico. Rev do Hosp Univ Pedro Ernersto, UERJ. 2009:81-88.
3. Duigenan S, Oliva E, Lee SI. Ovarian torsion: Diagnostic features on CT and MRI with pathologic correlation. Am J Roentgenol. 2012; 198(2):122-131. Doi:10.2214/AJR.10.7293.
4. Pellicciari C, Camargo L, Rozas A, Rachkorky L, Novo J. Abdome agudo ginecológico em paciente adolescente. Rev Fac Ciências Médicas Sorocaba. 2013; 15(1):202-205.
5. Lee JM. CT and MR imaging features of adnexal torsion. RadioGraphics. 2002; 22(2):283-294.
6. Febronio EM, Nunes TF, Cardia PP, D'Ippolito G. Torção ovariana: Ensaio iconográfico com enfoque em achados de ressonância magnética e tomografia computadorizada. Radiol Bras. 2012; 45(4):225-229. Doi:10.1590/S0100-39842012000400009.
7. Chang HC, Bhatt S, Dogra VS. Pearls and pitfalls in diagnosis of ovarian torsion. RadioGraphics. 2008; 28(5):1355-1368. Doi:10.1148/rg.285075130.
8. Andrea Filho A, Andrea MLM. Torção de ovário normal em criança: Relato de dois casos. Acta Cirúrgica Bras. 1993; 8(4):173-176.

Eritema Nodoso

Eduardo Just da Costa e Silva
Priscila de Melo Vasconcelos Just

Menino de 1 ano de idade apresentando dores nos membros inferiores por 10 dias. Há uma semana apresenta tumorações nas pernas. Exame físico mostrou quadro compatível com eritema nodoso.

ANTES DA IMAGEM

O eritema nodoso é uma forma de paniculite que se apresenta com uma erupção aguda de nódulos subcutâneos eritematosos dolorosos e quentes, localizados nos membros inferiores, particularmente nas pernas e ocasionalmente em outras áreas[1,2]. Sintomas sistêmicos podem ocorrer sem que estejam necessariamente relacionados a uma desordem sistêmica específica coexistente e incluem artrite, artralgia, febre e mal-estar. Trata-se de uma resposta de hipersensibilidade tardia a vários estímulos, que incluem bactérias, vírus e agentes químicos[1,2].

Em virtude de sua estreita associação a várias doenças, o eritema nodoso é um importante sinal cutâneo de condições sistêmicas. Entretanto, em mais de um terço dos casos não há associação com doença sistêmica subjacente. Fatores causais associados incluem infecções estreptocócicas, tuberculose (mais frequente em crianças e adolescentes), infecções gastrointestinais, outras infecções diversas, sarcoidose, fármacos, gravidez, vacinação, doenças inflamatórias intestinais, doença de Behçet e malignidades, entre outros[1-4].

EXAMES DE IMAGEM

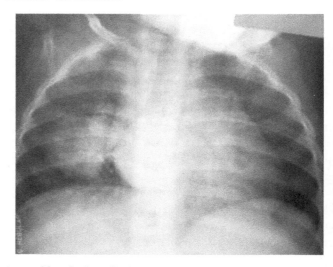

Figura 39.1 Radiografia do tórax mostrando opacidade arredondada no pulmão direito. Note o alargamento do mediastino superior com efeito compressivo sobre a traqueia, que se mostra de calibre reduzido focalmente.

Capítulo 39 ERITEMA NODOSO

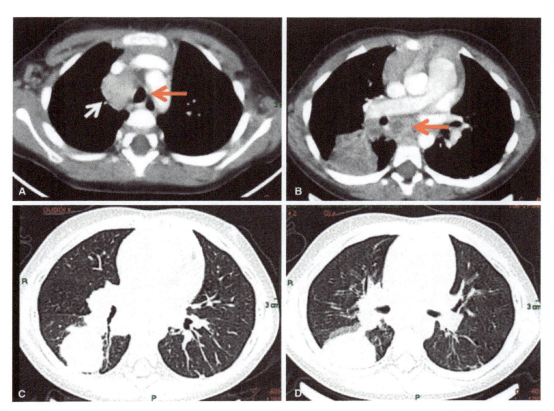

Figura 39.2 Tomografia computadorizada do tórax. Em **A**, observe a linfonodomegalia (*seta branca*) comprimindo a traqueia (*seta vermelha*), conforme denunciado pela Figura 39.1. Em **B**, note o linfonodo de baixa atenuação subcarinal (*seta vermelha*). **C** e **D** Consolidação do lobo inferior do pulmão direito.

DIAGNÓSTICO DIFERENCIAL

A presença de uma lesão arredondada no pulmão de uma criança é bastante inespecífica, possibilitando diagnósticos que vão desde pneumonias a neoplasias, incluindo malformações, doenças do tecido conjuntivo, vasculites e outras condições. Neste caso específico, a associação com o eritema nodoso levou às considerações infecciosas (especialmente tuberculose e micoplasma, por serem as mais associadas, embora vários outros agentes sejam implicados) e neoplasia (linfoma).

O alargamento mediastinal em lactentes, na maioria das vezes, diz respeito ao timo normal, sendo importante reconhecer os sinais que possam indicar a presença de uma massa de outra natureza. Neste caso, o efeito compressivo sobre a traqueia foi um indicador confiável de que o timo não seria o responsável pelo achado, o que levou à necessidade de investigação adicional de linfonodomegalia ou de uma massa não linfonodal.

DIAGNÓSTICO

Tuberculose.

DISCUSSÃO

A associação entre tuberculose e eritema nodoso na infância, embora incomum, é bem descrita, e essa infecção é sempre investigada quando a lesão cutânea é identificada, especialmente em locais onde a doença é comum[1,2].

O diagnóstico de tuberculose na infância pode ser difícil, e os exames de imagem têm papel fundamental.

As radiografias convencionais mostram a lesão pulmonar, que pode ser localizada ou difusa, podendo também revelar doença pleural associada. A chave, entretanto, é a identificação de linfonodomegalias. Nesse sentido, a radiografia convencional pode ser um pouco limitada, sendo necessária a atenção aos sinais diretos e indiretos da presença de linfonodos aumentados[3]. Alargamento do mediastino e dos hilos pulmonares, especialmente de aspecto lobulado, pode indicar linfonodos crescidos. O timo normal, entretanto, pode simular esses achados. A atenção ao calibre, ao contorno e à posição da traqueia auxilia a diferenciação[4]. Radiografias laterais podem ser muito úteis para detectar linfonodomegalias, pois o timo assume sua posição anterior e os hilos e o mediastino médio tornam-se mais evidentes, sendo identificadas massas lobuladas em correspondência. Outros sinais da presença de linfonodos são os efeitos sobre a aeração pulmonar decorrentes da compressão da traqueia e brônquios, formando atelectasias ou, menos comumente, enfisema obstrutivo. Raramente os linfonodos podem fistulizar para as vias aéreas, drenando o material caseoso e causando disseminação endobrônquica.

A forma disseminada (miliar) caracteriza-se por micronódulos bilaterais difusos, de distribuição aleatória.

Nos casos não conclusivos, a tomografia computadorizada pode demonstrar facilmente os linfonodos aumentados, frequentemente com baixa atenuação central e realce periférico anelar, associados à consolidação pulmonar, como no caso descrito. É também útil para identificar os micronódulos centrolobulares com padrão de árvore em brotamento (disseminação endobrônquica) e miliares.

Podem ainda estar presentes derrames pleural e pericárdico.

O padrão do adulto (tuberculose pós-primária), com cavidades predominantes nos lobos superiores e segmentos superiores dos lobos inferiores, raramente é visto em crianças com menos de 14 anos de idade. No entanto, é observado em crianças com a forma primária em razão da progressão da própria doença ou do efeito compressivo sobre os brônquios[5].

Referências

1. Patterson JW, Requena L. Panniculitis. In: Bolognia J L, Schaffer J V, Cerronni L eds. Dermatology. 2nd ed. Philadelphia, PA: Elsevier, 2018: 1733-58.
2. Rivitti E A. Dermatologia de Sampaio e Rivitti. 4. ed. São Paulo-SP: Artes Médicas, 2018: 246-51.
3. Leung AKC, Leong KF, Lam J M. Erythemanodosum. World Journal of Pediatrics 2018; 14: 548–54.
4. Pais IP, Cordeiro M, Rios M, Fonseca P, Carvalho F, Figueiredo M. Eritema nodoso e "novas co-morbilidades" da Pediatria. Acta Pediátrica Port 2012; 43(3):122-4.
5. Veras TN, Dalacorte J, Muller S, Santana ANC. Tuberculose com apresentação inicial de eritema nodoso em criança: Relato de caso e revisão da literatura. Scimed 2009; 19:86-9. Disponível em: http://revistaseletronicas.pucrs.br/scientiamedica/ojs/index.php/ scientiamedica/article/viewFile/4729/3919.
6. Marais BJ, Gie RP, Schaaf HS et al. A proposed radiological classification of childhood intra-thoracic tuberculosis. Pediatr Radiol 2004; 34(11):886-94. Doi:10.1007/s00247-004-1238-0.
7. Andronikou S, Wieselthaler N. Modern imaging of tuberculosis in children: Thoracic, central nervous system and abdominal tuberculosis. Pediatr Radiol. 2004; 34(11):861-75. Doi:10.1007/s00247-004-1236-2.
8. Griffith-Richards SB, Goussard P, Andronikou S et al. Cavitating pulmonary tuberculosis in children: Correlating radiology with pathogenesis. Pediatr Radiol 2007; 37(8):798-804. Doi:10.1007/s00247-007-0496-z.

40 Tumor Cardíaco Fetal

Karina Reis de Melo Lopes
Karina Tavares de Melo Nóbrega de Oliveira
Narjara Tiane Lopes de Melo
Aline Borges Maciel

Primigesta de 17 anos de idade submetida a ecocardiograma fetal na 37ª semana de gestação por suspeita de tumor cardíaco. A gravidez não havia apresentado intercorrências até então.

ANTES DA IMAGEM

O exame evidenciou a presença de uma grande massa única, hiperecogênica, heterogênea, arredondada, localizada no septo interatrial, medindo aproximadamente 11 × 12mm, sem causar obstrução aos fluxos intracardíacos ou disfunção valvar. As hipóteses diagnósticas levantadas na ocasião foram hemangioma e fibroma em virtude do aspecto heterogêneo, da localização da massa e da frequência. A hipótese menos provável era a de um mixoma, apesar da localização e do aspecto ecocardiográfico da massa, por sua raridade. O parto ocorreu ainda na 37ª semana de gestação sem intercorrências.

EXAMES DE IMAGEM

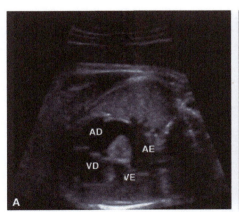
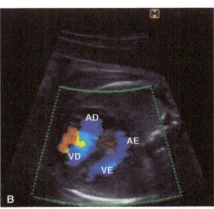
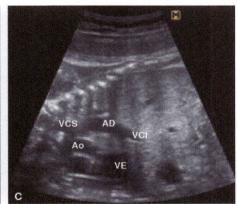

Figura 40.1A a **C** Ecocardiograma fetal. Plano de quatro câmaras (com Doppler em **B**) mostrando a massa aderida ao septo interatrial. O eixo oblíquo sagital (**C**) mostra a ausência de sinais obstrutivos com calibres preservados das veias cavas.

Nove dias após o nascimento foi realizada uma ressonância magnética (RM) que detectou a presença de formação expansiva arredondada de contornos lobulados, biatrial, aderida ao septo interatrial, com discreta mobilidade, de componentes periféricos, apresentando marcado hipersinal em relação ao músculo cardíaco homogêneo na ponderação T2, sem queda de sinal na sequência com supressão de gordura, isossinal na ponderação T1 e padrão de realce heterogêneo. Ausência de calcificação ou gordura evidente na lesão de 15 × 14 × 15mm. As características morfológicas, de intensidade de sinal e realce pela RM sugerem mixoma.

Assim, com 1 mês de vida o recém-nascido foi submetido a uma intervenção cirúrgica para ressecção do tumor e reconstrução do septo interatrial (SIA) com retalho de pericárdio bovino. O material obtido foi enviado para análise histopatológica e imuno-histoquímica. No primeiro exame foi observada uma formação tecidual arredondada com superfície externa lisa e pardacenta. O laudo constatou a presença de um mixoma mitoticamente ativo e ricamente vascularizado. Por fim, o segundo exame corroborou o diagnóstico de mixoma celular.

No sétimo dia pós-operatório foi realizado um ecocardiograma transtorácico que confirmou a integridade do SIA com retalho bem acoplado, sem *shunt* residual e com função biventricular preservada. Contudo, foi identificada insuficiência mitral importante. No pós-operatório tardio, o lactente apresentou um quadro de endocardite bacteriana que foi tratado clinicamente com sucesso.

DIAGNÓSTICO
Mixoma cardíaco fetal.

DISCUSSÃO

Os tumores cardíacos são neoplasias benignas ou malignas que se originam dos tecidos cardíacos de revestimento interno, camada muscular ou do pericárdio[1]. Podem ser classificados em primários, quando as lesões são derivadas diretamente dos tecidos cardíacos, ou secundários, quando se originam de tecidos extracardíacos que podem ser transportados por via sanguínea ou linfática de outras partes do corpo[2].

Na rotina pediátrica, os tumores cardíacos primários são raros e apresentam prevalência de cerca 0,02% a 0,056% em estudos de necropsia[1,3-6]. A maioria dos tumores cardíacos primários em crianças é benigna, podendo ocorrer desde o período fetal. O rabdomioma é o tumor cardíaco mais comum na vida fetal e na infância, correspondendo a 40% a 60% dos casos, seguido pelo teratoma (15% a 19%), fibroma (12% a 16%) e hemangioma (5%)[7]. O mixoma, por sua vez, é menos frequente em crianças, representando cerca de 5% dos tumores cardíacos, sendo ainda mais raro em fetos, nos quais não há sequer uma frequência definido[8].

A origem do mixoma ainda é desconhecida; no entanto, existem indicativos de que as células tumorais possam ser derivadas de células mesenquimais multipotentes ou do tecido neural endocárdico[1]. Macroscopicamente, o mixoma tem formato irregular, gelatinoso, brilhante e com múltiplas colorações, e também pode ter pontos de calcificação. São massas pedunculadas, geralmente aderidas ao septo interatrial esquerdo em volta da *fossa ovalis*, podendo uma pequena porção estar proeminente no átrio direito. Por essa característica, podem mover-se e eventualmente obstruir vias de entrada ou saída, a depender de sua localização[1,3]. A minoria dos casos de mixomas pode fazer parte de uma

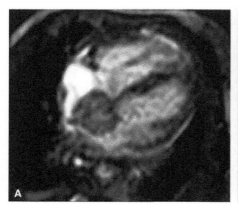 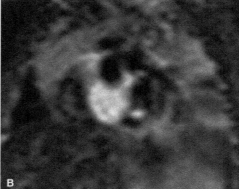 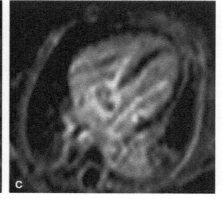

Figura 40.2 Ressonância magnética cardíaca. **A** Sequência de cine-RM SSFP no plano de quatro câmaras mostra a lesão aderida ao septo interatrial de contornos lobulados. Em **B**, na sequência T2 STIR no plano eixo curto é mostrado importante hipersinal. Em **C** (realce tardio) no plano de quatro câmaras é mostrado o padrão de realce heterogêneo da lesão.

síndrome autossômica dominante conhecida como complexo de Carney e caracterizada por mixomas, lesões cutâneas hiperpigmentadas e tumores extracardíacos, como adenoma de hipófise, fibroadenoma mamário ou schwanomas melanóticos[9].

A ecocardiografia, quando associada à morfologia da massa tumoral e à suspeita clínica, pode estabelecer o diagnóstico da maioria dos casos de mixoma. Nesse exame, observa-se adesão do tumor a alguma porção do septo interatrial ou pode-se notar uma tração ou protrusão do septo quando o tumor se move em direção à valva atrioventricular. Para o diagnóstico correto é de grande importância a diferenciação entre tumor e outras possíveis estruturas, como vegetações e trombos intracavitários, com atenção especial aos trombos[1,3].

Nos últimos anos, porém, a ressonância magnética cardiovascular (RMC) estabeleceu-se como importante ferramenta na identificação e caracterização das massas cardíacas, tendo em vista a necessidade de diferenciação entre tumor e outras possíveis estruturas, como vegetações e trombos intracavitários. A RMC é um exame não invasivo, não utiliza radiação ionizante, tem amplo campo de visão e alta resolução de contraste, possibilitando ainda a avaliação morfológica e funcional cardíaca em um único exame. Assim, a RMC é mandatória para o diagnóstico correto, bem como para o planejamento terapêutico adequado[10].

Os mixomas, diferentemente dos trombos, apresentam consistência heterogênea e podem exibir pontos brilhantes e calcificações. Além disso, mostram-se aderidos ao septo. No entanto, nem sempre os dados clínicos e ecocardiográficos são conclusivos, gerando dúvidas quanto à distinção entre as estruturas. Nesses casos, a RMC faz-se necessária para facilitar o diagnóstico[1,3].

Os mixomas na RMC apresentam-se na maioria dos casos como nódulos solitários atriais, aderidos ao SIA, geralmente hipo a isointensos em T1, com importante hipersinal na ponderação T2, podendo haver heterogeneidade relacionada a focos de calcificação, fibrose ou hemorragia, com imagens de perfusão e realce tardio de padrão heterogêneo[11].

Dentre os diagnósticos diferenciais, os trombos e o fibroelastoma papilífero são considerados formações móveis. Os trombos normalmente se apresentam como falhas de enchimento que não são realçadas; os subagudos podem ter alto sinal nas sequências ponderadas em T1 e baixo sinal em T2, enquanto os crônicos costumam ter baixo sinal em ambas as ponderações. Os fibroelastomas costumam ter pequenas dimensões e são pedunculados

com base nos planos valvares. Os hemangiomas são tumores vasculares tipicamente solitários que podem localizar-se em qualquer câmara cardíaca. Na RMC, costumam apresentar hipersinal nas sequências ponderadas em T1 e T2 em virtude do fluxo lento de sangue com marcado realce pelo contraste. Os lipomas correspondem a 10% dos casos, apresentando hipersinal na ponderação T1 em razão da presença de gordura com queda de sinal nas sequências de supressão da gordura. O rabdomioma e o fibroma costumam ser murais e ventriculares: o fibroma de sinal baixo em T2 e importante realce e o rabdomioma tipicamente com leve hipersinal na ponderação T2 e realce mínimo ou indetectável pelo contraste[11].

Apesar da importância desses exames de imagem, a biópsia do tumor com posterior análise histológica continua sendo o padrão-ouro para confirmação do diagnóstico do mixoma[1].

A ressecção cirúrgica constitui o tratamento de escolha para remoção do tumor e de áreas adjacentes, uma vez que, apesar da natureza benigna, essa condição pode evoluir com sérias complicações, como falência cardíaca, fenômenos embólicos ou mesmo morte súbita[12,13].

O prognóstico é bom após a cirurgia com altas taxas de sobrevida e resultados satisfatórios, mas é necessário o acompanhamento regular com ecocardiografia de controle para a prevenção de recorrências[1].

Como existem poucos relatos de mixomas cardíacos fetais, não é possível estabelecer critérios definitivos acerca de sua prevalência, fatores de risco e prognóstico. O ecocardiograma fetal é importante para o diagnóstico de massas cardíacas anormais, porém a análise complementar por ressonância magnética torna possível a obtenção de mais dados para a caracterização tecidual do tumor e é, muitas vezes, fundamental para a definição da conduta adequada.

Referências

1. Uzun O, Wilson DG, Vujanic GM, Parsons JM, De Giovanni JV. Cardiac tumours in children. Orphanet J Rare Dis. 2007; 2(1):11. Doi:10.1186/1750-1172-2-11.

2. Masuda I, Ferreño ANAM, Pasca J, Pereiro G, Lastiri H. Tumores cardíacos primários. Mixoma auricular. Rev Fed Arg Cardiol. 2004; 33:196-204.

3. Shapiro L. Cardiac tumours: Diagnosis and management. Heart. 2001; 85:218-222.

4. Silva RP, Pinheiro A, Costa I et al. Cardiac tumours: Clinical, echocardiographic and pathological features. Rev Bras Cir Cardiovasc. 2003; 18(1):60-64.

5. Amano J, Nakayama J, Yoshimura Y, Ikeda U. Clinical classification of cardiovascular tumors and tumor-like lesions, and its

incidences. Gen Thorac Cardiovasc Surg. 2013; 61(8):435-447. Doi: 10.1007/s11748-013-0214-8.

6. Lam KY, Dickens PCA. Tumors of the heart. A 20-year experience with a review of 12,485 consecutive autopsies. Arch Pathol Lab Med. 1993; 117(10):1027-31.

7. Holley DG, Martin GR, Brenner JI et al. Diagnosis and management of fetal cardiac tumors: A multicenter experience and review of published reports. J Am Coll Cardiol. 1995; 26(2): 516-520.

8. Morales G, Vera L, Zapatel C. Mixoma cardíaco con diagnóstico prenatal. Presentación de un caso y revisión de. Rev Med Hered. 2012; 23(4):247-250.

9. Ting Y. Tao, Noushin Yahyavi-Firouz-Abadi, Gautam K, Singh SB. Pediatric cardiac tumors: Clinical and imaging features. Radio-Graphics. 2014; 34(4):1031-1046.

10. Braggion-Santos MF, Koenigkam-Santos M, Teixeira SR, Volpe GJ, Trad HS, Schmidt A. Magnetic resonance imaging evaluation of cardiac masses. Arq Bras Cardiol. 2013; 101(3): 263-272. Doi:10.5935/abc.20130150.

11. Herzog BA, Greenwood JP, Plein S, Motwani M, Kidambi A, Uddin A. MR imaging of cardiac tumors and masses: A review of methods. RadioGraphics. 2013; 268(1):26-46. Doi:10.1148/radiol.13121239/-/DC1.

12. Sellke FW, Lemmer JH Jr, Vandenberg BF EJ. Surgical treatment of cardiac myxomas: Long-term results. Ann Thorac Surg. 1990; 50:557-561.

13. Kabbani SS, Jokhadar M, Meada R et al. Atrial myxoma: Report of 24 operations using the biatrial approach. Ann Thorac Surg. 1994; 58(2):483-487. Doi:10.1016/0003-4975(94)92234-9.

41 Febre, Dispneia e Úlcera do Membro Inferior

Natacha Calheiros de Lima Petribu
Carole Gouveia

Paciente do sexo feminino, 14 anos de idade, evoluindo com febre há 4 meses e lesão ulcerada em membro inferior direito. Também se queixava de dispneia a esforços moderados e rinorreia hialina persistente de longa data. Foi internada e tratada com antibióticos, sem melhora clínica. Em seu segundo internamento foram detectadas anemia, leucocitose e trombocitose.

ANTES DA IMAGEM

Febre é uma queixa habitual na faixa etária pediátrica. No entanto, a febre prolongada de origem obscura costuma ser um desafio, sendo o atraso no diagnóstico atribuído às apresentações atípicas ou ao uso inapropriado de antibioticoterapia.

De acordo com as Diretrizes Diagnósticas para Febres Prolongadas de Origem Obscura, elas são caracterizadas por febre de existência indiscutível com duração mínima de 3 semanas, com quadro clínico inconclusivo e que permanece sem diagnóstico após a realização do conjunto de exames e procedimentos indicados inicialmente para aquele caso particular[1]. Doenças infecciosas são as causas mais comuns, seguidas de neoplasias, doenças inflamatórias não infecciosas, como as doenças do colágeno, e desordens vasculares.

Crianças e adolescentes com sinais de doença sistêmica, como febre prolongada e alterações no hemograma, costumam apresentar doença pulmonar[1]. No caso em questão, a paciente ainda apresentava uma queixa de dispneia de longa data. A tomografia computadorizada de alta resolução é a técnica indicada para investigação desses pacientes, caracterizando os achados, a extensão da doença e os possíveis diagnósticos diferenciais[2].

Com relação à queixa de doença ulcerosa em membro inferior direito, destaca-se que ela pode ser a manifestação de múltiplas doenças[3], devendo ser levados em consideração aspectos como as características clínicas da úlcera e o tempo de reparação, além da complementação da investigação com estudo Doppler e, em alguns casos, biópsia da lesão[4]. Estudos mostram que 90% têm causa vascular e que pouco mais de 13% estão relacionados com vasculite. Na faixa etária pediátrica também foi feita associação importante com anemias hemolíticas, particularmente anemia falciforme[5], e doenças do colágeno, como esclerodermia[6].

EXAMES DE IMAGEM

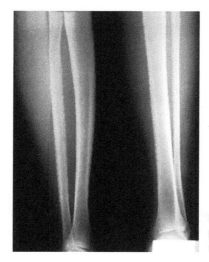

Figura 41.1 Radiografia da perna direita em caso de lesões ósseas demonstráveis.

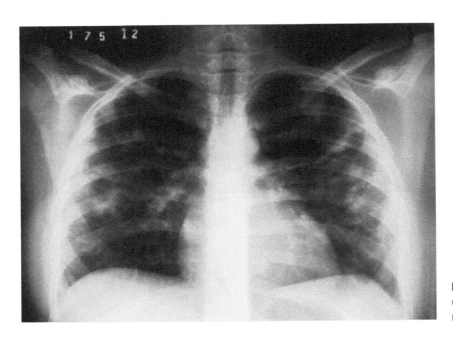

Figura 41.2 A radiografia de tórax demonstra opacidades pulmonares mal definidas bilaterais e predominando na periferia.

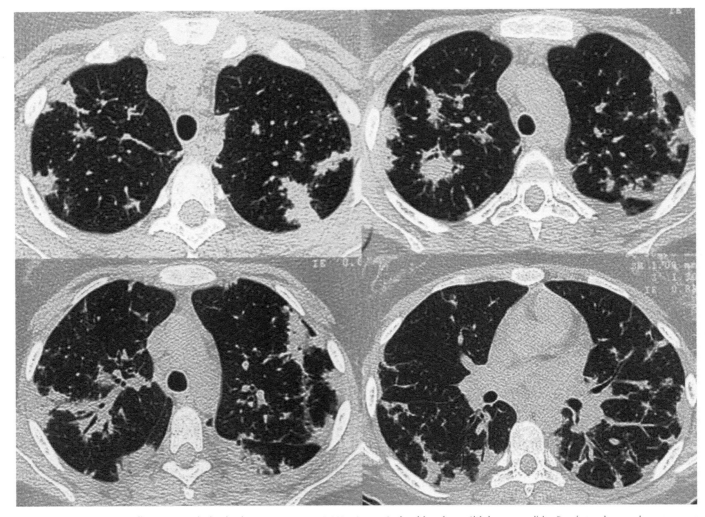

Figura 41.3 Na tomografia computadorizada do tórax sem contraste é possível evidenciar múltiplas consolidações irregulares, algumas com broncogramas aéreos, dispersas no parênquima pulmonar bilateralmente, com predomínio periférico.

DIAGNÓSTICO DIFERENCIAL

As causas mais comuns de consolidação em crianças são as agudas, que incluem processos infecciosos, edema e hemorragia. Neste caso, os sintomas crônicos levaram às considerações iniciais a respeito das etiologias de consolidações crônicas, como pneumonia organizada, sarcoidose, pneumonia eosinofílica, síndrome de Churg-Strauss, granulomatose de Wegener e poliarterite nodosa. Infecções como tuberculose e por fungos seriam diagnósticos diferenciais, assim como linfoma. As doenças de depósito pulmonar, incluindo pneumonia lipoídica e proteinose alveolar, devem ser igualmente investigadas.

DIAGNÓSTICO

Granulomatose de Wegener.

DISCUSSÃO

A granulomatose de Wegener é uma das vasculites sistêmicas mais comuns, afetando cerca de 3 em cada 100.000 norte-americanos, de qualquer idade, porém com pico de incidência entre 40 e 50 anos, sem predileção por sexo, comprometendo o trato respiratório alto, os pulmões e os rins, com altos níveis no soro de anticorpos citoplasmáticos antineutrófilo proteinase 3 específico[7]. Essa doença é rara na faixa etária pediátrica, com incidência aproximada de 1 em 1 milhão de casos, havendo na literatura internacional uma escassez de estudos sobre o tema[8].

Em crianças, apresenta-se tipicamente na adolescência, predominantemente no sexo feminino. Glomerulonefrite e doença pulmonar são comuns no diagnóstico e podem apresentar-se como síndrome de Goodpasture[9].

Os achados de nódulos e opacidades em vidro fosco são mais frequentes na fase aguda da granulomatose de Wegener, porém de difícil visualização na radiografia de tórax, sendo, portanto, indicada a realização de tomografia de tórax no momento inicial da apresentação dos sintomas e nos casos de reagudizações[10]. Em crianças, nódulos maiores que 5mm, que podem ser bilaterais e sem predileção por zona, são os achados mais frequentes (cerca de 90% dos casos). Podem evidenciar cavitação e hemorragia (sinal do halo) e desaparecer e reaparecer nos mesmos locais nos exames de seguimento[11].

Metástases, êmbolos sépticos e pneumonia são os principais diagnósticos diferenciais para a fase aguda da granulomatose de Wegener, lembrando que nos casos de nódulos com sinal do halo também devem ser incluídas doenças linfoproliferativas e aspergilose angioinvasiva.

Referências

1. Rodrigues CEM, Callado MRM, Nobre CA et al. Prevalência das manifestações clínicas iniciais da granulomatose de Wegener no Brasil: Relato de seis casos e revisão da literatura. Rev Bras Reumatol. 2010; 50(2):150-157. Doi:10.1590/S0482-50042010000200005.
2. Papiris SA, Manoussakis MN, Drosos AA, Kontogiannis D, Constantopoulos SH, Moutsopoulos HM. Imaging of thoracic Wegener's granulomatosis: The computed tomographic appearance. Am J Med. 1992; 93(5):529-36.
3. Miller A, Ruzicka T. Differential diagnosis of leg ulcers. Hautarzt. 2001; 52(7):593-603.
4. Pannier F, Rabe E. Differential diagnosis of leg ulcers. Phlebology. 2013; 28(Suppl 1):55-60. Doi:10.1177/0268355513477066.
5. Serjeant GR, Serjeant BE, Mohan JS, Clare A. Leg ulceration in sickle cell disease: Medieval medicine in a modern world. Hematol Oncol Clin North Am. 2005; 19(5):943-56, viii-ix. Doi:10.1016/j.hoc.2005.08.005.
6. Olivieri AN, Mellos A, Duilio C, Di Meglio M, Mauro A, Perrone L. Refractory vasculitic ulcer of the toe in an adolescent suffering from systemic lupus erythematosus treated successfully with hyperbaric oxygen therapy. Ital J Pediatr. 2010;36:72. Doi: 10.1186/1824-7288-36-72.
7. Akikusa JD, Schneider R, Harvey EA et al. Clinical features and outcome of pediatric Wegener's granulomatosis. Arthritis Rheum. 2007; 57(5):837-44. Doi:10.1002/art.22774.
8. Wadsworth DT, Siegel MJ, Day DL. Wegener's granulomatosis in children: Chest radiographic manifestations. AJR Am J Roentgenol. 1994; 163(4):901-4. Doi:10.2214/ajr.163.4.8092032.
9. Levine D, Akikusa J, Manson D, Silverman E, Schneider R. Chest CT findings in pediatric Wegener's granulomatosis. Pediatr Radiol. 2007; 37(1):57-62. Doi:10.1007/s00247-006-0341-9.
10. García-Peña P, Boixadera H, Barber I, Toran N, Lucaya J, Enríquez G. Thoracic findings of systemic diseases at high-resolution CT in children. RadioGraphics. 2011; 31(2):465-482. Doi:10.1148/rg.312095160.
11. Martinez F, Chung JH, Digumarthy SR et al. Common and uncommon manifestations of Wegener granulomatosis at chest CT: Radiologic-pathologic correlation. RadioGraphics. 2011; 32(1):51-69. Doi:10.1148/rg.321115060.

42 Dispneia Súbita em Recém-Nascido

Eduardo Just da Costa e Silva

Recém-nascido evoluindo no berçário com dispneia súbita.

ANTES DA IMAGEM

As causas de descompensação respiratória no neonato em berçário são muito variadas, e os exames de imagem são realizados para detectar sinais de infecção, hemorragia e edema pulmonar, barotrauma (incluindo enfisema intersticial, pneumotórax etc.), hemorragia intracraniana e atelectasias, entre outras.

EXAMES DE IMAGEM

DIAGNÓSTICO DIFERENCIAL

O velamento do hemitórax (hemitórax opaco) é uma ocorrência muito comum em pediatria, e as principais condições causadoras são o derrame pleural e a atelectasia. O diferencial entre as duas condições deverá ser baseado no efeito sobre as estruturas mediastinais. O derrame pleural provoca desvio contralateral, ao passo que a atelectasia causa desvio para o mesmo lado. Outras causas para desvio ipsilateral incluiriam as malformações do espectro hipoplasia/aplasia/agenesia pulmonar. No caso em questão, o desvio contralateral favorece o diagnóstico de derrame pleural, embora outras causas, como uma massa, algumas malformações pulmonares (malformação congênita das vias aéreas pulmonares, enfisema

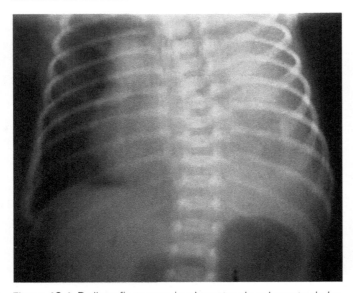

Figura 42.1 Radiografia convencional mostrando velamento do hemitórax esquerdo com desvio mediastinal para o lado oposto.

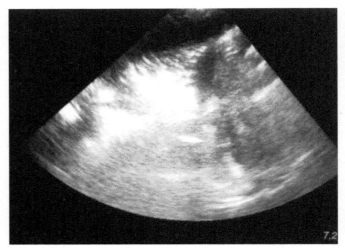

Figura 42.2 Ultrassonografia do tórax mostrando derrame pleural à esquerda.

lobar) e hérnia/paralisia/eventração diafragmática, possam ter essa aparência. Em casos duvidosos, a ultrassonografia se impõe.

DIAGNÓSTICO

Acidente de punção venosa central.

DISCUSSÃO

Apesar de se tratar de uma ocorrência usual em pediatria, o derrame pleural não é muito comum em recém-nascidos, podendo ser congênito ou adquirido. A causa mais comum de derrame pleural nesse grupo etário é o quilotórax[1,2]. Outras etiologias incluem hidropisia fetal, acidente de punção venosa central, parapneumônico, e insuficiência cardíaca[2]. A observação cuidadosa dos fatores de risco para essas etiologias é fundamental, mas a análise do líquido pleural por punção é frequentemente necessária.

O cateterismo venoso é o procedimento invasivo mais comum em unidades neonatais, o que torna suas complicações ocorrências comuns no dia a dia do manuseio dos bebês[3]. Essas incluem derrame pericárdico, derrame pleural, ascite, trombose venosa, infecção e pneumotórax, entre outras[2,4].

A posição recomendada para o cateter venoso central seria a junção da veia cava superior com o átrio direito.

O manuseio frequente dos pacientes pode levar à migração do cateter e determinar a perfuração da parede do vaso com extravasamento de líquido para mediastino, pleura ou pericárdio[4].

É importante que o profissional tenha sempre em mente a suspeita de complicação do cateterismo em pacientes que desenvolvem derrame pleural nas unidades neonatais. Pode ser útil a análise do líquido ou a introdução de contraste pelo cateter (Figuras 42.3 e 42.4). Alta concentração de glicose no líquido sugere extravasamento[5].

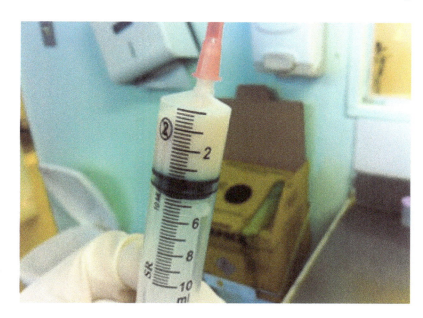

Figura 42.3 Aspecto do líquido aspirado da pleura do paciente em questão. A análise confirmou tratar-se da nutrição parenteral administrada pelo cateter.

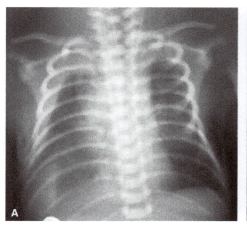
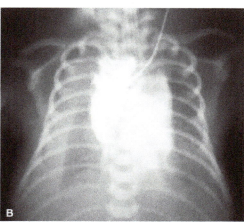

Figura 42.4 Radiografias de outro paciente. Em **A**, nota-se o derrame pleural com discreto alargamento mediastinal. Após a introdução de contraste pelo cateter houve extravasamento para o mediastino (**B**).

Referências

1. Rocha G, Fernandes P, Rocha P, Quintas C, Martins T, Proença E. Pleural effusions in the neonate. Acta Paediatr. 2006; 95(7): 791-789.
2. Shih YT, Su PH, Chen JY, Lee IC, Hu JM, Chang HP. Common etiologies of neonatal pleural effusion. Pediatr Neonatol. 2011; 52(5):251-255. Doi:10.1016/j.pedneo.2011.06.002.
3. Ramasethu J. Complications of vascular catheters in the neonatal intensive care unit. Clin Perinatol. 2008; 35(1):199-222.
4. Jain S. A pictorial essay: Radiology of lines and tubes in the intensive care unit. Indian J Radiol Imaging. 2011; 21(3):182-190. Doi: 10.4103/0971-3026.85365.
5. Sridhar S, Thomas N, Kumar ST, Jana AK. Neonatal hydrothorax following migration of a central venous catheter. Indian J Pediatr. 2005; 72(9):795-796. Doi:10.1007/BF02734155.

43

PUBERDADE PRECOCE

Cris Ferreira de Medeiros
Ticiana Pascoal Meira
Andréa Farias de Melo-Leite

Menina de 1 ano e 1 mês de idade com puberdade precoce.

ANTES DA IMAGEM

A caracterização da puberdade precoce tem sido classicamente descrita como o aparecimento de caracteres sexuais secundários antes dos 8 anos de idade em meninas e dos 9 anos em meninos, embora estudos recentes revelem a necessidade de definição de novos critérios[1]. Em 80% dos casos, a precocidade sexual é dependente de gonadotrofinas (também chamada de puberdade precoce central ou verdadeira)[2]. Em um número menor de casos a precocidade sexual decorre da produção de esteroides sexuais não dependentes de gonadotrofinas (puberdade precoce periférica ou pseudopuberdade precoce). Esta última pode decorrer de tumores ou cistos ovarianos, tumores testiculares, hiperplasia adrenal congênita, tumores adrenais, síndrome de McCune-Albright e hipotireoidismo grave, entre outras doenças[3].

A puberdade precoce dependente de gonadotrofinas assemelha-se ao desenvolvimento fisiológico, porém em idade cronológica diferente, e é decorrente da ativação precoce do eixo hipotálamo-hipófise-gonadal, enquanto a pseudopuberdade precoce não respeita a sequência da puberdade normal e envolve uma ampla variedade de manifestações endócrinas, com hipersecreção de glicocorticoides, mineralocorticoides, andrógenos e estrógenos, isoladas ou associadas entre si. Ambas são mais frequentes no sexo feminino, quando os efeitos virilizantes da patologia se tornam mais exuberantes e de reconhecimento mais fácil e precoce.

O diagnóstico é estabelecido a partir da história clínica, do exame físico e dos exames complementares, laboratoriais e de imagem direcionados conforme cada caso.

EXAMES DE IMAGEM

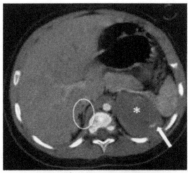

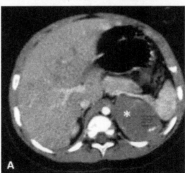

Figura 43.1 Cortes axiais (**A**) de tomografia computadorizada (*TC*) do abdome após a injeção de contraste evidenciando formação expansiva em topografia da glândula adrenal esquerda (*). A lesão apresenta realce pós-contraste com focos hiperatenuantes de permeio (*seta branca*), configurando calcificações. Note a adrenal direita com configuração preservada (*círculo branco*) (*continua*).

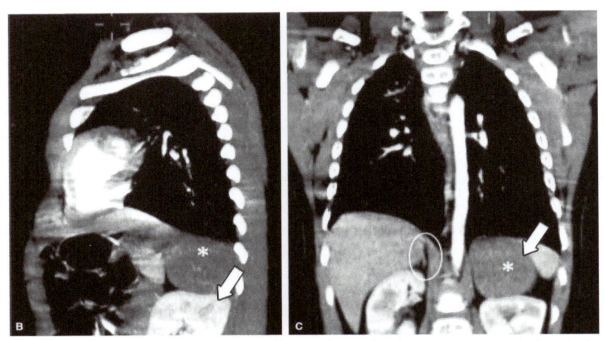

Figura 43.1 (*Continuação*) Nos cortes coronal (**B**) e sagital (**C**) de TC pós-contraste, evidencia-se que a lesão apresenta planos de clivagem com o polo renal superior e com o baço, sem sinais de invasão desses órgãos (*cabeças de seta brancas*).

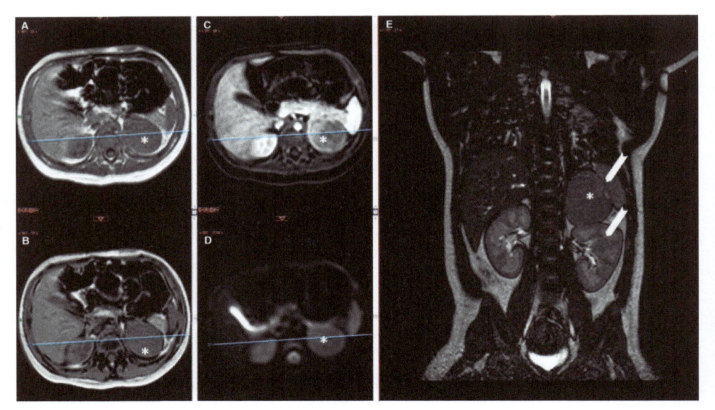

Figura 43.2 Ressonância magnética em cortes axiais em (**A**) ponderação T1 em fase e (**B**) T1 fora de fase, (**C**) T1 pós-contraste, (**D**) difusão e (**E**) sequência T2 no plano coronal, evidenciando lesão adrenal esquerda com hipossinal nas ponderações T1 e T2, realce levemente heterogêneo pós-contraste e leve restrição nas sequências ponderadas em difusão, inferindo alta celularidade (*). No corte coronal (**E**), note que a lesão não invade tecidos adjacentes, havendo nítidos planos de clivagem com órgãos vizinhos, como rim esquerdo e baço (*cabeças de seta*).

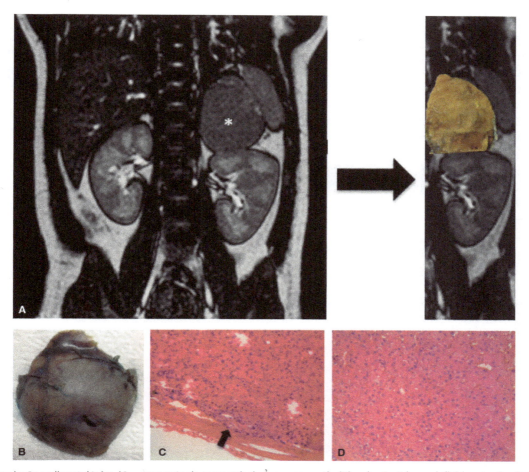

Figura 43.3 Correlação radiopatológica (**A** – ressonância magnética). À macroscopia (**B**), a lesão é bem definida, arredondada, de coloração amarelada e não apresenta áreas de necrose. À microscopia (**C** e **D**), as células são monótonas, sem sinais de atipias ou necrose e com ausência de invasão de cápsula (*seta preta*).

DIAGNÓSTICO DIFERENCIAL

Massas adrenais em pacientes pediátricos incluem hemorragia (mais frequente em neonatos), neuroblastoma, tumores adrenocorticais (adenomas ou adenocarcinomas), feocromocitomas e, raramente, metástases[4].

O neuroblastoma geralmente se apresenta como massa retroperitoneal de grandes dimensões, irregular, frequentemente envolvendo estruturas vasculares e exibindo, na maioria das vezes, calcificações puntiformes características. Pode insinuar-se e estender-se para o canal espinhal extradural através de neuroforames, determinando compressão neural/medular.

O feocromocitoma, na ressonância magnética (RM), tem sinal em T1 mais baixo que o tumor do fígado, mas superior aos dos tumores adrenais corticais em T2.

A hemorragia adrenal pode ter sua evolução avaliada através de ultrassonografias seriadas (liquefação, retração do coágulo, contração do hematoma).

DIAGNÓSTICO

Adenoma de adrenal.

DISCUSSÃO

Os tumores adrenais corticais correspondem a 6% dos casos, apresentando incidência anual mundial de 0,3 por milhão de crianças com idade inferior a 15 anos[4].

Os tumores adrenocorticais (TAC) englobam o carcinoma adrenocortical (CAC) e o adenoma adrenocortical (AAC). A média de idade para o aparecimento é de 6 anos, prevalecendo em meninas (2:1). Destaca-se a incidência 10 a 15 vezes maior de TAC na região Sudeste do Brasil em relação à incidência mundial, notadamente de carcinomas, provavelmente devido a uma mutação específica do gene tp53[5].

Os pacientes com TAC comumente apresentam sinais de virilização (hirsutismo, hipertrofia clitoriana ou peniana, ginecomastia, acne, crescimento acelerado) e/ou hipercortisolismo (síndrome de Cushing). Os TAC secretores de cortisol são mais frequentemente adenomas (cerca de 95%), enquanto a produção de hormônios sexuais é muito mais frequente nos carcinomas.

A presença de conteúdo significativo de lipídio, que ocorre em dois terços dos adenomas, pode levar à aparência típica de atenuação inferior a 10UH em tomografias computadorizadas sem contraste. Os casos pobres em gordura podem ser caracterizados pelo padrão de realce após a injeção de contraste venoso.

Na TC com contraste, com cortes 60 segundos e 15 minutos após a administração do meio de contraste, adenomas exibem um realce precoce e uma rápida lavagem, enquanto os não adenomas tipicamente têm uma lavagem mais lenta, que pode ser medida de forma absoluta ou relativa, esta última quando não foi realizada a fase pré-contraste. No protocolo de 15 minutos, os valores usualmente adotados são uma lavagem absoluta de contraste > 60% ou relativa > 40%, usando-se a fórmula % = [(atenuação pós-contraste – atenuação tardia)/(atenuação pós-contraste – atenuação pré-contraste)] × 100 (para a medida absoluta) ou % = [(atenuação pós-contraste – atenuação tardia)/atenuação pós-contraste] × 100[6]. Esses valores quantitativos têm sido descritos principalmente na população adulta.

À RM, adenomas adrenais são geralmente homogêneos em todas as sequências, predominantemente isointensos em sequências ponderadas em T2 e levemente hipointensos em sequências ponderadas em T1. A sequência T1 fora de fase pode mostrar perda de sinal, revelando o conteúdo lipídico nos casos duvidosos à TC, especialmente quando a atenuação for inferior a 30UH[7].

Referências

1. Fuqua JS. Treatment and outcomes of precocious puberty: An update. J Clin Endocrinol Metab. 2013; 98(6):2198-207. Doi:10.1210/jc.2013-1024.
2. Parent A, Teilmann G, Juul A, Skakkebaek N, Toppari J, Bourguignon J. The timing of normal puberty and the age limits of sexual precocity: Variations around the world, secular trends, and changes after migration. Endocr Rev. 2003; 24(5):668-693. Doi:10.1210/er.2002-0019.
3. Soares TS. Puberdade precoce. In: Alves JGB, Ferreira OS, Maggi RRS, Correia J de B, eds. Fernando Figueira: Pediatria. 4ª ed. Rio de Janeiro: MedBook; 2011:518-524.
4. McHugh K. Renal and adrenal tumours in children. Cancer Imaging. 2007; 7:41-51. Doi: 10.1102/1470-7330.2007.0007.
5. Antonini SRR, Colli LM, Ferro L, Mermejo L, Castro M de. Tumores adrenocorticais na criança: Da abordagem clínica à avaliação molecular. Arq Bras Endocrinol Metabol. 2011; 55:599-606. Disponível em: http://www.scielo.br/scielo.php?script=sci_arttext&pid=S0004-27302011000800014&nrm=iso.
6. Caoili EM, Korobkin M, Francis IR et al. Adrenal masses: Characterization with combined unenhanced and delayed enhanced CT. Radiology. 2002; 222(3):629-33. Doi:10.1148/radiol. 2223010766.
7. Blake MA, Cronin CG, Boland GW. Adrenal imaging. AJR Am J Roentgenol. 2010; 194(6): 1450-60. Doi:10.2214/AJR.10.4547.

44 Tumoração Interglútea

Marcela Cavalcanti
Juliana Buril
Adriano Nassri Hazin

Menino de 9 anos de idade, nascido de parto normal a termo, adequado para a idade gestacional, com tumoração em região interglútea ao nascimento. Fez correção eletiva de disrafismo espinhal oculto com 1 ano e meio de idade, sendo estabelecido, à época, o diagnóstico de *sinus* dérmico e lipoma.

Aos 9 anos, retornou ao serviço em razão da piora da deformidade dos pés. Genitora relata que o menor não tem controle esfincteriano. Ao exame físico foram evidenciados paraparesia nos membros inferiores e reflexos profundos exaltados. Foi, então, solicitada ressonância magnética (RM) da coluna lombossacra.

ANTES DA IMAGEM

As anomalias congênitas da coluna, da medula espinhal e dos envoltórios compreendem um amplo espectro de apresentações clínicas, havendo malformações em estágios embrionários já estabelecidos. O conhecimento do desenvolvimento embriológico normal e dos distúrbios a ele relacionados facilita o entendimento das apresentações clínicas e por imagem dessas anomalias[1].

Dos segmentos cervicais até a segunda vértebra sacral, a medula espinhal forma-se pelo processo de neurulação primária, em que o ectoderma neural se torna o tubo neural[2]. Sua abertura na extremidade cranial (neuróporo rostral) fecha-se por volta do 30º dia gestacional e na extremidade caudal (neuróporo caudal) cerca de 1 dia após, marcando o término desse processo[1].

O segmento da coluna e da medula espinhal caudal ao segundo corpo vertebral sacral (S2) é formado pelo processo denominado neurulação secundária, que consiste na canalização e diferenciação retrógrada. Um agregado de células indiferenciadas (massa celular caudal) dará origem ao tecido neural e às vértebras, fundindo-se mais tardiamente com o tubo neural formado pela neurulação primária[1].

A RM é o método de imagem mais utilizado na avaliação dessas anomalias, promovendo uma avaliação anatômica precisa de tecidos de partes moles intrarraquianos, bem como de sua relação com as demais estruturas extraespinhais. A tomografia computadorizada (TC) e os estudos radiográficos especializados são mais limitados para avaliação medular, sendo utilizados como métodos complementares, principalmente para avaliação de estruturas ósseas[1].

EXAMES DE IMAGEM

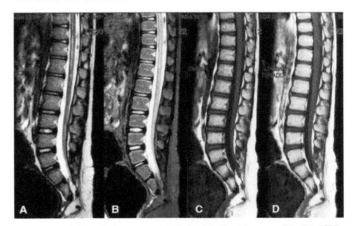

Figura 44.1A a **D** Imagens sagitais ponderadas em T2, T2 STIR, T1 pré e pós-contraste, respectivamente, evidenciando ausência de vértebras caudais a S2, um cone medular com implantação baixa no nível de S1-S2, ancorado a uma massa com hipersinal nas sequências T1 (**C** e **D**) e T2 (**A**), e hipossinal na sequência com supressão de gordura (**B**), consistente com lipoma.

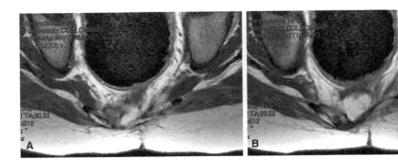

Figura 44.2A e B Imagens axiais ponderadas em T1 evidenciando hemivértebra sacral.

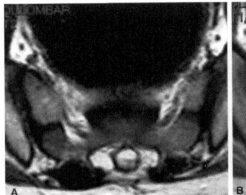
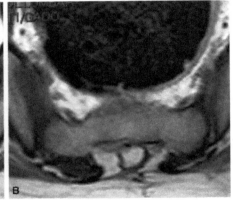

Figura 44.3A e B Imagens axiais ponderadas em T1 evidenciando o lipoma dentro do saco dural e em íntimo contato com a medula (*posteriormente na imagem à esquerda*).

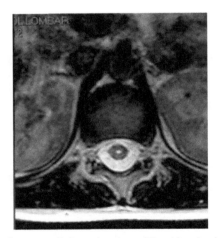

Figura 44.4 Imagem axial ponderada em T2 evidenciando a cavidade hidromiélica em nível medular torácico.

DIAGNÓSTICO

Agenesia caudal (tipo II) com síndrome da medula ancorada e lipoma intradural.

DISCUSSÃO

A agenesia caudal é uma anomalia congênita relativamente rara, caracterizada por agenesia ou disgenesia vertebral caudal, mais frequentemente em combinação com anomalias da medula espinhal. Quando associada a outras malformações congênitas severas, especialmente dos tratos geniturinário e gastrointestinal, costuma ser chamada de síndrome de regressão caudal[3]. A síndrome parece resultar de distúrbios na neurulação secundária, incluindo a massa celular caudal e a cloaca. A incidência é de aproximadamente 1 a cada 7.500 nascidos, sendo as formas leves – incluindo disgenesia sacral isolada ou atresia anal – mais comuns que formas mais severas[4].

O espectro de anomalias vertebrais pode variar desde agenesia do cóccix até ausência de vértebras sacrais, lombares e até torácicas; entretanto, a maioria envolve somente o sacro e o cóccix. A aplasia sacral pode ser assimétrica, resultando em hemivértebras. Normalmente, o grau de aplasia das vértebras tem correlação com a severidade da malformação medular[5].

A agenesia caudal foi classificada em dois tipos, dependendo da localização e do formato do cone medular: no tipo I, é alto e termina de maneira abrupta, tipicamente com déficit neurológico fixo; no tipo II, é baixo e ancorado, podendo ocorrer deterioração neurológica progressiva[5].

Na agenesia caudal do tipo II há, em geral, menor disgenesia vertebral em relação ao tipo I. Apenas as porções mais caudais do cone medular estão ausentes, o que pode ser difícil de reconhecer, pois ele costuma estar deslocado caudalmente e ancorado a um *filum* espesso, lipoma, mielocistocele terminal ou lipomielomeningocele[5].

Os sintomas podem estar relacionados somente à síndrome da medula ancorada, que consiste em um complexo de deformidades neurológicas e ortopédicas com o cone medular em posição baixa[4]. Nesses casos ocorre distorção de arteríolas, vênulas, capilares e fibras nervosas da medula espinhal, resultando na deterioração das células nervosas. Ocorre piora da função neurológica quando há o desenvolvimento de hidromielia[5]. Os pacientes podem iniciar os sintomas em qualquer idade, comumente apresentando dificuldade de locomoção, que pode variar de rigidez a fraqueza muscular, alguns exibindo reflexos anormais nos membros inferiores. Eles podem exibir também disfunção vesical, alterações sensitivas, deformidades ortopédicas dos membros inferiores – mais comumente pé torto – e dor lombar[4].

DIAGNÓSTICO DIFERENCIAL RADIOLÓGICO

Os casos de agenesia caudal do tipo I devem ser diferenciados da disgenesia segmentar da coluna, na qual as vértebras ausentes não são as mais inferiores, estando interpostas entre segmentos normais da coluna e da medula[1].

A agenesia caudal do tipo II integra o diagnóstico diferencial de disrafismos que cursam com implantação baixa do cone, como os lipomas de *filum* e o espessamento de *filum*, que muitas vezes podem estar associados à síndrome[1].

Referências

1. Silva C, Isabela S. D'Ippolito G, Rocha AJ da. Série CBR – Coluna vertebral. 1ª ed.; 2012: 107-147.
2. Rumack C, Wilson SR, Charboneau JW. Tratado de ultra-sonografia diagnóstica. 3ª ed.; 2006:1793-1794.
3. Nievelstein R, Valk J, Smit L. MR of the caudal regression syndrome. 1994.
4. Barkovich AJ, Raybaud C. Pediatric neuroimaging. 5th ed. 2011: 857-888.
5. Tortori-Donati P. Pediatric neurorradiology – Brain, head and neck and spine.; 2005:1551-1603.

45 EXOFTALMIA

Eduardo Just da Costa e Silva

Menino de 2 anos de idade com exoftalmia.

ANTES DA IMAGEM

As causas de exoftalmia adquirida em pediatria são várias e incluem processos inflamatórios, como celulite orbitária, pseudotumor inflamatório, oftalmopatia de Graves, tumores e trombose de seio cavernoso, entre outros[1]. Os tumores podem ser primários, como gliomas e rabdomiossarcomas, ou secundários, destacando-se a metástase de neuroblastoma. Uma variedade de lesões císticas, histiocitose, leucemia e linfoma também fazem parte do diagnóstico diferencial[2,3]. O quadro clínico direciona bastante o diagnóstico, como a presença de febre, sinais de sinusite, pancitopenia, sinais de doença tireoidiana ou uma massa abdominal palpável.

EXAMES DE IMAGEM

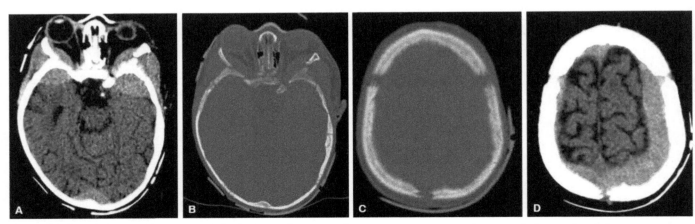

Figura 45.1A e D Tomografia computadorizada do crânio mostrando massas comprometendo ossos da face e do crânio e ocupando os espaços extraconais das duas órbitas. As massas ao longo dos ossos do crânio são espontaneamente densas e associam-se a alargamento das suturas.

DIAGNÓSTICO DIFERENCIAL

Uma grande variedade de tumores é a causa de exoftalmia em crianças. Neste caso, as imagens mostram que a exoftalmia teve como causa lesões ósseas bilaterais, sendo também comprometidos os ossos da calota craniana. Lesões ósseas em crianças que causam um quadro como este incluem displasia fibrosa, fibroma ossificante, histiocitose, leucemia, rabdomiossarcoma e metástases[3]. A diástase das suturas do paciente direciona o diagnóstico para neuroblastoma metastático, sendo esse um achado característico.

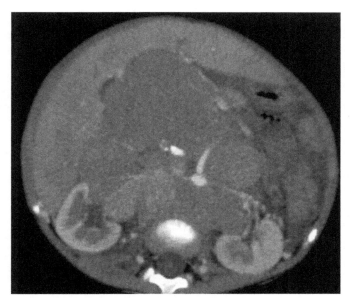

Figura 45.2 Em virtude dos achados supracitados, o exame foi complementado com cortes abdominais que mostraram uma grande massa retroperitoneal sólida envolvendo os grandes vasos locais.

DIAGNÓSTICO

Neuroblastoma metastático.

DISCUSSÃO

A maioria dos casos de neuroblastoma em crianças apresenta-se com uma massa abdominal palpável entre 1 e 5 anos de idade, frequentemente na faixa dos 2 anos[4]. Entretanto, a presença de metástases orbitárias, comumente bilaterais, pode ser a queixa inicial. São caracterizadas por exoftalmia e equimoses periorbitárias, podendo ocorrer alterações da mobilidade ocular e cegueira[3-5]. O neuroblastoma é a neoplasia pediátrica que mais comumente causa metástases para a órbita[5].

Tanto a tomografia computadorizada como a ressonância magnética vão mostrar o comprometimento ósseo da órbita, usualmente lateral, de aspecto permeativo e espiculado, com massas extraconais associadas, com atenuação superior à da musculatura, podendo conter pequenas calcificações, sendo comum a extensão para as fossas infratemporal e intracraniana e para a face[3,5]. A massa costuma mostrar prolongamento T1 e T2 na ressonância magnética com realce heterogêneo. Um achado característico é o alargamento das suturas associado às lesões metastáticas cranianas decorrentes do comprometimento dural adjacente[6].

Outras manifestações oculares nos casos de neuroblastoma não relacionados a metástases são a síndrome de opsoclonia-mioclonia-ataxia (paraneoplásica) e a síndrome de Horner (neuroblastoma torácico com envolvimento da cadeia simpática)[4,5].

Referências

1. Verma RK, Yadav JS, Panda NK. Bilateral sudden onset proptosis in child: AML. Int J Pediatr Otorhinolaryngol Extra. 2011; 6(3):131-134. Doi:10.1016/j.pedex.2010.05.006.
2. Ganessan K, Bakhshi S. Proptosis in children: Approach. Indian J Med Paediatr Oncol. 2004; 25(Suppl 2):33-34.
3. Chung EM, Murphey MD, Specht CS, Cube R, Smirniotopoulos JG. From the archives of the AFIP. Pediatric orbit tumors and tumor like lesions: Osseous lesions of the orbit. RadioGraphics. 2008; 28(4):1193-1214. Doi:10.1148/rg.284085013.
4. Papaioannou G, McHugh K. Neuroblastoma in childhood: Review and radiological findings. Cancer Imaging. 2005; 5(1):116-127. Doi:10.1102/1470-7330.2005.0104.
5. Rao AA, Naheedy JH, Chen JYY, Robbins SL, Ramkumar HL. A clinical update and radiologic review of pediatric orbital and ocular tumors. J Oncol. 2013; 2013. Doi:10.1155/2013/975908.
6. Chu CM, Rasalkar DD, Hu YJ, Cheng FWT, Li CK, Chu WCW. Clinical presentations and imaging findings of neuroblastoma beyond abdominal mass and a review of imaging algorithm. Br J Radiol. 2011; 84(997):81-91. Doi:10.1259/bjr/31861984.

Hepatoesplenomegalia com Dispneia

Camila Medeiros Pinheiro
Carolina Dalene Silva
Felipe Reis e Silva de Queiroz
Eduardo Just da Costa e Silva

Paciente do sexo feminino, 3 anos de idade, com hepatoesplenomegalia e desconforto respiratório progressivo. Exames laboratoriais: anemia, plaquetopenia e aumento de transaminases.

ANTES DA IMAGEM

A hepatoesplenomegalia na infância pode ter diversas causas, dentre as quais se destacam infecções, desordens hematológicas, congestão vascular, tumores e infiltrações, além de doenças de depósito.

Os exames de imagem podem ser úteis para verificar a existência de lesões focais, como abscessos, tumores ou sinais de doença hepática difusa.

Em algumas situações, os exames relacionados a outras partes do corpo podem revelar doenças sistêmicas que cursam com hepatoesplenomegalia.

EXAMES DE IMAGEM

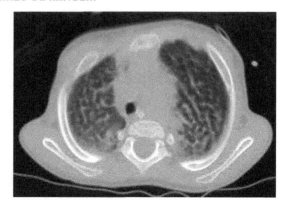

Figura 46.1 Tomografia computadorizada do tórax sem contraste evidenciando espessamento liso dos septos interlobulares bilateralmente e simétrico.

DIAGNÓSTICO DIFERENCIAL RADIOLÓGICO

O diagnóstico diferencial do espessamento dos septos interlobulares na criança inclui edema pulmonar, linfangiectasia, linfangiomatose, sarcoidose, pneumonia intersticial linfocítica, doenças do tecido conjuntivo, processos infecciosos, proteinose alveolar, doenças de depósito, neoplasias e obstruções venosas pulmonares, entre outros[1,2].

DIAGNÓSTICO

Doença de Niemann-Pick tipo B.

DISCUSSÃO

A doença de Niemann-Pick é um distúrbio lisossomal de depósito, hereditário, de transmissão autossômica recessiva. Os tipos A e B têm prevalência estimada de 1:250.000[3] e são causados por mutação no gene da esfingomielina-fosfodiesterase 1, caracterizando-se por uma deficiência primária da esfingomielinase ácida. Essa deficiência determina o acúmulo de esfingomielina no fígado, baço, pulmões, medula óssea e cérebro[4]. O tipo B resulta em algum grau de atividade residual da enzima esfingomielinase, o que justifica seu surgimento mais tardio e o quadro menos grave que o tipo A, com bom prognóstico e alta taxa de sobrevivência em pacientes adultos. A maioria dos indivíduos com esse subtipo não apresenta alterações neurológicas, sendo os achados mais frequentes caracterizados por hepatoesplenomegalia e alterações pulmonares, porém também podem ser observadas baixa estatura, hiperlipidemia e alterações oculares. O comprometimento pulmonar é o mais comumente observado no tipo B, sendo identificado em 90% das radiografias e em 98% das tomografias dos pacientes acometidos[5]. As manifestações respiratórias podem ser variáveis, incluindo desde pacientes assintomáticos até casos de doença pulmonar que progride para hipoxemia[1,6].

Na tomografia computadorizada, observa-se espessamento liso de septos interlobulares sem nodularidade, com predomínio basal, associado ou não a discretas opacidades em vidro fosco e nódulos centrolobulares com atenuação em vidro fosco predominantemente nos campos pulmonares superior e médio[6]. Apesar de não haver predomínio de opacidades em vidro fosco na maior parte dos casos, essa alteração pode ser acentuada e, concomitantemente ao espessamento dos septos interlobulares, promover o padrão de pavimentação em mosaico (Figura 46.2).

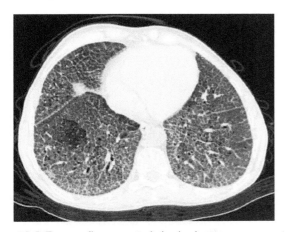

Figura 46.2 Tomografia computadorizada do tórax sem contraste em paciente do sexo feminino de 47 anos de idade evidenciando padrão de pavimentação em mosaico.

Alterações fibróticas não são frequentes, estando a arquitetura pulmonar preservada na maioria dos indivíduos. A dissociação dos achados radiológicos, clínicos e funcionais é comum, podendo o paciente com grave comprometimento pulmonar na imagem não apresentar alterações significativas no teste de função pulmonar[7].

O diagnóstico é fortemente sugerido pelo encontro de hepato e/ou esplenomegalia associadas ao comprometimento pulmonar, mas é confirmado por biópsia de medula óssea ou dosagens enzimáticas séricas nos leucócitos, linfócitos periféricos e cultura de fibroblastos que demonstram atividade da esfingomielinase menor que 10% em relação ao valor de controle.

Referências

1. Guillerman R. Imaging of childhood interstitial lung disease. Pediatr Allergy Immunol Pulmonol. 2010; 23(1):43-68.
2. Lucaya J, Le Pointe D. High-resolution CT of the lung in children. In: Lucaya J, Strife J, eds. Pediatric chest imaging – chest imaging in infants and children. 2nd ed. Berlin: Springer-Verlag, 2008: 100-122.
3. Meikle PJ, Hopwood JJ, Clague AE, Carey WF. Prevalence of lysosomal storage disorders. JAMA. 1999; 281(3):249-254.
4. Simpson WL, Mendelson D, Wasserstein MP, McGovern MM. Imaging manifestations of Niemann-Pick disease type B. AJR. 2010; 194(1):W12-9. Doi:10.2214/AJR.09.2871.
5. Ahuja J, Kanne JP, Meyer CA et al. Histiocytic disorders of the chest: Imaging findings. RadioGraphics. 2015; 35(2):357-370.
6. Simpson WL, Mendelson D, Wasserstein MP, McGovern MM. Imaging manifestations of Niemann-Pick disease type B. AJR. 2010; 194(1):W12-9. Doi:10.2214/AJR.09.2871.
7. Mendelson, DS Wasserstein M, Desnick R, Glass R et al. Type B Niemann-Pick disease: Findings at chest radiography, thin-section CT, and pulmonary function testing. Radiology. 2006; 238(1):339-45.

Desconforto Respiratório durante a Amamentação

Diego Luiz Gomes do Amaral
Eduardo Just da Costa e Silva

Paciente do sexo feminino, 19 dias de vida, com queixa de desconforto respiratório durante a amamentação e falha de progressão da sonda nasogástrica para nutrição.

ANTES DA IMAGEM

O quadro clínico sugere obstrução nasal. O diagnóstico diferencial, neste caso, é bastante amplo e depende muito da forma de apresentação e dos antecedentes. As condições variam de rinites (infecciosa, alérgica, medicamentosa) e malformações (atresia de coanas, estenose da abertura piriforme, hipoplasia dos ossos da face, encefaloceles e outras) até tumores (teratoma, dermoide, malformação linfática e outros)[1]. No contexto clínico apropriado, até mesmo sífilis e traumatismo de parto podem figurar na lista, assim como várias síndromes que incluem dismorfismos faciais.

EXAMES DE IMAGEM

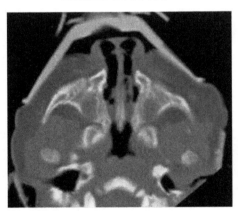

Figura 47.1 Tomografia computadorizada da face no plano axial mostrando redução da amplitude do espaço coanal bilateralmente causada por espessamento do osso vômer e desvio medial das paredes laterais da cavidade nasal. Há material com atenuação de partes moles obliterando os espaços.

DIAGNÓSTICO DIFERENCIAL

Neste caso, alguns pontos são fundamentais na avaliação radiológica. Inicialmente, deve ser confirmada a presença de um ponto obstrutivo e estabelecido o local da obstrução. Em seguida, deve ser verificada a existência de uma massa associada à obstrução, como uma encefalocele nasoetmoidal, sendo esse um ponto especialmente importante para evitar iatrogenias associadas, como uma biópsia inadvertida.

A imagem da paciente não mostra uma massa, e sim um estreitamento da via aérea. Nesse caso, o ponto é verificar onde está o estreitamento: se anterior (estenose da abertura piriforme), médio (hipoplasia dos ossos da face) ou posterior (coanas).

DIAGNÓSTICO

Estenose/atresia de coanas bilateral do tipo mista.

DISCUSSÃO

A atresia de coanas é a anormalidade congênita mais comum da cavidade nasal, acometendo 1 a cada 5.000 a 8.000 nascidos[2]. A estenose é mais prevalente que a atresia. É unilateral em 50% a 60% dos casos, sendo o lado direito duas vezes mais acometido que o esquerdo. Existe predileção pelo sexo feminino, na proporção de 2:1[2]. Pode ser do tipo ósseo (90%), membranoso (10%) ou misto (raro).

Costuma ser diagnosticada já no período neonatal[3], porém a apresentação clínica depende se é uni ou bilateral, podendo ser assintomática até a vida adulta, no primeiro caso, ou cursar com queixas de falha na progressão da sonda nasogástrica nos primeiros cuidados ao neonato na sala de parto, rinorreia, sinusite, otite, obstrução nasal, desconforto respiratório (principalmente durante a amamentação) e até mesmo morte por asfixia, nos casos mais severos, visto que nas primeiras 3 semanas de vida os neonatos são respiradores nasais exclusivos[3-5].

A nasofibroscopia e a tomografia computadorizada (TC) têm papel fundamental no diagnóstico, pesquisa de malformações associadas e planejamento cirúrgico, pois avaliam a extensão e a localização,

além da classificação do tipo, se óssea, membranosa ou mista[5].

A TC de seios da face é o procedimento de imagem de escolha. Para bons resultados deve-se proceder à sucção cuidadosa da nasofaringe, visando limpar o excesso de muco. O substrato para o diagnóstico é o estreitamento das coanas causado pelo espessamento do vômer posterior e o abaulamento medial das paredes laterais da cavidade nasal, que se aproximam ou se fundem com o vômer[3]. Deve-se também verificar a presença de uma membrana que promova estreitamento do espaço aéreo coanal com o cuidado de não confundi-la com secreção acumulada (impactação mucoide sinonasal). Como valores de referência, em neonatos normais, o espaço aéreo coanal, que corresponde à distância entre a parede lateral da cavidade nasal e o osso vômer, deve ser maior que 0,34cm, e a espessura do osso vômer deve ser menor que 0,34cm[4].

A atresia de coanas ocorre de modo isolado, embora a associação com outras deformidades congênitas seja relatada em cerca de 75% dos casos, caracterizando síndromes em alguns. A mais comum é a síndrome CHARGE (coloboma, defeitos cardíacos, atresia/estenose de coanas, retardo no desenvolvimento e anomalias genitais e da orelha)[3,6].

O tratamento das atresias de coanas consiste na perfuração endoscópica de membranas e na reconstrução coanal e envolve o posicionamento de *stents* em obstruções ósseas[5].

Referências

1. Gnagi SH, Schraff SA. Nasal obstruction in newborns. Pediatr Clin North Am. 2013; 60(4):903-922. Doi:10.1016/j.pcl.2013.04.007.
2. Bergonse G da FR, Carneiro AF, Vassoler TMF. Atresia de coana: análise de 16 casos – A experiência do HRAC-USP de 2000 a 2004. Rev Bras Otorrinolaringol. 2005; 71(6):730-733.
3. Al-Noury K, Lotfy A. Role of multislice computed tomography and local contrast in the diagnosis and characterization of choanal atresia. Int J Pediatr. 2011; 2011:280763. Doi:10.1155/ 2011/280763.
4. Moosa S, Vadachia Y, Andronikou S. Choanal stenosis and atresia. SA J Radiol. 2005; (December):1-2.
5. Saleem AF, Ariff S, Aslam N, Ikram M. Congenital bilateral choanal atresia. J Pak Med Assoc. 2010; 60(10):869-872.
6. Lowe LH, Booth TN, Joglar JM, Rollins NK. Midface anomalies in children. RadioGraphics. 2000; 20(4):907-922. Doi:10.1148/radiographics.20.4.g00jl07907.

Icterícia Colestática em Lactente

Eduardo Just da Costa e Silva

Menina de 1 mês e meio de vida com icterícia colestática.

ANTES DA IMAGEM

A icterícia neonatal é uma ocorrência comum, na maioria das vezes sem maior importância e transitória. Quando persistente (mais de 2 a 3 semanas), deve ser investigada, especialmente em virtude da possibilidade de representar icterícia colestática (causada pelo aumento da bilirrubina direta), que nunca é fisiológica[1]. Estabelecer a causa da colestase é difícil em muitos casos e, ao mesmo tempo, muito importante e relativamente urgente para que sejam adotadas as medidas terapêuticas que evitem a progressão da doença[2]. As causas incluem atresia das vias biliares, infecções, distúrbios metabólicos, hepatite neonatal e cisto de colédoco[3]. O diagnóstico precoce da atresia das vias biliares é importante para o sucesso da cirurgia. O exame inicial, nesses casos, é a ultrassonografia, que também será útil para avaliar outras causas de colestase, como cisto de colédoco. Outro exame de imagem que pode ser solicitado na avaliação inicial é a radiografia da coluna vertebral, para detectar vértebras em borboleta (comuns na síndrome de Alagille).

EXAMES DE IMAGEM

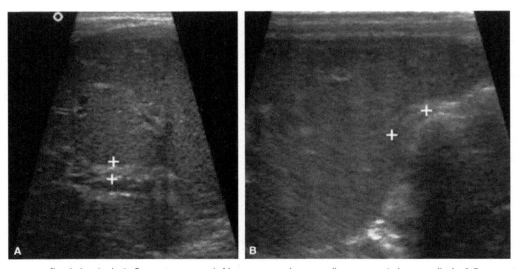

Figura 48.1 Ultrassonografia abdominal. **A** Corte transversal. Nota-se uma imagem linear ecogênica, medindo 0,5cm, anterior à bifurcação direita da veia porta. **B** Vesícula biliar pequena de formato irregular.

DIAGNÓSTICO DIFERENCIAL

Neste caso não foi identificada dilatação das vias biliares ou alguma massa (cística ou sólida) que pudesse estar determinando obstrução do colédoco, assim como não foi verificada nenhuma imagem no interior do colédoco que pudesse representar um cálculo ou rolha de bile.

A vesícula biliar com formato e aparência anormais associados à imagem ecogênica anterior à veia porta direita levou ao diagnóstico presuntivo de atresia das vias biliares, conforme será discutido a seguir.

DIAGNÓSTICO

Atresia das vias biliares (AVB).

DISCUSSÃO

A AVB é uma condição rara, caracterizada por obliteração progressiva das vias intra e extra-hepáticas[3]. Sua etiologia ainda é indefinida. Acredita-se que uma reação imunológica à presença de infecção viral (especialmente por citomegalovírus) possa estar relacionada com seu desenvolvimento[3].

Não existe sinal patognomônico para o diagnóstico de AVB, sendo a condição sugerida após vários exames, que incluem ultrassonografia e, frequentemente, biópsia, mas a confirmação costuma ser obtida por meio de cirurgia.

O sinal da corda triangular (também conhecido como sinal do cordão fibroso) é útil no diagnóstico, sendo representado por uma linha ecogênica anterior à bifurcação direita da veia porta com diâmetro igual ou superior a 0,4cm[4]. Essa linha representaria o remanescente fibroso do ducto biliar comum.

A presença de uma vesícula biliar não exclui a possibilidade de AVB, mas a identificação de uma vesícula biliar pequena (comprimento inferior a 1,9cm) com contorno irregular/lobulado e linha mucosa ausente ou incompleta, denominada tríade fantasma da vesícula biliar, também é útil para o diagnóstico da doença[5]. Uma variante desse sinal é a chamada pseudovesícula biliar, que consistiria na identificação de uma estrutura localizada na fossa da vesícula, porém com comprimento inferior a 1,5cm e com paredes mal definidas[3].

Referências

1. Feldman AG, Sokol RJ. Neonatal cholestasis. Neoreviews. 2013; 14(2). Doi:10.1542/neo. 14-2-e63.
2. Bellomo-Brandao MA, Arnaut LT, Tommaso AM, Hessel G. Differential diagnosis of neonatal cholestasis: Clinical and laboratory parameters. J Pediatr (Rio J). 2010; 86(1):40-44. Doi:10.2223/JPED.1970.
3. Aziz S, Wild Y, Rosenthal P, Goldstein RB. Pseudogallbladder sign in biliary atresia – An imaging pitfall. Pediatr Radiol. 2011; 41(5):620-626. Doi:10.1007/s00247-011-2019-1.
4. Choi S, Park W, Lee H, Woo S. "Triangular cord": A sonographic finding applicable in the diagnosis of biliary atresia. J Pediatr Surg. 1996; 31(3):363-366.
5. Kendrick APAT, Phua KB, Ooi BC, Tan CEL. Biliary atresia: Making the diagnosis by the gallbladder ghost triad. Pediatr Radiol. 2003; 33(5): 311-5.

49 Vômitos Biliosos em Recém-Nascido

Eduardo Just da Costa e Silva
Edison de Barros e Silva (*in memoriam*)

Recém-nascido apresentando vômitos biliosos desde o primeiro dia de vida.

ANTES DA IMAGEM

A ocorrência de vômitos nos primeiros dias de vida não é incomum, e as causas variam desde condições transitórias (como refluxo gastroesofágico) e sem maiores consequências até situações que exigem tratamento cirúrgico de emergência (como má rotação intestinal com vólvulo). Algumas informações clínicas são de grande relevância para assegurar a necessidade de prosseguir com a investigação. A presença de vômitos biliosos, por exemplo, é um indicativo de provável obstrução intestinal, embora alguns quadros obstrutivos (como estenose hipertrófica do piloro) apresentem vômitos não biliosos. Outro dado clínico relevante consiste na presença de distensão abdominal, que é mais frequente em obstruções baixas. A ausência de eliminação de mecônio é comum nas obstruções baixas, mas as obstruções altas podem eliminar mecônio normalmente. A investigação por imagem é condicionada à suspeita clínica. Por exemplo, diante da suspeita clínica de estenose hipertrófica de piloro, o exame mais indicado seria uma ultrassonografia. Neste caso, os vômitos biliosos não sugerem esse diagnóstico, de modo que foi solicitada uma radiografia convencional.

EXAMES DE IMAGEM

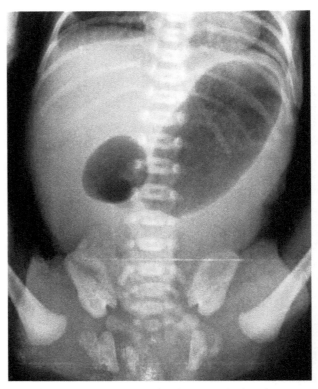

Figura 49.1 Radiografia convencional mostrando duas imagens gasosas no abdome superior: a maior localizada à esquerda e a menor, mais inferior, à direita. Não há outras imagens gasosas no abdome, e nota-se a extremidade interna da sonda orogástrica projetada na bolha menor.

DIAGNÓSTICO DIFERENCIAL

A radiografia mostra o chamado sinal da dupla bolha, que indica uma obstrução duodenal intrínseca ou extrínseca[1]. As causas intrínsecas incluem atresia, estenose e membrana duodenais. As extrínsecas seriam má rotação intestinal obstruída, pâncreas anular, veia porta pré-duodenal, cisto de duplicação duodenal e hematoma de duodeno. A ausência de gás distal costuma ser considerada diagnóstica de atresia duodenal, embora o achado seja descrito em casos de pâncreas anular e má rotação com vólvulo[1].

Normalmente, diante do sinal da dupla bolha, não é necessária a realização de outros exames, uma vez que a obstrução duodenal já está demonstrada e a indicação seria cirúrgica. Nos casos em que existe suspeita de má rotação intestinal com vólvulo e a cirurgia não pode ser realizada imediatamente em virtude das condições clínicas do paciente, poderá ser realizado um exame contrastado ou ultrassonografia para excluir o vólvulo[1,2].

DIAGNÓSTICO

Atresia duodenal.

DISCUSSÃO

Acredita-se que a causa da atresia duodenal seja uma falha na recanalização do tubo digestório no feto entre a nona e a 11ª semana de gestação, uma condição frequentemente associada à trissomia 21 e ao complexo VACTERL[1,3]. Destaca-se a elevada incidência de cardiopatias congênitas nesses pacientes, além da associação com má rotação, pâncreas anular e veia porta pré-duodenal[3].

Os vômitos manifestam-se logo no primeiro dia de vida e costumam ser biliosos, pois em dois terços dos casos a obstrução é distal à ampola[3,4]. A distensão abdominal está ausente, e a eliminação de mecônio se dá normalmente.

Os achados de imagem podem estar presentes na ultrassonografia pré-natal, representados por polidrâmnio e distensão do estômago e do duodeno, formando um sinal da dupla bolha, semelhante ao descrito no estudo radiográfico[4]. Não se detecta gás distal, pois a obstrução é completa. Muito raramente pode haver gás distal, caso exista uma anomalia congênita rara caracterizada por um ducto biliar bífido com duas inserções duodenais, sendo uma proximal e a outra distal à obstrução[1].

Como a passagem de sondas orogástricas é comum em bebês vomitando, em algumas situações a radiografia poderá não mostrar a dupla bolha, pois o gás terá sido eliminado pela sonda. Nesses casos recomendam-se a introdução de gás pela sonda e a repetição do estudo para assim utilizar o gás como meio de contraste negativo.

Referências

1. Traubici J. The double bubble sign. Radiology. 2001; 220:463-464. Doi:10.1148/radiol. 2202980350.
2. Gilbertson-Dahdal DL, Dutta S, Varich LJ, Barth RA. Neonatal malrotation with midgut volvulus mimicking duodenal atresia. Am J Roentgenol. 2009; 192(5):1269-1271. Doi:10.2214/AJR.08.2132.
3. Figueirêdo SDS, Ribeiro LHV, Nóbrega BB da et al. Atresia do trato gastrintestinal: Avaliação por métodos de imagem. Radiol Bras. 2005; 38(2):141-150. Doi:10.1590/S0100-39842005000200011.
4. Gupta AK, Guglani B. Imaging of congenital anomalies of the gastrointestinal tract. Indian J Pediatr. 2005; 72(5):403-414. Doi: 10.1007/BF02731737.

Regurgitações no Recém-Nascido

Pedro Nícolas Cavalcanti Ferreira
Paloma Velez de Andrade Lima Simões Ferreira
Eduardo Just da Costa e Silva

Recém-nascido evoluindo com refluxo gástrico bilioso desde o nascimento. Eliminou mecônio no primeiro dia.

ANTES DA IMAGEM

A detecção de regurgitações no recém-nascido é uma ocorrência comum que pode indicar situações que variam de refluxo gastroesofágico a obstruções graves, como má rotação intestinal com vólvulo. A presença de bile torna mais provável um quadro obstrutivo, o que costuma exigir investigação adicional por imagem. Destaca-se que a ausência de bile não exclui obstrução, como no caso da estenose hipertrófica de piloro. Outro dado clínico relevante consiste na presença de distensão abdominal, que é mais frequente em obstruções baixas. No caso apresentado, a eliminação de mecônio no primeiro dia de vida não excluiu obstrução, pois esta é comum nos casos de obstrução alta.

As obstruções do trato gastrointestinal em neonatos são, em sua maioria, de etiologia congênita e podem acometer qualquer segmento. Obstruções acima do ângulo de Treitz costumam cursar com vômitos pós-alimentares e não biliosos e menos frequentemente com distensão abdominal. Obstruções do intestino delgado causam vômitos biliosos e progressivamente mais distensão abdominal à medida que se aproximam dos cólons. Obstruções colônicas podem causar grandes distensões, mas costumam apresentar manifestações clínicas mais tardias. Obstruções que não obliterem completamente a luz intestinal podem levar a manifestações clínicas intermitentes, como é o caso da membrana incompleta.

São diversas as causas de obstrução no intestino delgado, como má rotação com vólvulo, obstrução luminal parcial ou completa por uma membrana ou atresias. Essas condições intrínsecas às alças intestinais podem ser associadas a outras alterações congênitas, como pâncreas anular, onfalocele e gastrosquise[1,2].

A maioria dessas causas irá exigir intervenção cirúrgica, que deverá ser realizada o mais rápido possível após a estabilização do paciente. O vólvulo intestinal é uma urgência cirúrgica e necessita de intervenção logo após sua identificação em razão do risco de estrangulamento. O desfecho costuma ser favorável com baixa taxa de complicações. Fatores de mau prognóstico incluem diagnóstico tardio e alterações cromossômicas[2,3].

EXAMES DE IMAGEM

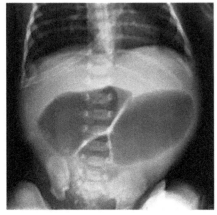

Figura 50.1 Radiografia convencional do abdome mostrando três imagens gasosas distendidas. Não se identifica gás distal.

DIAGNÓSTICO DIFERENCIAL

A avaliação de obstruções intestinais congênitas é, na maioria das vezes, território de investigação da radiologia convencional, em algumas situações com o uso de exame contrastado ou ultrassonografia.

O primeiro ponto consiste em confirmar a obstrução. A radiografia caracteriza a distribuição gasosa e pode identificar níveis hidroaéreos. Se houver uma sonda gástrica, o gás poderá não ser detectado, sendo conveniente introduzir cerca de 50mL de gás pela sonda para obter o contraste negativo gasoso adequado.

Em seguida, deve-se fazer um esforço para situar a obstrução como alta ou baixa. As obstruções altas comprometem estômago, duodeno, jejuno ou íleo proximal, ao passo que as baixas envolvem íleo terminal e cólon. Essa diferenciação radiográfica é fundamentada no padrão de distensão das alças intestinais. As obstruções altas exibem duas ou três alças distendidas ou um pouco mais. As obstruções baixas caracterizam-se por grande número de segmentos distendidos. Essa diferenciação orienta o passo seguinte, visto que as obstruções altas não costumam tornar necessário o exame contrastado adicional, enquanto as baixas necessitam de um enema opaco. Uma exceção é a suspeita de má rotação com vólvulo, quando a criança não apresenta condições de se submeter à cirurgia. No caso apresentado, a obstrução é alta, mas será conveniente realizar um estudo contrastado, pois, uma vez constatado o vólvulo, a cirurgia será inadiável.

Neste caso foram identificadas três bolhas gasosas (obstrução alta), caracterizando o sinal da tripla bolha.

DIAGNÓSTICO

Atresia de jejuno.

DISCUSSÃO

A incidência de obstrução do intestino delgado em recém-nascidos varia de 1 a 1,4 a cada 5.000 nascidos[4,5]. A atresia jejunal é uma doença congênita rara. A teoria mais aceita para sua etiologia é um insulto vascular do leito mesentérico nos estágios finais da gravidez[6].

As atresias do intestino delgado são classificadas em cinco subtipos[7]:

- *Tipo I (23%):* septo transluminal com dilatação a montante em continuidade com segmento atrésico.

- *Tipo II (10%):* dois segmentos em fundo cego separados por um cordão fibroso. O mesentério está intacto.
- *Tipo IIIa (15%):* similar ao tipo II, mas com um defeito no mesentério, podendo haver encurtamento das alças acometidas.
- *Tipo IIIb (19%):* deformidade em "casca de maçã" ou "árvore de Natal". Consiste em uma atresia proximal, geralmente com má rotação e a ausência da maior parte do mesentério, com segmento de íleo distal irrigado por fluxo retrógrado por uma artéria única.
- *Tipo IV:* múltiplas atresias dos tipos I, II e III. O íleo distal, em geral, é poupado.

Os achados clínicos incluem vômitos biliosos, distensão abdominal e retardo ou ausência da eliminação de mecônio. Durante o período pré-natal, a ultrassonografia desses pacientes costuma cursar com polidrâmnio[8-11].

As radiografias podem mostrar aumento do conteúdo gasoso a montante do ponto de obstrução com maior dilatação do segmento imediatamente adjacente à atresia, que assume formato curvilíneo (sinal do segmento intestinal bulboso), e ausência de gás distalmente à lesão por se tratar de uma obstrução completa. Com frequência, são evidenciados níveis hidroaéreos mais bem observados nas radiografias na posição ortostática. O sinal da tripla bolha também pode estar presente nas atresias jejunais, sendo formado pela dilatação do estômago, do duodeno e do segmento intestinal proximal à obstrução[8,9,12,13].

O tratamento baseia-se em estabilização pré-operatória e tratamento cirúrgico individualizado de acordo com o tipo e a extensão da lesão. As principais complicações pós-operatórias são a estenose do segmento manipulado e a síndrome do intestino curto[1].

Referências

1. Dalla Vecchia L, Grosfeld J, West K, Rescorla F, Scherer L, Sa E. Intestinal atresia and stenosis: A 25-year experience with 277 cases. Arch Surg. 1998; 133(5):496-7.
2. Hendrickson RJ, Denis D, Bensard MD. Intestinal obstruction of neonates and infants. In: Harken A, Moore E, eds. Abernathy's surgical secrets. 6th ed. Philadelphia, PA: Mosby Elsevier; 2009: 417-420.
3. Reyes H, Meller J, Loeff D. Neonatal intestinal obstruction. Clin Perinatol. 1989; 16(1):85-96.
4. Best K, Tennant P, Addor M et al. Epidemiology of small intestinal atresia in Europe: A register-based study. Arch Dis Child Fetal Neonatal Ed. 2012; 97(5):F353-8.
5. Coppola C. Intestinal atresia. In: Coppola CP, Kennedy APJ, Ronald SJ, eds. Pediatric surgery: Diagnosis and treatment. New

Delhi, India: Springer International Publishing Switzerland; 2014: 147-149.

6. Louw J, Barnard C. Congenital intestinal atresia: Observations on its origin. Lancet. 1955; 269(6899):1065-1067.

7. Millar AJW, Gosche JR, Lakhoo K. Intestinal atresia and stenosis. In: Ameh EA, Bickler SW, Lakhoo K, Nwomeh BC, Ponaru D, eds. Paediatric surgery: A comprehensive text – Vol 2. Seatle: Global HELP Organization; 2011:385-388.

8. Figueirêdo SDS, Ribeiro LHV, Nóbrega BB da et al. Atresia do trato gastrintestinal: Avaliação por métodos de imagem. Radiol Bras. 2005; 38(2):141-150. Doi:10.1590/S0100-39842005000200011.

9. Touloukian R. Diagnosis and treatment of jejunoileal atresia. World J Surg. 1993; 17(3):310-7.

10. Berrocal T, Lamas M, Gutieérrez J, Torres I, Prieto C, del Hoyo ML. Congenital anomalies of the small intestine, colon, and rectum. RadioGraphics. 1999; 19(5):1219-36. Disponível em: http://www.ncbi.nlm.nih.gov/pubmed/10489177.

11. Gupta AK, Guglani B. Imaging of congenital anomalies of the gastrointestinal tract. Indian J Pediatr. 2005; 72(5):403-414. Doi: 10.1007/BF02731737.

12. Touloukian R, Hobbins J. Maternal ultrasonography in the antenatal diagnosis of surgically correctable fetal abnormalities. J Pediatr Surg. 1980; 15(4):373-7.

13. Amole A, Johnson R, Adesiyun O. The triple bubble sign: A neglected radiologic feature of proximal jejunal atresia. Internet J Radiol. 2003; 3(1):1-6. Doi:10.5580/1776.

PNEUMONIA COMPLICADA

Raphael Xenofonte Morais Pinheiro
Eduardo Just da Costa e Silva

Menina de 2 anos de idade com história de tosse e febre há cerca de 2 meses e sem melhora após terapia antibiótica.

ANTES DA IMAGEM

Em pacientes pediátricos, a pneumonia é um diagnóstico clínico, e a conduta é bem estabelecida. Entretanto, com frequência os exames de imagem são solicitados por motivos variados.

Nas situações em que não há melhora ou ocorre piora do quadro durante o tratamento, os exames de imagem são úteis para verificar as complicações (como derrame pleural e necrose pulmonar), a coexistência de lesões estruturais (malformações, bronquiectasias) ou mesmo fornecer algum diagnóstico alternativo de uma condição que esteja simulando pneumonia.

EXAMES DE IMAGEM

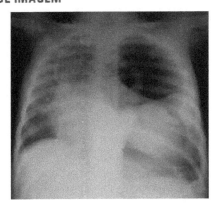

Figura 51.1 Radiografia de tórax PA mostrando formações císticas aéreas ocupando o hemotórax esquerdo associadas a lesões com maior densidade, espessamento pleural e desvio das estruturas mediastinais para a direita.

DIAGNÓSTICO DIFERENCIAL

Com base na radiografia convencional, o diagnóstico diferencial mais importante é pneumonia complicada com fístula broncopleural/processo infeccioso da pleura, malformação congênita das vias aéreas pulmonares (malformação adenomatosa cística), hérnia diafragmática congênita ou lesões neoplásicas.

Foi solicitada tomografia computadorizada do tórax com contraste (Figura 51.2).

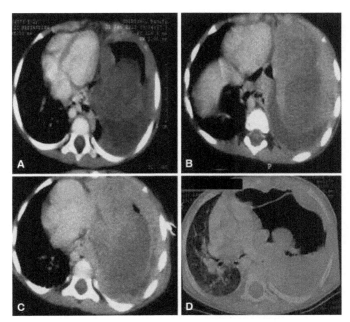

Figura 51.2A a D Cortes tomográficos computadorizados do tórax mostrando formação expansiva com componentes sólidos e áreas com atenuação de líquido e gás ocupando a cavidade pleural esquerda com desvio das estruturas mediastinais.

DIAGNÓSTICO

Blastoma pleuropulmonar da infância.

DISCUSSÃO

Neoplasias torácicas primárias são comuns em crianças, sendo mais frequentes as de origem mediastinal e da parede torácica, como linfoma, neuroblastoma e tumores da família do sarcoma de Ewing. Origem pulmonar ou pleural é menos comum. O blastoma pleuropulmonar (BPP) é um tumor raro do pulmão que ocorre em crianças com idade inferior a 6 anos[1]. Trata-se de uma lesão de origem embrionária que afeta o pulmão e a pleura de crianças, havendo a associação com histórico familiar de neoplasias, como o próprio BPP, nefroma cístico, sarcomas, meduloblastoma, neoplasias da tireoide, leucemia e linfoma[2]. Tem sido dividida em três tipos, a depender da predominância cística (tipo I), cístico-sólida (tipo II) e sólida (tipo III)[1,2].

O diagnóstico pode ser retardado pelo quadro clínico inespecífico, com sintomas respiratórios e febre, o que leva a tratamentos iniciais com antibióticos, surgindo a suspeita a partir da evolução do paciente e por achados de imagem.

Os achados típicos de imagem incluem usualmente uma massa de base pleural, de aparência variável, que inclui áreas puramente císticas, sólidas ou cístico-sólidas, podendo ocorrer pneumotórax. As áreas sólidas podem exibir realce ao contraste. As lesões costumam ser grandes ao diagnóstico com opacificação completa ou quase completa do hemitórax[1].

As lesões puramente císticas apresentam como diagnóstico diferencial a malformação congênita das vias aéreas pulmonares. Entre as lesões que também devem ser consideradas está o neuroblastoma, no qual seria esperado comportamento de lesão de origem mediastinal posterior com erosão de costelas e invasão do canal raquiano, bem como lesões de origem na parede torácica, como os tumores da família do sarcoma de Ewing. A ausência de comprometimento da parede torácica pelo BPP auxilia essa diferenciação.

Referências

1. Naffaa LN, Donnelly LF. Imaging findings in pleuropulmonary blastoma. Pediatr Radiol. 2005; 35(4):387-91. Doi:10.1007/s00247-004-1367-5.
2. Orazi C, Inserra A, Schingo PMS et al. Pleuropulmonary blastoma, a distinctive neoplasm of childhood: Report of three cases. Pediatr Radiol. 2007; 37(4):337-44. Doi:10.1007/s00247-006-0402-0.

52

Massa Pélvica

Ana Karina Brizeno Ferreira Lopes
José Walter Agustinho de Oliveira

Adolescente de 16 anos de idade, sexo feminino, com quadro de dor e aumento do volume abdominal.

ANTES DA IMAGEM

A etiologia das massas abdominais na infância e adolescência abrange uma ampla variedade de diagnósticos diferenciais, como processos obstrutivos, inflamatórios/infecciosos, vasculares e neoplásicos. O quadro clínico geral é de aumento do volume abdominal, que pode estar acompanhado de dor ou desconforto abdominal, vômitos, parada da eliminação fecal e/ou urinária, febre e amenorreia. A faixa etária e o sexo têm importância fundamental na adequada condução investigatória do caso. Ao se deparar com uma paciente adolescente, após exclusão de gravidez, as massas anexiais devem ser o principal foco investigatório[1].

As massas ovarianas apresentam etiologias variadas, que vão desde natureza benigna (mais frequente), envolvendo processos funcionais e inflamatórios, cuja terapêutica tende a ser conservadora, até etiologias neoplásicas, necessitando de intervenção cirúrgica na maioria dos casos[1-5].

A avaliação adequada de lesões anexiais nesse grupo etário tem especial importância para otimizar a condução do caso, visando, sempre que possível, à preservação da fertilidade dessas pacientes[1,2]. Nesse contexto, a ultrassonografia é a ferramenta primordial no estudo das massas anexiais e na definição de diagnósticos diferenciais dessas condições, sendo o exame inicial de escolha, especialmente na faixa etária pediátrica, em que o uso de métodos diagnósticos com radiação ionizante não deixa de ser acompanhado de algum prejuízo[1-3,5-7]. Entretanto, exames complexos, como tomografia computadorizada ou ressonância magnética, podem ser indicados em casos duvidosos, quando se pretende esclarecer melhor a relação dessas lesões com estruturas e órgãos adjacentes e no estadiamento para pesquisa de lesões à distância[1,2,5].

EXAMES DE IMAGEM

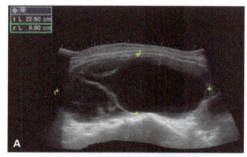

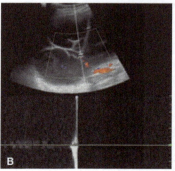

Figura 52.1 Ultrassonografia abdominal em corte sagital (**A**) mostra volumosa massa cística, com líquido anecoico e septos em seu interior, medindo cerca de 22,5 × 8,9cm. Em corte axial (**B**), observa-se detalhe dos septos grosseiros sem fluxo ao estudo Doppler.

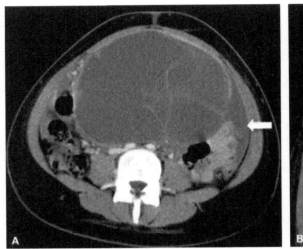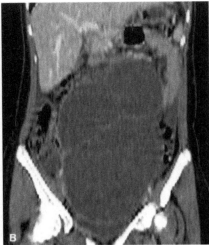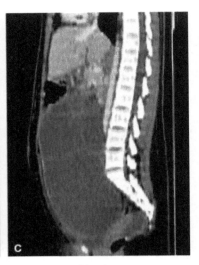

Figura 52.2 Tomografia computadorizada do abdome com contraste em corte axial (**A**) mostrando volumosa massa hipodensa com septos e paredes discretamente hiperdensos, além de líquido livre em cavidade peritoneal (seta branca). Cortes sagital (**B**) e coronal (**C**) mostrando a relação da lesão com os demais órgãos.

DIAGNÓSTICO DIFERENCIAL

Diante de uma massa anexial complexa devem ser aventados alguns diagnósticos diferenciais. O cisto de corpo lúteo e o cisto funcional hemorrágicos, comuns na adolescência e na vida adulta, podem apresentar-se à ultrassonografia como lesões císticas com conteúdo ecogênico, exibindo componentes sólidos com diâmetro variando de 3 a 8cm, por vezes com a aparência de neoplasia maligna. O controle ecográfico pode ser útil, visto que essas lesões evoluem, em geral, com resolução espontânea[1-3,6,7].

Os cistos tecaluteínicos, pouco frequentes na faixa etária pediátrica, ocorrem quando há níveis elevados de hormônio coriônico gonadotrófico, no contexto clínico de uma gestação ou tratamento para infertilidade, por exemplo. Assumem à ultrassonografia o aspecto de grandes lesões císticas com conteúdo anecoico e multisseptadas[1,2,7].

Os endometriomas, decorrentes de implantes de células endometriais no ovário, são frequentes em mulheres na idade fértil, sendo causa comum de dor pélvica crônica, com a aparência ecográfica de lesões císticas bem definidas, homogêneas, com ecos difusos em suspensão, usualmente de pequenas dimensões, sendo incomum a presença de septos ou nodulações[1,3,6,7].

Os cistos de inclusão peritoneal decorrem do acúmulo de líquido de origem ovariana aprisionada em aderências peritoneais em mulheres com história de cirurgias ou doença inflamatória pélvica, por exemplo. São imagens císticas de paredes finas, multisseptadas, com plano de clivagem do parênquima ovariano, o qual se encontra normal[7].

A hidrossalpinge tem apresentação ultrassonográfica de lesão cística anecoica, tubular, com septações incompletas diametralmente opostas, enquanto um abscesso tubovariano se mostrará como massa hipoecoica complexa, de limites imprecisos, com septações espessas e/ou debris, em uma paciente com sinais clínicos infecciosos[3,6,7].

Dentre as causas neoplásicas, o cisto dermoide (ou teratoma cístico maduro) é o tumor mais comum nessa faixa etária[4]. Apresenta-se como uma lesão cística, geralmente uniloculada, com ecos de alta amplitude difusos ou focais (pelos), além de áreas ecogênicas que podem conter focos hiperecogênicos produtores de sombra acústica posterior, correspondendo a áreas de tecido gorduroso com dentes ou fragmentos ósseos no interior[2,3,6,7].

Dos tumores ovarianos de origem epitelial, os mais importantes no diagnóstico diferencial são os cistoadenomas seroso e mucinoso e o cistoadenocarcinoma. Os cistoadenomas serosos, comuns em mulheres dos 20 aos 50 anos, são frequentemente uniloculados, com ecogenicidade homogênea, mas podem mostrar-se ecograficamente como lesão cística complexa de paredes finas. Já os mucinosos geralmente são massas císticas multiloculadas, de paredes ecogênicas e regulares, com fluido de diferentes ecogenicidades.

Quando se encontra uma lesão cística multisseptada com projeções papilares e septos grosseiros, que podem apresentar captação de fluxo ao estudo Doppler, a hipótese de cistoadenocarcinoma se impõe[2,3,6,7].

Capítulo 52 MASSA PÉLVICA

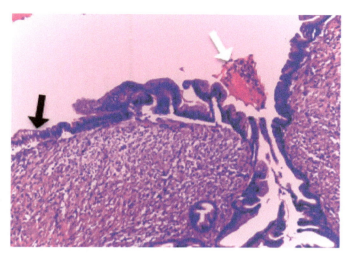

Figura 52.3 Corte histológico mostrando células epiteliais cilíndricas repletas de vacúolos com mucina (*seta preta*). Observa-se, também, pequena quantidade de mucina livre com material inflamatório/necrótico (*seta branca*).

DIAGNÓSTICO

Cistoadenoma mucinoso de ovário.

DISCUSSÃO

O tumor epitelial de origem mucinosa representa a segunda neoplasia mais frequente do ovário, perdendo apenas para o de origem serosa[2,5]. Pode ser classificado em três tipos: benigno, conhecido como cistoadenoma, representando 80% dos casos; maligno, cistoadenocarcinoma, correspondendo a 5% a 10%; e o *borderline*, contabilizando os 10% a 15% restantes[2,5].

O cistoadenoma mucinoso de ovário apresenta pico de incidência entre a terceira e a quinta década de vida, sendo bastante raro o acometimento de crianças e adolescentes[4-6].

Com frequência é unilateral (apenas 5% dos casos têm envolvimento bilateral), e nessa faixa etária o ovário esquerdo é o mais acometido[2,5,6]. A apresentação mais comum é de distensão abdominal secundária a massa abdominal palpável (as dimensões médias variam de 4,5 a 25cm), acompanhada ou não de dor abdominal[4-6]. Trata-se de lesões císticas preenchidas por líquido gelatinoso rico em glicoproteínas (mucina), multisseptadas, com septos finos, que não apresentam fluxo ou captação nos exames de imagem[5,6]. Um aspecto ultrassonográfico típico consiste na presença de fluidos de diferentes ecogenicidades em uma lesão única[3,7].

Por ser uma neoplasia benigna, é bom o prognóstico a longo prazo, sendo a exérese cirúrgica o tratamento de escolha e definitivo[4,5].

Referências

1. Giordano L, Giordano M, Silva R. Tumores anexiais na adolescência. Adolescência & Saúde. 2009; 6(4):48-52.
2. Sutton C, McKinney C, Jones J, Gay S. Ovarian masses revisited: Radiologic and pathologic correlation. RadioGraphics. 1992; 12(5):853-77.
3. Martins W, Barros A, Barra D, Mauad-Filho F. Ultra-sonografia na condução de massas pélvicas. Femina. 2007; 35(6):345-9.
4. Flotho C, Rückauer K, Duffner U, Bergstässer E, Böhm N, Niemeyer C. Mucinous cystadenoma of the ovary in a 15-year-old girl. J Pediatr Surg. 2001; 36(6):1-3.
5. Sri Paran T, Mortell A, Devaney D, Pinter A, Puri P. Mucinous cystadenoma of the ovary in perimenarchal girls. Pediatr Surg I. 2006; 22(3):224-7.
6. Atri M, Nazarnia S, Bret P, Aldis A, Kintzen G, Reinhold C. Endovaginal sonographic appearance of benign ovarian masses. RadioGraphics. 1994; 14(4):474-60.
7. Andrade Neto F, Palma-Dias R, Costa F. Ultrassonografia nas massas anexiais: Aspectos de imagem. Radiol Bras. 2011; 44(1):59-67.

53 Pneumonias e Intolerância ao Esforço Físico

Rosana Gonçalves de Araújo
Karina Tavares de Melo Nóbrega de Oliveira
Juliana Rodrigues Neves
Fernando Moraes Neto

Paciente de 3 anos de idade admitido na emergência com tosse. Genitora relata episódios prévios de pneumonia e intolerância ao esforço físico.

EXAME FÍSICO

Sem alterações adicionais significativas. A radiografia de tórax sugeria discreto desvio mediastinal para a direita e questionava opacidade na base do pulmão direito. Pulmão esquerdo de aspecto vicariante. A broncoscopia não demonstrou sinais de obstrução endoluminal da árvore brônquica. Foi solicitada tomografia computadorizada (TC) para detalhamento anatômico.

EXAMES DE IMAGEM

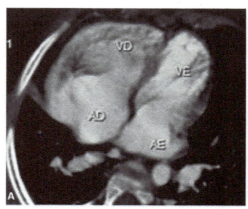
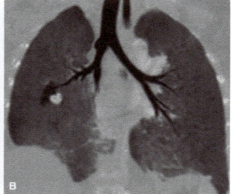
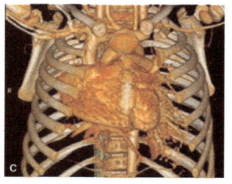

Figura 53.1 Tomografia computadorizada do tórax. **A** Corte axial mostrando o aumento dimensional das câmaras cardíacas direitas (presumivelmente decorrente do hiperfluxo pulmonar). **B** Reconstrução em projeção de intensidade mínima (MinIP) mostrando a árvore brônquica e os sinais de discreta hipoplasia do pulmão direito em relação ao contralateral, notadamente dos lobos médio e inferior. **C** Reconstrução tridimensional mostrando discreto desvio mediastinal para a direita. Na vista anterior observa-se que a imagem cardíaca se sobrepõe à das veias pulmonares direitas.

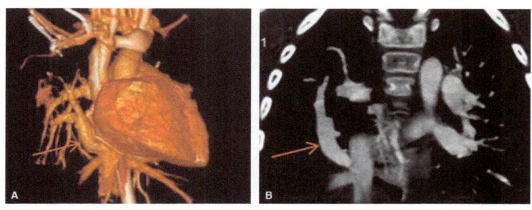

Figura 53.2 Tomografia computadorizada de tórax em reconstrução tridimensional (VR – **A**) e em projeção de intensidade máxima (MIP – **B**) mostrando drenagem venosa pulmonar anômala parcial (*setas*) caracterizada pela drenagem das veias pulmonares direitas em veia vertical descendente que adquire aspecto curvilíneo na porção inferior, desembocando na veia cava inferior no nível diafragmático. Parte do lobo inferior esquerdo exibia drenagem venosa mista, preferencialmente anômala. Nota-se ainda ramo arterial anômalo com origem na aorta abdominal (circulação sistêmica) e extensão para o lobo inferior do pulmão direito. As artérias pulmonares eram confluentes, porém assimétricas, com calibre à esquerda duas vezes maior que à direita.

Após o diagnóstico, foi realizado cateterismo cardíaco com intuito de avaliar pressão arterial pulmonar e posterior programação cirúrgica.

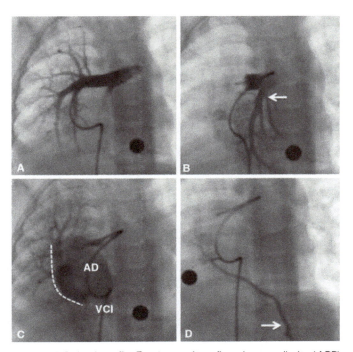

Figura 53.3 Angiografia. Em **A**, arteriografia pulmonar direita (*APD*) evidenciando ramo descencente inferior precoce. Em **B**, arteriografia retrógrada de APD demonstrando melhor ramo para o lobo inferior do pulmão direito (*seta*). Esse segmento na recirculação apresentava drenagem venosa pulmonar mista para a veia vertical coletora e para o átrio esquerdo. Em **C**, drenagem venosa pulmonar direita anômala para a veia vertical em formato de cimitarra (*linha pontilhada*) que drena na veia cava inferior (*VCI*) e preenche o átrio direito (*AD*). Em **D**, colateral sistêmico-pulmonar (*seta*) de fino calibre com origem em aorta descendente e se dirigindo ao pulmão direito.

Foi evidenciado desvio das estruturas cardíacas para a direita com dilatação de cavidades direitas, confirmando o diagnóstico e identificando pequeno segmento no pulmão direito inferior com drenagem venosa mista, conforme demonstrado. A pressão arterial pulmonar estava normal nesse estudo, e foi indicada a correção cirúrgica do defeito.

DIAGNÓSTICO

Síndrome da cimitarra (SC).

DISCUSSÃO

A SC é uma anomalia rara, representando 3% dos casos de drenagem pulmonar anômala, caracterizada por drenagem anormal de veias do pulmão direito para a circulação sistêmica. Há leve predominância no sexo feminino (1,4 para 1,0) e relatos de ocorrência familiar. Em geral, há drenagem para a veia cava inferior, no nível ou abaixo do diafragma, próximo ao óstio da veia hepática direita[1]. Entretanto, pode acontecer para veia cava superior, átrio direito, seio coronário e veias hepáticas e porta. Descrita inicialmente por Cooper e Chassinat em 1836, o primeiro relato cirúrgico para correção data de 1956, por Kirling *et al.*[2]

Podem coexistir outras anomalias cardíacas (defeitos no septo interatrial – em até 70% dos casos – ou ventricular, dextrocardia, coarctação de aorta, tetralogia de Fallot e ducto arterial patente) e não cardíacas (anormalidades vertebrais, hipospadia, eventração do diafragma direito, pulmão em ferradura e duplicação ureteral)[2,3].

A etiologia está relacionada ao desenvolvimento anormal do broto pulmonar na embriogênese inicial, tendendo a envolver, mais frequentemente, o pulmão direito por motivos desconhecidos. Existem poucos relatos de SC comprometendo o pulmão esquerdo[4].

A nomenclatura, adotada em 1960 por Neil *et al.*, faz alusão à imagem radiográfica de uma veia anormal com configuração curva, descendente, de convexidade lateral, à direita do coração, lembrando a espada oriental de mesmo nome. Essa veia pulmonar direita drena anômala e diretamente para a veia cava inferior. Nas radiografias deste caso, entretanto, não foi aventada a hipótese de SC, provavelmente em razão da sobreposição das estruturas vasculares e da imagem cardíaca.

A SC é dividida didaticamente em três formas principais: a forma infantil, sintomática e associada à hipertensão pulmonar, a forma mais tardia ou do adulto, que costuma ser assintomática na infância, e a associada a malformações cardíacas congênitas[5].

O diagnóstico nem sempre é tarefa fácil. Os pacientes podem ser assintomáticos ou apresentar sintomas leves ou, até mesmo, limitantes, como no caso relatado neste capítulo. As manifestações clínicas são decorrentes da insuficiência cardíaca e do aumento do fluxo sanguíneo que chega às câmaras direitas proveniente da drenagem pulmonar aberrante (hiperfluxo e hipertensão pulmonar). Podem ocorrer, também, infecções do trato respiratório (ITR) de repetição, ganho de peso inadequado, inapetência e indisposição para atividades lúdicas.

Os melhores métodos de imagem para o diagnóstico são a ecocardiografia, a tomografia computadorizada multidetectores (TCMD) e a ressonância magnética (RM)[4,6].

A ecocardiografia pode sugerir o diagnóstico por visibilizar hiperfluxo na veia cava inferior e aumento do átrio e ventrículo direitos, além de identificar outros defeitos cardíacos possivelmente associados à SC. Entretanto, em virtude das limitações do método (por exemplo, janelas acústicas nem sempre adequadas) e das melhores resolução espacial e reprodutibilidade interobservadores, os métodos radiológicos axiais de imagem ganharam importância fundamental para o fechamento do diagnóstico e o planejamento do tratamento.

A TCMD pode evidenciar artéria pulmonar direita hipoplásica com suprimento sanguíneo arterial anômalo proveniente da artéria aorta ou de seus ramos para a base do pulmão direito (sequestração do lobo inferior direito ou de parte dele). Também identifica a drenagem venosa anômala. A janela pulmonar evidencia com clareza a hipoplasia (tamanho menor) do pulmão direito em relação ao esquerdo. As reconstruções multiplanares após o uso de contraste iodado evidenciam com clareza os vasos anormais, facilitando o planejamento cirúrgico para correção.

A RM presta-se às mesmas aplicações da TCMD, com ótima definição de imagem, podendo auxiliar a quantificação do *shunt* mediante a análise de fluxo com a vantagem de não utilizar radiação, o que é importante principalmente quando os pacientes em questão pertencem à faixa etária pediátrica.

Ainda há controvérsias sobre o melhor tratamento. No entanto, a indicação cirúrgica está bem estabelecida para *shunts* esquerda-direita maiores que 50%, infecções pulmonares de repetição, hemoptise, dispneia relacionada à hipertensão pulmonar/aumento das câmaras direitas e malformações cardíacas[7].

As principais técnicas cirúrgicas estabelecidas até o momento consistem em criar um conduto que leve o sangue da drenagem pulmonar anômala, antes da entrada na veia cava inferior, até o átrio esquerdo, passando através do átrio direito e pelo defeito do septo interatrial, podendo ser necessário ou não alargá-lo (por meio de um tubo de poliuretano). Outra técnica consiste em ligar a veia pulmonar anômala diretamente ao átrio esquerdo e/ou reimplantá-la no átrio direito com desvio para direcionar o fluxo sanguíneo para o átrio esquerdo. Há ainda a possibilidade de realizar lobectomia/pneumectomia direita, especialmente indicada em casos de ITR de repetição. Entretanto, se for detectado suprimento arterial sistêmico anormal para o pulmão direito, essa alteração deve ser corrigida antes da cimitarra venosa, buscando diminuir os *shunts* vasculares e a sobrecarga cardíaca. Alguns estudos multicêntricos demonstram que pacientes com hipertensão pulmonar na ocasião da cirurgia apresentam índice maior de mortalidade[5], sendo necessário, portanto, tentar controlá-la antes da cirurgia.

O paciente deste caso submeteu-se à cirurgia para corrigir a drenagem venosa anômala, desviando-a para o átrio esquerdo, com ressecção de pequena parte do parênquima pulmonar cujo suprimento arterial era anômalo. Evoluiu bem do seguimento clínico até a presente data.

Referências

1. Jensen H, Muthialu N, Furci B, Yates R, Kostolny M, Tsang V. Direct implantation of scimitar vein to the left atrium via sternotomy: A reappraisal. Eur J Cardiothorac Surg. 2014; 45(6):1066-9. Doi: 10.1093/ejcts/ezt540.

2. Ferrari GF, Parreira CC, Reibscheid SM, Martins AS. Síndrome da cimitarra: Relato de caso com falsos diagnósticos e

conduta adequada. J Pneumol. 2000; 26(6):337-340. Doi:10.1590/S0102-35862000000600010.

3. Paulo J, Matushita K, Missiaggia GC et al. Pulmão em ferradura: Relato de caso. 2007; 40(5):2007.

4. El-Medany S, El-Noueam K, Sakr A. Scimitar syndrome: MDCT imaging revisited. Egypt J Radiol Nucl Med. 2011; 42(3-4):381-387. Doi:10.1016/j.ejrnm.2011.08.004.

5. Vida VL, Padalino MA, Boccuzzo G et al. Scimitar syndrome: A European Congenital Heart Surgeons Association (ECHSA) multicentric study. Circulation. 2010; 122(12):1159-66. Doi:10.1161/CIRCULATIONAHA.109.926204.

6. Melduni RM, Mookadam F, Mookadam M et al. Images in cardiovascular medicine. Scimitar syndrome: Complete diagnosis by transthoracic echocardiography. Circulation. 2006; 114(10): e373-5. Doi:10.1161/CIRCULATIONAHA.105.603670.

7. Brink J, Yong MS, d'Udekem Y, Weintraub RG, Brizard CP, Konstantinov IE. Surgery for scimitar syndrome: The Melbourne experience. Interact Cardiovasc Thorac Surg. 2015; 20(1):31-4. Doi:10. 1093/icvts/ivu319.

54 Icterícia, Colúria e Acolia Fecal

Eduardo Just da Costa e Silva

Menino de 6 meses de idade há 2 meses com icterícia, colúria e acolia fecal.

ANTES DA IMAGEM

Em uma situação como esta, o papel mais importante dos exames de imagem seria confirmar se o quadro é obstrutivo ou não, pois condições infecciosas e tóxicas podem levar à apresentação de icterícia colestática. A idade do paciente e o início da apresentação não são compatíveis com atresia de vias biliares, de modo que os exames radiológicos vão procurar sinais de coledocolitíase, neoplasias, cistos de colédoco, ascaridíase e colangite esclerosante primária, entre outros.

EXAMES DE IMAGEM

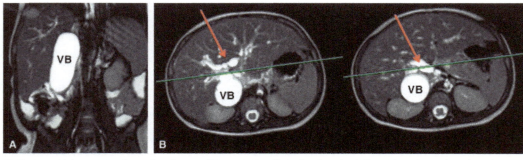

Figura 54.1A e B Cortes axiais e coronal ponderados em T2 mostram dilatação das vias biliares intra-hepáticas (*seta*) com vesícula biliar (*VB*) pronunciadamente distendida.

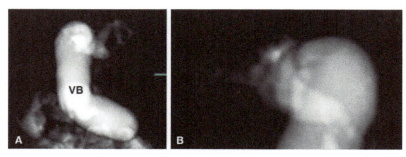

Figura 54.2A e B Colangiorressonância magnética mostrando a importante distensão da vesícula biliar (*VB*) e as vias biliares dilatadas. **B** Mostra em detalhe a dilatação fusiforme do colédoco.

DIAGNÓSTICO DIFERENCIAL

Os principais diagnósticos diferenciais do caso seriam uma neoplasia, coledocolitíase e parasitose. As imagens mostram que não há uma massa sólida, excluindo neoplasia. Além do mais, não há falhas de enchimento que possam sugerir cálculos ou áscaris.

DIAGNÓSTICO

Cisto de colédoco.

DISCUSSÃO

Os cistos de colédoco são lesões congênitas das vias biliares caracterizadas por dilatações císticas que podem comprometer as porções intra e/ou extra-hepáticas. Embora seja descrita uma tríade clínica clássica – icterícia, dor abdominal e massa palpável – ela só ocorre em cerca de um terço dos casos, o que pode levar a diagnósticos tardios, inclusive na vida adulta[1].

A patogênese do cisto ainda é incerta. A presença de uma junção anômala do ducto pancreático com o duodeno, mais longa e alta que o usual, causando refluxo de suco pancreático para o colédoco com destruição mucosa, fibrose e dilatação, que tem sido aceita por longo tempo, é atualmente questionada, pois não explicaria todos os tipos de cistos de colédoco, além do fato de a anomalia de junção ser mais comum que o próprio cisto de colédoco[1,2]. Os portadores apresentam risco aumentado de desenvolver colangiocarcinoma, assim como coledocolitíase, estenose biliar, pancreatite, colangite e ruptura do cisto (Figura 54.3)[1,3].

Os cistos de colédoco têm sido classificados de acordo com Todani[2]. O tipo I (extra-hepático) é o tipo clássico e pode ser dividido em Ia (cisto difuso do colédoco), Ib (focal) e Ic (fusiforme). O tipo II corresponde a um divertículo e o III a uma coledococele (dilatação intramural duodenal). O tipo IV corresponde a dilatações císticas intra e extra-hepáticas e o tipo V à doença de Caroli com cistos intra-hepáticos. Entretanto, essa classificação tem sido questionada com o surgimento de outros subtipos e dúvidas quanto à etiologia comum das diversas formas[1].

O diagnóstico por imagem pode ser feito por ultrassonografia, tomografia computadorizada, ressonância magnética (especialmente com técnica de colangiorressonância), cintilografia ou colangiopancreatografia endoscópica retrógrada. A identificação de um cisto separado da vesícula biliar (com ou sem dilatação das vias biliares) seria o achado esperado, sendo a morfologia, a posição e a relação desse cisto com o ducto biliar comum e a coexistência de outros cistos dependentes do tipo, conforme descrito. Embora não costume causar grande dificuldade diagnóstica, o tipo fusiforme pode ser de difícil diferenciação de obstruções discretas e mesmo funcionais.

O paciente foi submetido ao tratamento cirúrgico com boa evolução (Figura 54.4).

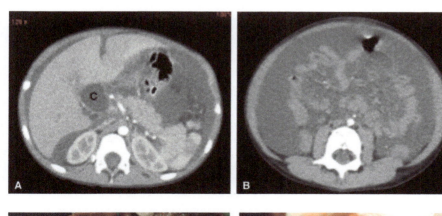

Figura 54.3A e **B** Tomografia computadorizada de outro paciente com ascite biliar por ruptura de um cisto de colédoco (C).

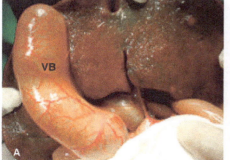
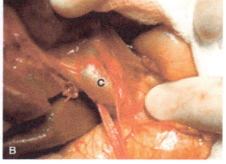

Figura 54.4 Achados cirúrgicos do paciente. **A** Vesícula biliar (VB) pronunciadamente dilatada. **B** Detalhe do cisto (C).

Referências

1. Katabathina VS, Kapalczynski W, Dasyam AK, Anaya-baez V, Menias CO. Adult choledochal cysts: Current update on classification, pathogenesis, and cross-sectional imaging findings. Abdom Imaging. 2015. Doi:10.1007/s00261-014-0344-1.

2. Souza L, Rodrigues FB, Tostes LV, Barreto GB, Cardoso MS. Avaliação por imagem das lesões císticas congênitas das vias biliares. Radiol Bras. 2012; 45(2):113-117. Doi:10.1590/S0100-39842012000200010.

3. Costello JR, Kalb B, Chundru S, Arif H, Petkovska I, Martin DR. MR imaging of benign and malignant biliary conditions. Magn Reson Imaging Clin N Am. 2014; 22(3):467-488. Doi:10.1016/j.mric.2014.05.002.

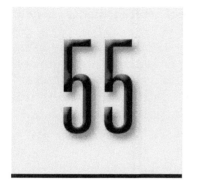

Estridor desde o Nascimento

Eduardo Just da Costa e Silva

Menino de 2 meses de idade apresentando estridor desde o nascimento.

ANTES DA IMAGEM

O estridor é uma manifestação clínica causada por obstrução parcial em qualquer ponto da via aérea. Laringomalacia, paralisia de cordas vocais, processos inflamatórios, trauma, tumores das vias aéreas, corpo estranho, intubação prévia, traqueomalacia, anéis traqueais completos, condições neurológicas e compressão extrínseca por anéis vasculares são alguns exemplos de condições que podem cursar com o sintoma[1,2]. O estridor pode ser inspiratório, expiratório ou bifásico, e essa observação pode determinar o provável ponto de obstrução. O estridor inspiratório tem origem na região supraglótica e nas cordas vocais, o bifásico, na glote e na região subglótica, e o expiratório, na traqueia e nos brônquios[1]. A avaliação do estridor na infância deve levar em conta se o quadro é agudo (processos inflamatórios/infecciosos ou corpo estranho) ou crônico. Nos casos crônicos, a cronologia do evento pode ajudar a esclarecer a causa, bem como o eventual histórico de intubação traqueal. A avaliação radiológica depende da suspeita clínica, podendo variar de radiografias convencionais do pescoço e estudo contrastado do esôfago até exames de cortes seccionais, como tomografia computadorizada e ressonância magnética.

EXAMES DE IMAGEM

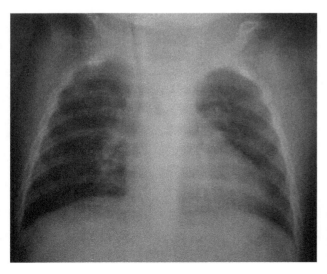

Figura 55.1 Chama a atenção um desvio da traqueia cervical para a direita, o que causa importante redução de seu calibre. Há aumento da densidade dos tecidos moles na linha média cervical.

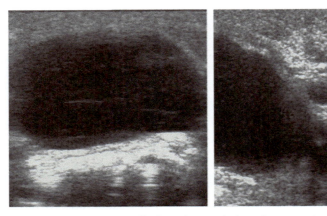

Figura 55.2 Ultrassonografia da região cervical mediana nos planos sagital (**A**) e axial (**B**). Note a estrutura cística de paredes bem definidas. A lesão é profunda, e na imagem axial é possível observar sua extensão posteriormente à artéria carótida comum esquerda. Há uma aparência laminada nas paredes do cisto, mais percebida na imagem axial por uma parede interna mais ecogênica circundada por um halo hipoecoico e uma terceira camada ecogênica mais externa. Durante o exame foi oferecido leite ao bebê e não houve movimentação do cisto durante a deglutição.

DIAGNÓSTICO DIFERENCIAL

As lesões císticas cervicais congênitas mais comuns são o cisto do ducto tireoglosso, o cisto branquial e a malformação linfática[3]. O cisto tireoglosso costuma estar localizado próximo ao osso hioide, sendo móvel à deglutição e à exposição da língua. O caso apresentado mostra um cisto de localização mais baixa, já na transição com o mediastino e mais profundo. O cisto não apresentava movimentação à deglutição. O cisto branquial costuma estar localizado mais lateralmente e desloca medialmente os grandes vasos cervicais. Embora as malformações linfáticas sejam tipicamente multiloculadas, podem ter essa aparência unilocular.

Possibilidades menos comuns incluem cistos dermoide e epidermoide (usualmente mais altos na região cervical), cisto tímico e cisto broncogênico.

A aparência da parede do cisto mostrou-se útil neste caso, conforme discutido adiante.

DIAGNÓSTICO

Cisto de duplicação esofágica.

DISCUSSÃO

Cistos de duplicação do tubo digestório são lesões congênitas que presumivelmente se originam de defeitos da vacuolização intestinal embriológica, levando a uma separação ineficiente entre a notocorda e o endoderma. As localizações mais comuns são íleo terminal e esôfago. Ainda assim, os cistos de duplicação esofágica são raros[4]. O esôfago distal é o local mais comum de cistos de duplicação desse segmento, os quais são mais comumente císticos do que tubulares[5]. Usualmente estão localizados nas adjacências ou na parede do esôfago[6]. Em alguns casos, contêm mucosa gástrica no interior[7]. Podem complicar-se com perfuração, hemorragia, infecção e malignidade[4,5] e podem comunicar-se com a luz do esôfago[8].

Os cistos costumam ser detectados na infância. O quadro clínico é variável, dependente da localização e do tamanho da lesão, podendo ser um achado incidental. Sintomas comuns incluem disfagia, dificuldades respiratórias, dor e hematêmese[5]. Quando localizados no mediastino, podem ser evidenciados em radiografias convencionais, que, no

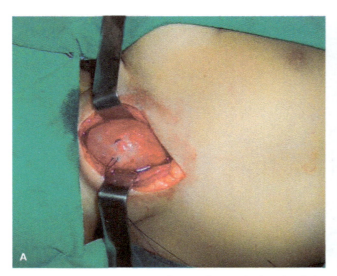 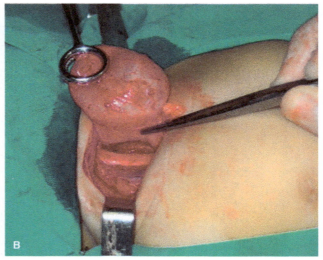

Figura 55.3A e **B** Aparência cirúrgica da lesão, que se mostrava ligada ao esôfago cervical.

entanto, não irão caracterizar bem a natureza cística. Nesses casos, a tomografia computadorizada e a ressonância magnética podem mostrar melhor a lesão, caracterizá-la como cística e demonstrar sua relação com o esôfago, mas haverá dificuldade em diferenciá-la de outras lesões císticas mediastinais. Em virtude da possibilidade de existir mucosa gástrica em seu interior, alguns casos são identificados à medicina nuclear. A ultrassonografia endoscópica é uma ótima opção para as lesões mediastinais, pois pode evidenciar a assinatura gastrointestinal comumente relatada nessas lesões e que consiste na identificação das camadas do tubo digestório. As lesões cervicais são mais beneficiadas pela ultrassonografia, pois são facilmente estudadas com transdutor linear, favorecendo a identificação da assinatura.

Referências

1. Ida JB, Thompson DM. Pediatric stridor. Otolaryngol Clin North Am. 2014; 47(5):795-819. Doi:10.1016/j.otc.2014.06.005.

2. Gupta R, Williams A, Vetrivel M, Singh G. Stridor in children: Is airway always the cause? J Pediatr Neurosci. 2014; 9(3):270-272. Disponível em: http://www.ncbi.nlm.nih.gov/pmc/articles/PMC4302552/.

3. Gaddikeri S, Vattoth S, Gaddikeri RS et al. Congenital cystic neck masses: Embryology and imaging appearances, with clinicopathological correlation. Curr Probl Diagn Radiol. 2014; 43(2):55-67. Doi:10.1067/j.cpradiol.2013.12.001.

4. Jeung M-Y, Gasser B, Gangi A et al. Imaging of cystic masses of the mediastinum. RadioGraphics. 2002; 22:S79-S93. Doi:10.1148/radiographics.22.suppl_1.g02oc09s79.

5. Chaudhary V, Rana SS, Sharma V et al. Esophageal duplication cyst in an adult masquerading as submucosal tumor. Endosc Ultrasound. 2013; 2(3):165-167. Doi:http://dx.doi.org/10.7178/eus.06.011.

6. Odev K, Aribas B, Nayman A, Aribas O, Altinok T, Küçükapan A. Imaging of cystic and cyst-like lesions of the mediastinum with pathologic correlation. J Clin Imaging Sci. 2012; 2(2):1-13. Doi:10.4103/2156-7514.97750.

7. Vilela TT, Daher RT, Domiciano M et al. Cistos congênitos do mediastino: aspectos de imagem. Radiol Bras. 2009; 42(1):57-62.

8. Lewis RB, Mehrotra AK, Rodriguez P, Levine MS. From the radiologic pathology archives: Esophageal neoplasms: Radiologic-pathologic correlation. RadioGraphics. 2013; 33(4):1083-1108. Doi:10.1148/rg.334135027.

Aumento Subagudo do Volume Abdominal

Joanna Brayner Dutra
Mariana Vila Nova de Oliveira Pontual
Eduardo Just da Costa e Silva

Menina de 1 ano e 3 meses de idade apresentando aumento subagudo do volume abdominal. Exames laboratoriais mostram queda dos níveis de hemoglobina.

ANTES DA IMAGEM

O aumento do volume abdominal apresenta como um de seus principais diagnósticos a ascite, que pode ter etiologia primária ou secundária. A inspeção do abdome globoso associado ao afilamento da pele e à retificação da cicatriz umbilical, assim como a presença do sinal do piparote positivo e/ou o sinal da macicez móvel à percussão, pode sugerir o achado de líquido livre. O exame físico, no entanto, pode ser falho quando há grandes formações císticas abdominais que podem mimetizar a ascite, sendo necessária a realização de exames complementares para investigação diagnóstica.

Métodos complementares de imagem podem restringir o diagnóstico diferencial, sendo usualmente a ultrassonografia o exame inicial por não utilizar radiação ionizante e por fornecer importantes informações complementares para o diagnóstico. Em caso de grandes formações císticas abdominais, no entanto, muitas vezes não é possível evidenciar a origem da lesão à ultrassonografia, e a tomografia computadorizada ou a ressonância magnética podem ser importantes na tentativa de estabelecer o diagnóstico topográfico da lesão.

EXAMES DE IMAGEM

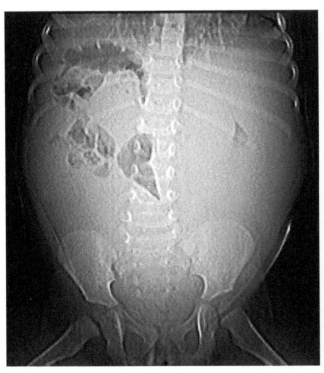

Figura 56.1 Topograma da tomografia computadorizada demonstrando deslocamento de alças intestinais para o hipocôndrio direito.

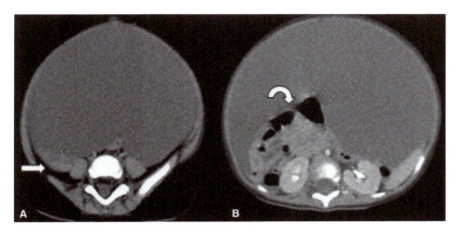

Figura 56.2A e B Tomografia computadorizada de abome demonstrando formação expansiva hipoatenuante de localização predominantemente anterior com conteúdo hiperatenuante pendente (*seta*) na fase sem contraste, sugerindo a presença de sangue. A imagem é diferenciada da ascite por haver deslocamento de alças do intestino delgado posteriormente (*seta curva*).

DIAGNÓSTICO DIFERENCIAL

Grandes lesões císticas da infância representam um desafio diagnóstico para o radiologista, pois nem sempre é possível definir seu sítio de origem, especialmente quando atingem grandes dimensões, ocupando praticamente todo o abdome[1]. As principais causas de lesões císticas da infância de origem peritoneal costumam ser citadas no laudo radiológico, tomando-se o cuidado de destacar as mais prováveis com base no epicentro, na idade, no quadro clínico e em algumas características específicas da lesão, como presença de gordura, calcificações e efeito sobre estruturas adjacentes.

DIAGNÓSTICO

Cisto omental complicado com sangramento.

DISCUSSÃO

O cisto omental tem origem indeterminada, porém uma das teorias a respeito de sua formação se baseia na proliferação benigna de tecido linfático ectópico, o qual não apresenta comunicação com a drenagem linfática anatômica, margeado por endotélio[2].

Os cistos omentais apresentam-se na imagem como formações expansivas uni ou multiloculadas de conteúdo predominantemente hipoatenuante que podem causar efeito de massa em órgãos adjacentes. Quando apresentam septos, não costumam ser realçados pelo meio de contraste. Não há componente sólido associado à lesão, sendo a degeneração maligna um evento raro usualmente causado por sarcoma de baixo grau[2]. Outras complicações podem decorrer de hemorragia ou infecção do conteúdo do cisto, assim como de torção[1-3], as quais devem ser suspeitadas quando há dor abdominal associada.

O diagnóstico correto pré-operatório de cisto omental apresenta baixa acurácia, sendo demonstrada em alguns estudos uma variação entre 13% e 25% dos casos estudados[2]. A origem anatômica da lesão geralmente é um achado intraoperatório, como ocorreu neste paciente (Figura 56.3). A excisão completa do cisto é o tratamento de escolha, e a recorrência da lesão é evento raro, podendo estar relacionada à excisão incompleta ou à extensão retroperitoneal da lesão[2,3].

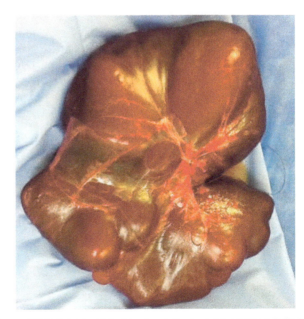

Figura 56.3 Achado cirúrgico de cisto omental multiloculado com base de implantação em omento maior próximo à grande curvatura do estômago. Não havia líquido livre intracavitário.

Referências

1. Wootton-Gorges SL, Thomas KB, Harned RK, Wu SR, Stein-Wexler R, Strain JD. Giant cystic abdominal masses in children. 2005:1277-1288. Doi:10.1007/s00247-005-1559-7.
2. Mazid A, Sultana N. Omental cyst – an uncommon entity. J Surg Pakistan. 2012; 17(September):3-4.
3. Adikibi BT, Wood R, Pillay K, Millar AJW. Omental cyst presenting with profound anaemia. Afr J Paediatr Surg. 2013; 10(2):180-4. Doi: 10.4103/0189-6725.115050.

57

Dor Lombar

Daniel Macêdo Severo de Lucena
Eduardo Just da Costa e Silva

Menina de 16 anos de idade, com história de queda de árvore há 3 meses. Evolui, desde então, com dor em região dorsal.

ANTES DA IMAGEM

A dorsalgia em crianças é uma queixa comum com amplo diagnóstico diferencial, sendo a investigação diagnóstica iniciada com história clínica, exame físico completo, testes laboratoriais e radiografia simples[1]. Os sinais de alerta para condições de maior importância incluem idade inferior a 5 anos, trauma agudo, limitação das atividades diárias, irradiação, duração superior a 4 semanas, antecedente de neoplasia, febre, exposição à tuberculose e dor noturna[1].

EXAMES DE IMAGEM

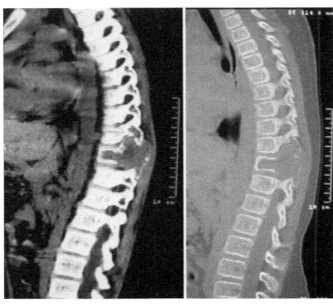

Figura 57.1 Reformatações sagitais de tomografia computadorizada da coluna vertebral, nas janelas de partes moles e óssea, evidenciando lesão osteolítica, insuflativa, de limites pouco precisos, determinando erosão óssea com afilamento do corpo, arco posterior e articulação interapofisária de vértebra torácica.

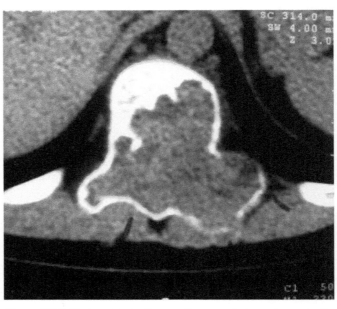

Figura 57.2 Corte axial de tomografia computadorizada em janela de partes moles destacando acometimento de corpo vertebral e arco posterior com alargamento do pedículo e processo transverso à esquerda. Optou-se por dar prosseguimento à investigação com ressonância magnética de coluna.

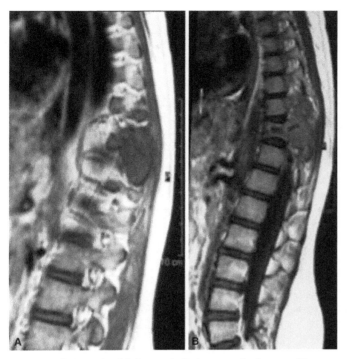

Figura 57.3A e B Aquisições sagitais de ressonância magnética nas sequências T1 pré e pós-contraste evidenciando lesão insuflativa, heterogênea, predominantemente hipointensa, com halo hipointenso, sem realce ao meio de contraste venoso, acometendo corpo e elementos posteriores de vértebra torácica.

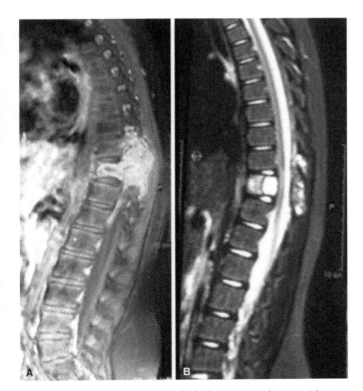

Figura 57.4A e B Aquisições sagitais de ressonância magnética nas sequências T2 e T2 STIR ressaltando o colapso parcial do corpo vertebral, o aspecto multiloculado da lesão e o nível líquido-líquido.

DIAGNÓSTICO DIFERENCIAL

O caso retrata uma neoplasia de coluna que admite inúmeras possibilidades diagnósticas, como tumor de células gigantes, histiocitose de células de Langerhans, cisto ósseo aneurismático, osteoblastoma, osteossarcoma (principalmente a variante telangiectásica), metástases, fibroma condromixoide e cisto ósseo simples.

O tumor de células gigantes (TCG) da coluna vertebral é raro, com prevalência de apenas 3% a 7% dos casos nessa região. Com frequência, o TCG manifesta-se como lesão lítica e destrutiva, não contendo calcificações ou septos e podendo atravessar superfícies articulares[2].

A histiocitose de células de Langerhans (HCL) representa uma desordem caracterizada por acúmulo anormal de histiócitos nos diversos tecidos, sendo o osso o mais acometido, especialmente os ossos planos, a medula e os ossos longos. Na medula, a HCL tem predileção pela coluna torácica, seguida pela lombar e a cervical. Na maior parte dos casos envolve os corpos vertebrais com relativa preservação dos elementos posteriores. Esse envolvimento costuma resultar na imagem em cunha anterior ou, mais comumente, em um completo colapso vertebral com a característica aparência de *vértebra plana*. Lesões líticas solitárias na coluna cervical são raras e, quando presentes, costumam estar associadas a deformidades ósseas e extensão epidural para tecidos moles, embora a compressão medular seja extremamente infrequente[3].

Os cistos ósseos aneurismáticos (COA) são massas ósseas preenchidas por sangue. A maioria manifesta-se dentro das duas primeiras décadas de vida, mais comumente na segunda. O COA representa menos de 1% até 1,4% dos tumores ósseos primários, com 3% a 30% dos casos ocorrendo na coluna vertebral, usualmente nos elementos posteriores. O clássico COA consiste em múltiplos espaços preenchidos por sangue e separados por septos. Ao contrário dos TCG, os COA são delimitados por uma fina margem óssea. A tomografia computadorizada e a ressonância magnética podem ser úteis para avaliação dessa patologia, podendo ser observados múltiplos níveis líquido-líquido, representando hemorragia, achado característico, embora não específico dessa lesão[2,4].

O osteoblastoma é um tumor benigno ósseo infrequente, raramente acomete a coluna vertebral e, quando o faz, envolve principalmente os elementos posteriores. Pode ter comportamento agressivo e causar destruição cortical e extensão para tecidos adjacentes[2]. Em exames radiológicos, o osteoblastoma aparece como uma massa osteolítica redonda ou ovoide com fina demarcação. O segmento osteolítico da lesão pode evidenciar focos de calcificação e ser envolvido por esclerose reativa.

O osteossarcoma da coluna é raro, respondendo por 0,6% a 3,2% de todos os osteossarcomas e 5% de todos os tumores primários de coluna. Pode ocorrer em todos os níveis, mas tem predileção pela região lombossacra. Os pacientes com osteossarcoma medular costumam ser mais velhos, geralmente na quarta década de vida, com predomínio do sexo masculino. Com frequência, origina-se de densa matriz óssea, e a ressonância magnética e a tomografia computadorizada podem ser úteis para avaliação da extensão do acometimento[5].

DIAGNÓSTICO

Cisto ósseo aneurismático (COA).

DISCUSSÃO

O COA é um tumor benigno relativamente raro, hipervascular, localmente agressivo, de etiologia desconhecida. A lesão costuma ocorrer nas primeiras duas décadas de vida, com certa predileção pelo sexo feminino, e não costuma apresentar regressão espontânea. Representa 1,4% das neoplasias ósseas, porém, quando na coluna vertebral, sua incidência aumenta consideravelmente, variando de 3% a 30%

das neoplasias nessa região e envolvendo notadamente os elementos posteriores. Como sintomatologia, destaca-se dor no local acometido, especialmente à noite.

Radiologicamente, manifesta-se como lesão osteolítica multiloculada, insuflativa e localmente agressiva. Podem ser encontrados níveis líquido-líquido, achados evidenciados em até 85% dos casos e caracterizados principalmente à ressonância magnética, usualmente heterogêneos por representarem diferentes fases da degradação da hemoglobina.

Apesar dos achados típicos, a biópsia costuma ser necessária, pois muitas neoplasias podem exibir esse mesmo padrão de apresentação[4].

Referências

1. Hasler CC. Back pain during growth. Swiss Med Wkly. 2013; 143(January):w13714. Doi:10.4414/smw.2013.13714.
2. Kocaoglu M, Frush DP. Pediatric presacral masses. RadioGraphics. 2006; 26:833-858.
3. Khung S, Budzik J-F, Amzallag-Bellenger E et al. Skeletal involvement in Langerhans cell histiocytosis. Insights Imaging. 2013; 4(5):569-79. Doi:10.1007/s13244-013-0271-7.
4. Zileli M, Isik HS, Ogut FE, Is M, Cagli S, Calli C. Aneurysmal bone cysts of the spine. Eur Spine J. 2013; 22(3):593-601. Doi:10.1007/s00586-012-2510-x.
5. Hain KS, Pickhardt PJ, Lubner MG, Menias CO, Bhalla S. Presacral masses: Multimodality imaging of a multidisciplinary space. RadioGraphics. 2013; 33(4):1145-1167.

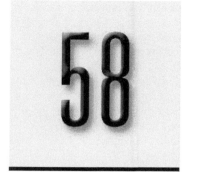

Pneumonias de Repetição na Trissomia 21

Eduardo Just da Costa e Silva
Silvio Cavalcanti de Albuquerque

Menino de 11 anos de idade, portador de trissomia 21, com histórico de pneumonias de repetição.

ANTES DA IMAGEM

A avaliação radiológica das pneumonias de repetição é tema de outro capítulo deste livro, de modo que será abordada aqui a avaliação torácica na trissomia 21. Por se tratar da anomalia cromossômica mais comum, acometendo 1 a cada 600 nascidos, é necessário que todos os profissionais envolvidos no cuidado de crianças conheçam suas principais complicações. Infecções respiratórias de repetição nesses pacientes estão associadas a deficiências imunológicas, laringo e traqueomalacia, brônquio traqueal, apneia do sono, cardiopatias congênitas, refluxo gastroesofágico e aspiração orofaríngea[1]. Hipoplasia pulmonar tem sido relacionada à trissomia[2].

EXAMES DE IMAGEM

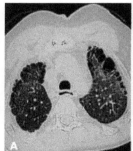
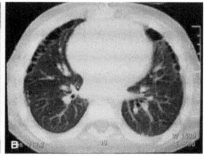

Figura 58.1A e B Tomografia computadorizada do tórax mostrando múltiplos cistos subpleurais.

DIAGNÓSTICO DIFERENCIAL

A presença de cistos pulmonares em crianças inclui grande número de condições congênitas e adquiridas, entre elas cistos congênitos, pneumatoceles, enfisema intersticial, histiocitose, esclerose tuberosa, papilomatose, embolia séptica, anomalias do crescimento pulmonar, faveolamento, doenças intersticiais e distúrbios do surfactante[3,4].

DIAGNÓSTICO

Anomalia do crescimento pulmonar associada à trissomia 21.

DISCUSSÃO

O estudo aprofundado das doenças intersticiais pulmonares na infância está além do objetivo desta discussão, destacando-se que a classificação adotada para as doenças do adulto não é apropriada à faixa etária pediátrica em virtude da raridade da ocorrência de algumas condições em crianças e da existência de doenças restritas à infância[4]. A classificação atual inclui um grupo caracterizado por anomalias do crescimento pulmonar, evidenciadas por alguma condição que altera o desenvolvimento de um pulmão que seria programado para ser normal, diferentemente das anomalias do desenvolvimento pulmonar, nas quais o alvéolo seria intrinsecamente anormal[5]. As condições mais associadas a esse distúrbio incluem hipoplasia relacionada a oligoâmnio, displasia broncopulmonar, cardiopatias congênitas e algumas desordens genéticas, como a trissomia 21[4,5]. A principal característica nas imagens é a presença de alterações enfisematosas, que são comumente periféricas. Crianças com síndrome de Down podem apresentar número reduzido de alvéolos com ductos alveolares alargados e continuidade dos cistos com a via aérea[6]. É importante conhecer o achado para evitar que outras doenças sejam suspeitadas[7].

Referências

1. Ram G, Chinen J. Infections and immunodeficiency in Down syndrome. Clin Exp Immunol. 2011; 164(1):9-16.
2. Cooney T, Thurbeck W. Pulmonary hypoplasia in Down's syndrome. N Engl J Med. 1982; 307:1170-1173.
3. Lucaya J, Le Pointe D. High-resolution CT of the lung in children. In: Lucaya J, Strife J, eds. Pediatric chest imaging – Chest imaging in infants and children. 2nd ed. Berlin: Springer-Verlag; 2008:100-122.
4. Guillerman R. Imaging of childhood interstitial lung disease. Pediatr Allergy Immunol Pulmonol. 2010; 23(1):43-68.
5. Lee E, Cleveland R, Langston C. Interstitial lung disease in infants and children: New classification system with emphasis on clinical, imaging, and pathological correlation. In: Cleveland RH, ed. Imaging in pediatric pulmonology. New York: Springer; 2012:99-154.
6. Cooney T, Thurlbeck W. Pulmonary hypoplasia in Down's syndrome. New Engl J Med. 1982; 307:1170-73.
7. Biko D, Schwartz M, Anupindi S, Altes T. Subpleural lung cysts in Down syndrome: Prevalence and association with coexisting diagnoses. Pediatr Radiol. 2008; 38:280-284.

59 Dispneia aos Pequenos Esforços

Rosana Gonçalves de Araújo
Larissa Sobral Cavalcanti
Karina Tavares de Melo Nóbrega de Oliveira
Luziene Alencar Bonates dos Santos

Escolar de 9 anos e 11 meses de idade foi levado para atendimento médico com queixa de dispneia aos pequenos esforços há pelo menos 3 meses, porém com acentuação na última semana. No exame físico, destacavam-se palidez mucocutânea e perda ponderal. Foi solicitada radiografia de tórax, que evidenciou aumento da área cardíaca sem alterações no parênquima pulmonar. Ao exame físico do aparelho cardiovascular, os pulsos arteriais estavam com amplitude diminuída, precórdio hiperdinâmico e sem deformidades, bulhas cardíacas hipofonéticas, presença de terceira bulha, sem sopros e sem hepatomegalia. O ecocardiograma evidenciou aumento de câmaras cardíacas esquerdas com déficit da função global do ventrículo esquerdo, de grau importante, e do direito, de grau moderado.

Decidiu-se pela realização de ressonância magnética cardiovascular (RMC), que demonstrou aumento marcante das câmaras cardíacas e importante disfunção sistólica global biventricular (fração de ejeção do ventrículo esquerdo de 14% e fração de ejeção do ventrículo direito de 10%) com fibrose miocárdica multifocal de moderada extensão (setas), sem respeitar território vascular, com predomínio meso e subepicárdico. Esses achados sugerem cardiomiopatia dilatada de origem não isquêmica, padrão frequentemente encontrado na sequela ou fase crônica de miocardite. Não foram observadas áreas de edema miocárdico que pudessem sugerir processo inflamatório em atividade.

EXAMES DE IMAGEM

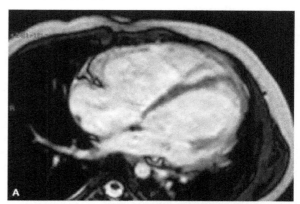

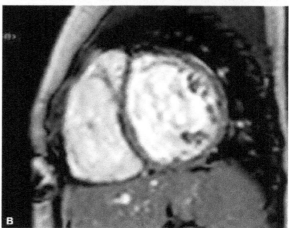

Figura 59.1 Ressonância magnética cardíaca nas sequências de cine-RM (plano de quatro câmaras em **A** e plano eixo curto em **B**) mostrando o aumento marcante das câmaras cardíacas e, na análise funcional, a importante disfunção sistólica global biventricular.

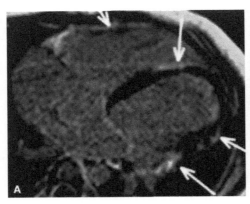
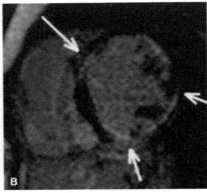

Figura 59.2 Ressonância magnética cardíaca nas sequências realce tardio nos planos de quatro câmaras (**A**) e eixo curto (**B**) mostrando áreas esparsas de realce sugestivas de fibrose focal miocárdica, sem respeitar território vascular.

DIAGNÓSTICO

Cardiomiopatia dilatada por miocardite crônica.

DISCUSSÃO

Cardiomiopatia dilatada é uma designação genérica para alterações cardíacas caracterizadas por dilatação ventricular com disfunção contrátil, especialmente do ventrículo esquerdo, podendo ter como etiologias as causas vasculares/isquêmicas ou não isquêmicas (incluindo as formas idiopáticas). A avaliação por ressonância magnética pode auxiliar esse diagnóstico diferencial, uma vez que o padrão de distribuição da fibrose miocárdica difere nas duas etiologias. Na etiologia isquêmica, a fibrose miocárdica distribui-se pelo território vascular correspondente e predominantemente subendocárdico na etiologia isquêmica, sendo ainda possível identificar eventualmente áreas de não reperfusão. Já a fibrose miocárdica de etiologia não isquêmica assume classicamente padrão multifocal e acometimento predominantemente subepicárdico e mesocárdico, como no caso em questão. O aumento de trabeculações na cavidade ventricular nesses casos não deve ser confundido com a não compactação ventricular, sendo presumivelmente secundário à agressão miocárdica prévia[1].

As miocardites são infiltrados inflamatórios do miocárdio associados ou não com necrose e degeneração dos miócitos. Podem ter origem infecciosa ou não, sendo a etiologia viral a mais prevalente na faixa etária pediátrica.

Apesar dos avanços tecnológicos, as miocardites persistem como entidade nosológica subdiagnosticada[2]. A associação de dados clínicos, exame físico, achados de ecocardiografia e eletrocardiograma ganhou novo aliado para o diagnóstico: a ressonância magnética cardiovascular (RMC), um exame não invasivo que apresenta alta definição morfológica e tecidual com reprodutibilidade, consistência interobservadores e acuidade diagnóstica já consolidadas[3]. O uso de RMC diminui a necessidade de procedimentos invasivos, apresentando maior capacidade de comprovar casos suspeitos de miocardite, possibilitando o correto tratamento dos pacientes pediátricos e limitando as possíveis sequelas e desfechos desfavoráveis.

A RMC tem papel importante por fornecer informações tanto na fase aguda como crônica da doença, tornando possível diferenciá-las e acrescentando dados de valor prognóstico. Na miocardite ocorrem inicialmente edema intracelular e intersticial, extravasamento capilar e hiperemia. As sequências sensíveis a liquido, como T2, evidenciam o edema miocárdico presente nas fases agudas, que pode ser global ou focal. Dentre as técnicas que avaliam o realce nas sequências ponderadas em T1 após infusão do contraste paramagnético estão realce global precoce e realce tardio. A primeira pode revelar aumento de sinal relacionado ao extravasamento capilar e à hiperemia. A sequência realce tardio demonstra sinais relacionados à miocitólise/necrose com entrada de gadolínio decorrente da ruptura da membrana celular e, nas fases mais tardias, do aumento do espaço extracelular, resultando em maior acúmulo do gadolínio no tecido com lesão definitiva e fibrose. Em caso de alterações em pelo menos duas das sequências/técnicas citadas, a definição de miocardite tem acurácia diagnóstica de praticamente 80% (sensibilidade de 67% e especificidade de 91%)[4,5].

Na fase aguda, as áreas de realce tardio podem ser passíveis de biópsia, demonstrando a presença de focos de miocardite aguda ativa e identificando o melhor local para biópsia miocárdica em casos selecionados[6]. Além disso, estudos pilotos destacam a validade do uso da RMC após pelo menos 4 semanas do início da doença para diferenciar um acometimento miocárdico a partir de uma viremia sem

Capítulo 59 DISPNEIA AOS PEQUENOS ESFORÇOS

complicações de um curso complicado em que haja persistência viral ou doença autoimune, caso ainda existam sinais inflamatórios, como na RMC de controle[3].

Passada a fase aguda, a técnica de realce tardio evidencia áreas de lesões não reversíveis (fibrose focal) que acometem o subepicárdio e/ou o mesocárdio, na maioria das vezes poupando o subendocárdio. Alguns autores defendem a repetição da RMC em 1 a 3 meses após o episódio agudo de miocardite para avaliar a fibrose residual, dentre outros parâmetros. A RMC também é importante na avaliação prognóstica dos pacientes com miocardite. Estudo recente aponta para a presença de fibrose miocárdica como principal preditor independente de morte (*Hazard ratio* de 8,4) e de morte cardíaca (*Hazard ratio* de 12,8) de modo mais significativo que os fatores previamente descritos, como a fração de ejeção ou a classe funcional da New York Heart Association[7].

Diretrizes nacionais e internacionais mais recentes recomendam o uso da RMC na avaliação das miocardites agudas, subagudas e crônicas.

Referências

1. Sara L, Szarf G, Tachibana A et al. II Diretriz de ressonância magnética e tomografia computadorizada cardiovascular da Sociedade Brasileira de Cardiologia e do Colégio Brasileiro de Radiologia. Arq Bras Cardiol. 2014; 103(6 Suppl 3):1-86. Doi:10.5935/abc.2014S006.
2. Almeida AR, Lopes LR, Duarte S et al. A importância da ressonância magnética cardíaca no diagnóstico de miocardite. Rev Port Cardiol. 2010; 29(07-08):1261-1268.
3. Friedrich MG. Cardiovascular magnetic ressonance in myocarditis: JACC White Papper. J Am Coll Cardiol. 2009; 53(17):1475-1487.
4. Montera MW, Mesquita ET, Colafranceschi AS, Oliveira Jr AC, Rabischoffsky A, Ianni BM. I Brazilian guidelines on myocarditis and pericarditis. Arq Bras Cardiol. 2013; 100(4 Suppl 1):1-36.
5. Gagliardi MG, Bevilacqua M, DiRenzi P. Usefulness of magnetic resonance imaging for diagnosis of acute myocarditis in infants and children, and comparison with endomyocardial biopsy. Am J Cardiol. 1991; 68:1089-1091.
6. Jorge C, Sargento L, Varela MG, Silva, Pedro Canas da Almeida AG, Nunes AD. Takotsubo syndrome or acute myocarditis? The role of cardiac magnetic resonance imaging. Rev Port Cardiol. 2012;31(9).
7. Grun S, Schumm J, Greulich S, Wagner A, Schneider S, Bruder O. Long term follow-up of biopsy-proven viral myocarditis: Predictors of mortality and incomplete recovery. J Am Coll Cardiol. 2012; 59(18):1604-1615.

60 Avaliação da Idade Óssea

Eduardo Just da Costa e Silva

Menina avaliando idade óssea.

ANTES DA IMAGEM

A avaliação da maturidade biológica e óssea de crianças é frequentemente realizada por meio de estudos radiográficos. Um dos métodos mais populares e práticos para essa avaliação é o de Greulich & Pyle, que utiliza um atlas comparativo que inclui diversas radiografias masculinas e femininas, divididas por faixa etária, identificando marcadores anatômicos da maturidade da mão e punho esquerdos.

EXAMES DE IMAGEM

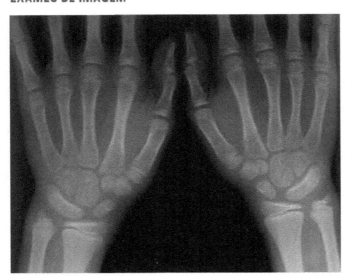

Figura 60.1 Radiografia convencional mostrando coalizão bilateral de ossos do carpo (semilunar-piramidal). Note o alargamento do espaço escafossemilunar.

DIAGNÓSTICO DIFERENCIAL

As coalizões carpais podem ser congênitas ou adquiridas, sendo as primeiras associadas a anomalias do desenvolvimento embriológico e as últimas a doenças inflamatórias (artrite reumatoide, artrite idiopática juvenil e outras), conversão metaplásica de tecidos moles em ósseos, trauma e cirurgia[1,2]. A história clínica da paciente em questão não indicava nenhuma dessas condições, e a radiografia não evidenciava outras alterações ósseas ou articulares.

DIAGNÓSTICO

Coalizão carpal congênita.

DISCUSSÃO

O termo coalizão é mais bem aplicado que fusão dos ossos do carpo, pois o mecanismo envolvido não é propriamente a junção de dois ossos diferentes e sim a separação de estruturas cartilaginosas precursoras[1]. Costuma ser uma anomalia isolada, mas pode estar associada a algumas síndromes e desordens metabólicas. Praticamente todas as combinações de fusões já foram relatadas e, embora não seja uma regra infalível, as coalizões isoladas costumam comprometer dois ossos e respeitar uma fileira do carpo, enquanto as sindrômicas tendem a ser múltiplas e comprometer ossos de fileiras diferentes (proximal e distal)[1,3].

As coalizões são raras, ocorrendo em cerca de 0,1% da população, mais comumente em mulheres e na população negra[4]. A bilateralidade da coalizão semilunar-piramidal ocorre em cerca de 60% dos casos, e é comum o achado de alargamento do espaço escafossemilunar[3].

Elas costumam ser assintomáticas e não interferir nos movimentos, sendo detectadas em exames realizados para avaliar condições não associadas, mas ocasionalmente podem ser sintomáticas, causando dor[2].

Referências

1. DeFazio MV, Cousins BJ, Miversuski RA, Cardoso R. Carpal coalition: A review of current knowledge and report of a single institution's experience with asymptomatic intercarpal fusion. Hand. 2013; 8(2):157-163. Doi:10.1007/s11552-013-9498-5.
2. Spaans AJ. Carpal coalitions; failures of differentiation of the carpus: A description of cases. Open J Radiol. 2013; 03(01):1-6. Doi:10.4236/ojrad.2013.31001.
3. Loredo RA, Sorge DG, Garcia G. Radiographic evaluation of the wrist: A vanishing art. Semin Roentgenol. 2005; 40(3):248-289. Doi:10.1053/j.ro.2005.01.014.
4. Pfirrmann CWA, Zanetti M. Variants, pitfalls and asymptomatic findings in wrist and hand imaging. Eur J Radiol. 2005; 56(3):286-295. Doi:10.1016/j.ejrad.2005.03.010.

61 Recém-Nascido com Sopro Cardíaco

Renata Vale Soares Fonseca
Karina Tavares de Melo Nóbrega de Oliveira
Fabiana Aragão Feitosa
Cleusa Cavalcanti Lapa Santos

Paciente recém-nascido do sexo masculino com história clínica de sopro meso/telessistólico na região do dorso esquerdo auscultado no terceiro dia de vida, sem outros sinais ou sintomas associados, foi encaminhado ao serviço hospitalar para investigação de cardiopatia.

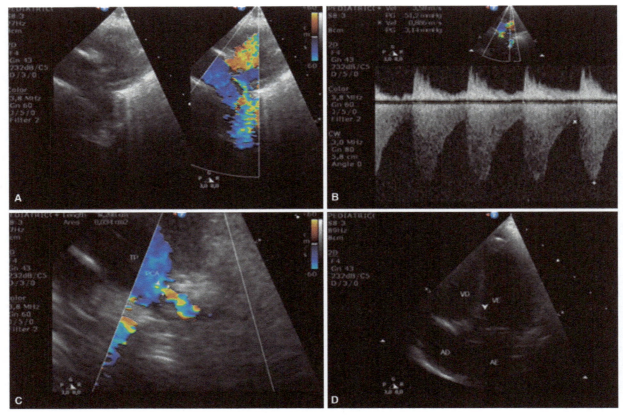

Figura 61.1 Ecocardiograma mostrando sinais de coarctação da aorta (CoAo) importante no nível do istmo (**A**), com gradiente sistólico máximo de 51,2mmHg (**B**) e tortuosidade importante do arco aórtico. Em **C**, observa-se a presença do canal arterial pérvio medindo aproximadamente 2,5mm. Observam-se comunicação interventricular muscular. com *shunt* esquerda-direita, cavidades cardíacas esquerdas dilatadas (**D**) e hipertrofia biventricular. Função sistólica global biventricular preservada.

Capítulo 61   RECÉM-NASCIDO COM SOPRO CARDÍACO

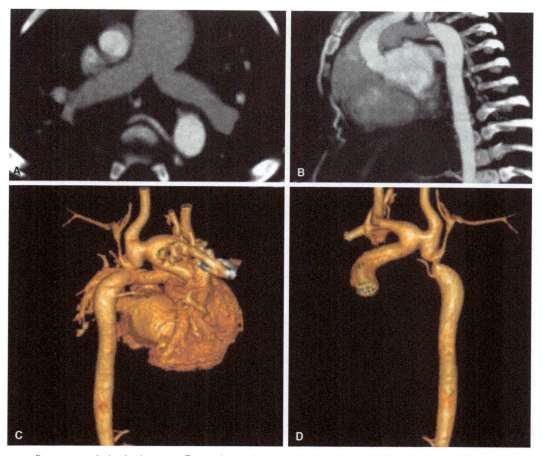

Figura 61.2 Tomografia computadorizada de tórax. Em projeção de intensidade máxima (MIP – **A**), dilatação importante do tronco arterial pulmonar com calibre de 19mm. Ramos pulmonares confluentes ectásicos. Em projeção de intensidade máxima (MIP – **B**) e em reconstruções tridimensionais (VR – **C** e **D**), sinais de coarctação da aorta crítica com calibre na região do istmo de cerca de 2,2mm (Z-escore = –8). O arco aórtico mostrava-se tortuoso entre a emergência do tronco arterial braquiocefálico e a artéria carótida esquerda (**D**). Havia ainda hipoplasia da artéria subclávia esquerda e sinais de estenose subvalvar aórtica. Presença de dois ramos colaterais emergindo da aorta descendente, no nível da carina: o anterior com calibre de 2,3mm, comunicando-se com o ramo arterial pulmonar direito, e o posterior de 2,8mm, comunicando-se com ramos arteriais no ápice do pulmão direito.

No ecocardiograma foram observados ainda sinais de estenose aórtica por membrana subvalvar com gradiente máximo de 32,8mmHg e médio de 19,5mmHg e estenose mitral discreta.

DIAGNÓSTICO

Coarctação da aorta (CoAo).

DISCUSSÃO

A CoAo é uma cardiopatia congênita que pode ter ocorrência familiar e é caracterizada por estreitamento focal ou segmentar da região do istmo aórtico entre a emergência da artéria subclávia esquerda e o canal arterial, geralmente causando uma sobrecarga de pressão no ventrículo esquerdo[1]. Descrita pela primeira vez em 1760, essa patologia pode apresentar-se isoladamente ou associar-se a outras malformações genéticas e é a malformação vascular mais comumente encontrada na síndrome de Turner. Tem prevalência de 4:10.000 nascidos, com maior incidência no sexo masculino, representando cerca de 4% a 6% dos defeitos congênitos do coração[2]. Sua patogênese é desconhecida; no entanto, foram formuladas algumas teorias que procuram elucidar seu aparecimento. Segundo Skoda, ocorre uma redução no fluxo sanguíneo anterógrado, levando ao subdesenvolvimento do arco aórtico. Outra teoria seria a ocorrência de uma migração ou extensão do tecido ductal para a parede da aorta torácica fetal[3].

As manifestações clínicas da doença variam de acordo com a idade dos pacientes, o local e a extensão da obstrução, e se há associação com alguma outra anormalidade cardíaca. A presença de pulso femoral atrasado em relação ao braquial ou até ausente e de diferenças de pressão entre os membros superiores e inferiores sugere o diagnóstico de CoAo. Os recém-nascidos podem ser assintomáticos, quando existe a persistência do ducto arterioso, ou apresentar sinais de insuficiência cardíaca, quando o ducto arterioso está fechado. Esses últimos podem apresentar palidez, irritabilidade, diaforese, dispneia, ausência de pulsos femorais e, frequentemente, hepatomegalia. Após esse período, muitos permanecem assintomáticos ou com manifestações sutis. Existem ainda relatos de queixas de dor torácica, claudicação em membros inferiores e extremidades frias[4].

A medida do Z-escore consiste no número de desvios padrões de determinado calibre que o correlacionam com a superfície corporal do paciente, sendo fundamental nas tomadas de decisão e um excelente meio para traçar medidas seriadas na prática cardiológica pediátrica. É considerada alterada a medida de Z-escore < –2 e, quanto menor, maior a probabilidade de repercussão hemodinâmica de fluxo em determinado segmento vascular. A repercussão pode ser avaliada através de gradiente pressórico por meio do ecocardiograma ou da ressonância magnética. Indivíduos com CoAo submetidos ao reparo cirúrgico apresentaram aumento significativo em seus Z-escores durante o seguimento[5].

O diagnóstico pode ser realizado antes do nascimento (entre 16 e 18 semanas de gestação), porém com bastante dificuldade, via ultrassonografia. A ecocardiografia, um dos métodos mais utilizados para a confirmação diagnóstica, é capaz de demonstrar a redução de calibre e alterações hemodinâmicas decorrentes mediante a estimativa do gradiente pressórico[5].

O detalhamento anatômico pré-operatório da CoAo e a definição da gravidade têm sido obtidos por meio de tomografia computadorizada ou ressonância magnética[6].

A tomografia cardiovascular por meio de multidetectores promove a avaliação da anatomia da aorta e a identificação do local da coarctação e da relação da aorta com os vasos supra-aórticos e a circulação colateral, incluindo as artérias mamárias internas e intercostais, dentre outras[1]. A técnica torna possível a obtenção de imagens de reconstrução tridimensional que auxiliam o planejamento cirúrgico. As desvantagens são a carência de dados sobre a repercussão funcional (a princípio podendo ser complementados pelo ecocardiograma) e a exposição dos pacientes à radiação, principalmente na faixa pediátrica. No entanto, já existem aparelhos e protocolos que reduzem os riscos para os pacientes submetidos ao método[6].

A ressonância magnética tem sensibilidade e especificidade superiores a 90% para o diagnóstico de CoAo, indicando a localização, o calibre e a extensão da CoAo, o gradiente pressórico relacionado, por meio de medidas de fluxo adquiridas em plano perpendicular à coarctação, e a estimativa da circulação colateral, a partir da diferença de fluxo na aorta proximal e distal[7]. Por outro lado, a demonstração anatômica dos ramos colaterais de menor calibre pode ser limitada.

Na CoAo crítica ou com repercussão hemodinâmica comprovada, o tratamento consiste em intervenção cirúrgica ou percutânea. Há uma tendência ao reparo eletivo em idade precoce. Estudos mostram que o prognóstico é sombrio para indivíduos sem intervenção cirúrgica, comparados aos indivíduos em tratamento clínico, apresentando taxa de mortalidade de 75% até os 46 anos de idade. O tratamento medicamentoso inicial baseia-se no uso de prostaglandinas, com o objetivo de manter o ducto arterioso aberto, e posteriormente no controle da pressão arterial, dentre outras medidas de suporte[1].

Referências

1. Kimura-Hayama ET, Meléndez G, Mendizábal AL, Meave-González A, Zambrana GFB, Corona-Villalobos CP. Uncommon congenital and acquired aortic diseases: Role of multidetector CT Angiography. RadioGraphics. 2010; 30(1):79-96.
2. Hoffman JI, Kaplan S. The incidence of congenital heart disease. J Am Coll Cardiol. 2002; 39(12):1890-1900. Doi:10.1016/S0735-1097(02)01886-7.
3. Santos, MA, Azevedo VMP. Coarctação da aorta. Anomalia congênita com novas perspectivas de tratamento. Arq Bras Cardiol. 2003; 80(3):340-346.
4. Ebaid M, Afiune JY, Paulo S. Coarctação de aorta: Do diagnóstico simples às complicações imprevisíveis. Editorial. Arq Bras Cardiol. 1998;71(5).
5. Puchalski MD, Williams R V, Hawkins JA, Minich LL, Tani LY. Follow-up of aortic coarctation repair in neonates. J Am Coll Cardiol. 2004; 44(1):188-191. Doi:10.1016/j.jacc.2004.01.052.
6. Sara L, Szarf G, Tachibana A et al. II Diretriz de ressonância magnética e tomografia computadorizada cardiovascular da Sociedade Brasileira de Cardiologia e do Colégio Brasileiro de Radiologia. Arq Bras Cardiol. 2014; 103(6 Suppl 3):1-86. Doi:10.5935/abc.2014S006.
7. Hom JJ. Ordovas K, Reddy GP. Velocity-encoded cine-MR imaging in aortic coarctation: Functional assessment of hemodynamic events. RadioGraphics. 2008; 28(2):407-416.

62 Lesão Óssea Tibial Assintomática

Daniela Cruz
Marcela Cavalcanti
Edison de Barros e Silva (*in memoriam*)

Menino de 8 anos de idade encaminhado para investigação de lesão óssea na tuberosidade anterior da tíbia. Negava dor ou qualquer sintoma local. A genitora referia que a lesão já havia sido evidenciada cerca de 2 anos antes, porém sem investigação até o momento.

ANTES DA IMAGEM

Uma lesão na tuberosidade tibial no esqueleto imaturo deve incluir como principal hipótese no diagnóstico diferencial a osteocondrose tibial ou doença de Osgood-Schlatter. Neoplasias e outras condições podem ser consideradas a depender do contexto clínico e da aparência radiológica.

EXAMES DE IMAGEM

DIAGNÓSTICO DIFERENCIAL

O diagnóstico diferencial deve incluir tumores benignos e malignos e condições pseudotumorais, como osteocondroma, em que há continuidade da cortical e da medular da lesão com o osso, o encondroma, que está localizado na cavidade medular, além do sarcoma de Ewing, uma lesão osteolítica de crescimento rápido com características de imagem mais agressivas.

DIAGNÓSTICO

Condroma periosteal (ou justacortical).

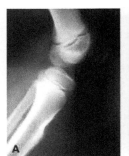
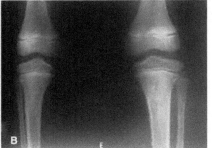

Figura 62.1 Radiografia de joelho esquerdo em perfil (**A**) e AP (**B**). Observa-se lesão lítica na tuberosidade anterior da tíbia com comprometimento cortical do tipo em pires e base esclerótica. Esporão subperiosteal de difícil visibilidade no presente exame.

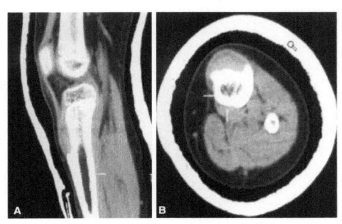

Figura 62.2 Cortes tomográficos sagital (**A**) e axial (**B**), janela de partes moles, evidenciando tumoração com atenuação de partes moles na tuberosidade tibial, bem delimitada, promovendo erosão da cortical subjacente.

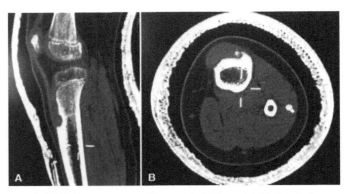

Figura 62.3 Cortes tomográficos sagital (**A**) e axial (**B**), janela óssea, evidenciando a erosão da cortical promovida pela tumoração na tuberosidade tibial com reação periosteal sólida e regular, além de pequeno foco de calcificação de sua matriz.

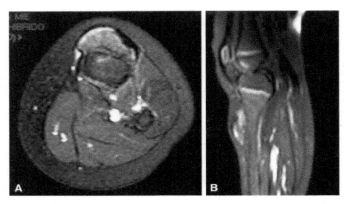

Figura 62.4 Imagens ponderadas em T2, cortes axial (**A**) e sagital (**B**), mostrando que a lesão se localiza na cortical, promovendo o levantamento do periósteo, sem descontinuidade. Nota-se ainda que não há sinais de invasão da cavidade medular ou das partes moles adjacentes.

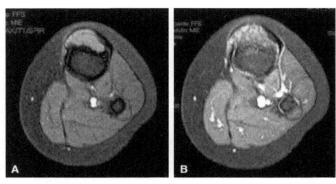

Figura 62.5 Imagens axiais ponderadas em T1 SPIR, antes (**A**) e após (**B**) infusão do gadolínio, mostrando padrão de realce dos nódulos cartilaginosos.

DISCUSSÃO

Um condroma na tuberosidade tibial no esqueleto imaturo pode simular osteocondrose tibial ou doença de Osgood-Schlatter. Clinicamente, a doença cursa com dor local. Na radiografia, a fragmentação envolve a tuberosidade tibial em si em vez do osso cortical adjacente; além disso, o tendão patelar está espessado e inflamado, podendo haver edema medular ósseo e bursite infrapatelar associados[1].

Tumores condroides periosteais são tumores reconhecidamente raros, de origem cartilaginosa, surgindo da camada periosteal de ossos tubulares e sendo também denominados justacorticais. Essas lesões respondem por cerca de 1% de todos os tumores ósseos, sendo os condromas três a quatro vezes mais frequentes que os condrossarcomas[2].

O condroma periosteal (justacortical) é um tumor benigno de crescimento lento. Diferencia-se da exostose osteocartilaginosa e do encondroma solitário por surgir entre a cortical e o periósteo de ossos tubulares, deixando preservada a cavidade medular. Embora possa ocorrer em qualquer idade, esse tumor predomina em crianças e adultos jovens, com predileção pelo sexo masculino. Usualmente surge em inserções tendíneas e ligamentares ou na região metafisária de ossos longos, como fêmur e úmero. Os ossos da mão e do pé também podem ser afetados. Clinicamente, a lesão costuma se apresentar como um inchaço indolor de início progressivo. Com frequência, é um achado radiológico incidental[1].

A radiografia convencional é a primeira modalidade de imagem a ser realizada. A aparência típica de um condroma benigno é de erosão do córtex adjacente, semelhante a um pires, com uma reação periosteal esclerótica bem formada. Uma massa de tecidos moles não é frequente, e calcificação da matriz pode ocorrer em cerca de 50% dos pacientes[2].

A tomografia computadorizada pode mostrar melhor a cortical recortada e a calcificação da matriz, além da separação entre a lesão e a cavidade medular.

À ressonância magnética, os achados típicos de um tumor cartilaginoso rico em água consistem em uma matriz com hipersinal em relação à gordura nas sequências ponderadas em T2 e com iso a hipossinal comparado ao músculo nas sequências ponderadas em T1. Calcificações na lesão podem ser vistas como áreas de baixo sinal em todas as sequências. A lesão é bem delimitada e às vezes circundada por um halo de hipossinal no T2. Não é visto edema na medula óssea ou nos tecidos moles adjacentes. O realce é visto predominantemente na periferia dos nódulos de cartilagem[1].

Histologicamente, o condroma periosteal é caracterizado por tecido cartilaginoso lobulado imaturo revestido por uma cápsula fibrosa periosteal.

O diagnóstico diferencial principal deve ser feito com o condrossarcoma periosteal. Como se trata de uma malignidade de crescimento lento, recorte periosteal e margens escleróticas podem estar presentes, à semelhança do que acontece no condroma periosteal. Entretanto, o condrossarcoma geralmente é maior, ocorre em uma população mais velha e tende a causar permeação do osso subjacente com formação de espículas que se estendem para fora do córtex. Histologicamente, esses tumores podem ser diferenciados pela invasão medular, que nunca ocorre nos condromas[1].

O tratamento preferido para lesões assintomáticas é expectante, especialmente se sua retirada puder afetar o crescimento, como nos casos em que se localiza próximo a cartilagens de crescimento. Em lesões sintomáticas, a excisão local com curetagem da cortical óssea é curativa. Alguns advogam a crioterapia adjuvante para evitar a recorrência local, embora esta não seja frequente. Quando os achados clínicos e radiológicos são inconclusivos, deve ser realizada uma biópsia excisional pré-cirúrgica[1].

Referências

1. Vancauwenberghe T, Vanhoenacker F, Van Doninck J, Declercq H. Periosteal chondroma of the proximal tibia mimicking Osgood-Schlatter's disease – Case report. JBR-BTR. 2013; 96:30-33.
2. Robinson P, White LM, Sundaram M et al. Periosteal chondroid tumors. AJR. 2001; 177 (November):1183-1188.

Estridor Há 2 Meses

Eduardo Just da Costa e Silva

Menino de 3 anos de idade com estridor há 2 meses.

ANTES DA IMAGEM

O estridor na infância pode ser agudo ou crônico e reflete uma obstrução parcial das vias aéreas, tendo causas muito variadas, que incluem desde processos transitórios benignos, como crupe viral, até lesões mais graves, como estenoses traqueais e neoplasias. Os exames de imagem são solicitados para determinar o nível da obstrução e tentar identificar a causa.

EXAMES DE IMAGEM

Figura 63.1 Tomografia computadorizada no corte axial e reformatação sagital mostrando estreitamento traqueal e pequena lesão hiperatenuante na parede anterior (*seta*).

DIAGNÓSTICO DIFERENCIAL

Os estreitamentos das vias aéreas superiores em crianças têm várias etiologias a depender da localização. Neste caso, a lesão está localizada na traqueia, o que limita um pouco as opções, uma vez que processos como epiglotite, crupe viral e crescimento de tonsilas palatinas têm localizações diferentes. Os diagnósticos diferenciais incluem hemangioma, papiloma, crupe viral ou membranoso, aspiração de corpo estranho e granuloma traqueal.

DIAGNÓSTICO

Corpo estranho na traqueia – espinha de peixe.

DISCUSSÃO

A aspiração de corpo estranho para as vias aéreas ocorre predominantemente até os 3 ou 4 anos de idade, sendo importante causa de morte na população pediátrica. Apresenta complicações, como laringoespasmo, processos inflamatórios, bronquite crônica, pneumonia e obstrução severa da via aérea[1,2]. A maior ocorrência nessa faixa etária se deve à tendência das crianças de exploração do ambiente e dos objetos, colocando-os na boca, além de dentição ainda não totalmente desenvolvida e imaturidade de deglutição e dos reflexos de proteção da via aérea[2].

O corpo estranho poderá estar alojado em qualquer nível da via aérea, desde a faringe até um dos pulmões.

A aspiração durante a alimentação é o evento mais comum, sendo os corpos estranhos orgânicos os mais frequentes, o que inclui sementes, amendoim e outros[3].

As consequências da aspiração dependem do tipo, tamanho, local impactado e tempo da aspiração[4]. Normalmente, os objetos alojam-se nos brônquios, especialmente o direito, mas, quando maiores, podem impactar a laringe ou a traqueia, sendo bastante rara essa última localização[4]. A permanência prolongada leva à formação de tecido de granulação com obstrução progressiva da via aérea[4].

Os achados clínicos incluem engasgo seguido de início súbito de tosse, dispneia, estridor e sibilos[4,5]. Embora o quadro de engasgo seja muito sugestivo, é importante lembrar que muitas vezes ele não é referido, pois ocorreu na ausência de testemunhas adultas. Pneumonias de repetição ou que não se resolvem devem levantar a suspeita[4].

A avaliação radiológica inicial inclui radiografias frontais e laterais do tórax e do pescoço. Os corpos estranhos radiopacos podem ser diretamente visualizados, mas os radiotransparentes só serão detectados por seu efeito sobre a via aérea, formando atelectasias, enfisema e pneumonia. As radiografias em expiração são especialmente úteis para detectar aprisionamentos aéreos, sendo obtidas em decúbito lateral nas crianças pequenas. No caso de objetos localizados na laringe ou traqueia, as radiografias do pescoço poderão mostrar o corpo estranho em si ou focos de edema localizados com estreitamento da via aérea. Quando a suspeita é muito forte, mesmo com radiografias normais, a broncoscopia deve ser realizada, sendo o tratamento de escolha a remoção por essa via[5]. A tomografia é de indicação discutível, mas sua realização é comum, especialmente em casos como o apresentado, no qual a suspeita clínica não era de aspiração de corpo estranho.

Referências

1. de Sousa STEV, Ribeiro VS, de Menezes Filho JM, dos Santos AM, Barbieri MA, de Figueiredo Neto JA. Aspiração de corpo estranho por menores de 15 anos: experiência de um centro de referência do Brasil. J Bras Pneumol. 2009; 35(7):653-659.
2. Weston JT. Airway foreign body fatalities in children. Ann Otol Rhinol Laryngol. 1965; 74(4): 1144-1148.
3. Passàli D, Lauriello M, Bellussi L, Passali GC, Passali FM, Gregori D. Foreign body inhalation in children: An update. Acta Otorhinolaryngol Ital. 2010; 30(1):27-32.
4. Swain SK, Panigrahi R, Mishra S, Sundaray C, Sahu MC. An unusual long standing tracheal foreign body – A rare incidence. Egypt J Ear, Nose, Throat Allied Sci. 2015; 16(1):91-93. Doi: 10.1016/j.ejenta.2014.12.001.
5. Maloney E, Meakin GH. Acute stridor in children. Contin Educ Anaesthesia, Crit Care Pain. 2007; 7(6):183-186. Doi:10.1093/bjaceaccp/mkm041.

64 Dor, Edema e Ferida no Pé após Trauma

Eduardo Just da Costa e Silva

Menino de 13 anos de idade com histórico de queda 1 semana antes, quando bateu o pé em um pedaço de madeira. Desde então, vem evoluindo com dor, edema e uma ferida no local.

ANTES DA IMAGEM

Neste caso, a avaliação seguirá a lógica de se estabelecer uma relação entre o trauma e o ferimento. Exames de imagem poderão ser solicitados para verificar se houve alguma fratura, a formação de um abscesso ou a presença de um corpo estranho.

EXAMES DE IMAGEM

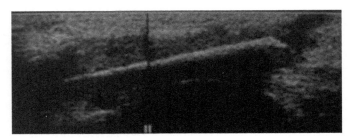

Figura 64.1 Ultrassonografia do local da ferida mostrando uma imagem linear ecogênica com halo hipoecoico e trajeto de comunicação com a pele.

DIAGNÓSTICO DIFERENCIAL

Uma imagem ecogênica como a apresentada pode estar associada a uma calcificação (de qualquer causa), fragmento ósseo, trajeto ou coleção contendo gás ou corpo estranho.

DIAGNÓSTICO

Corpo estranho.

DISCUSSÃO

Ferimentos penetrantes na pele são muito comuns em emergências. Em alguns casos, a presença de corpo estranho no interior da ferida é evidente ao exame físico e não causa dificuldade diagnóstica. No entanto, pode ocorrer a retenção de corpos estranhos não detectados no interior de ferimentos em casos mais leves. Corpos estranhos retidos podem não ser detectados em até 38% dos casos na primeira avaliação, sendo causa de dor, inflamação e de múltiplos encaminhamentos ao setor de emergência antes de sua detecção[1,2]. Qualquer ferimento penetrante deve ser cuidadosamente avaliado em virtude da possibilidade de abrigar um corpo estranho. O tipo de trauma e o objeto envolvido devem ser estabelecidos, esclarecendo-se se o objeto em questão quebrou no momento do trauma ou se era pontiagudo. O ferimento deve ser adequadamente explorado. A detecção e a remoção são mais fáceis nas primeiras 24 horas após o evento, pois o orifício de entrada costuma estar visível e aberto. Após esse tempo, cicatrização, inflamação e formação de granuloma tornam mais difícil a detecção[3]. A suspeição deve ser maior em crianças, as quais podem negar informações importantes, como brincar com objetos perigosos, por medo da reação dos pais. Lascas de madeira, plástico ou metal, espinhos de plantas, fragmentos de vidro, pontas de lápis e grafite e anzóis são alguns dos objetos comumente encontrados[3].

Embora seja o exame de imagem inicial em caso de suspeita de corpos estranhos retidos, a radiografia é pouco eficaz na detecção daqueles não radiopacos[4]. Lascas de madeira acarretam grande inflamação local, o que torna muito importante sua identificação, mas são detectadas em apenas 15% das radiografias, se forem grandes o suficiente para exibirem uma área radiolucente com gás[1,2,5]. Esses fragmentos de madeira são ótimos meios de crescimento de microrganismos e podem causar abscessos, celulites e fístulas[5]. A ultrassonografia é eficaz na detecção desses corpos estranhos, assim como dos objetos de metal, plástico e vidro, tendo a vantagem de mostrar melhor sua localização, relação e efeito sobre estruturas locais (como tendões, articulações e ossos) e a formação de coleções[1]. A localização ultrassonográfica de um corpo estranho pode facilitar e reduzir o tempo de cirurgia para sua remoção[4].

Normalmente, a superfície dos corpos estranhos é ecogênica e seu formato reflete o do objeto em questão[4]. Objetos com superfícies lisas e planas costumam gerar artefatos de reverberação e sombras acústicas sujas, enquanto os mais irregulares tendem a formar sombras acústicas mais limpas, sendo muito comum a detecção de um halo hipoecoico ao redor do corpo estranho, especialmente após 24 horas, presumivelmente causado pelo processo inflamatório local, edema e hemorragia[1,4]. Localização próxima a superfícies ósseas, profundas ou no interior de coleções com gás são uma limitação do método[1]. Nesses casos, tanto a ressonância magnética como a tomografia computadorizada podem ser úteis[5].

Referências

1. Boyse TD, Fessell DP, Jacobson JA, Lin J, van Holsbeeck MT, Hayes CW. US of soft-tissue foreign bodies and associated complications with surgical correlation. RadioGraphics. 2001; 21(5):1251-1256. Doi:10.1148/radiographics.21.5.g01se271251.
2. Graham DD. Ultrasound in the emergency department: Detection of wooden foreign bodies in the soft tissues. J Emerg Med. 2002; 22(1):75-79. Doi:10.1016/S0736-4679(01)00440-1.
3. Halaas GW. Management of foreign bodies in the skin. Am Fam Physician. 2007; 76(5): 683-688.
4. Horton LK, Jacobson JA, Powell A, Fessell DP, Hayes CW. Sonography and radiography of soft-tissue foreign bodies. AJR. 2001; 176(5):1155-1159. Doi:10.2214/ajr.176.5.1761155.
5. Jeffrey J.Peterson. Wooden foreign bodies. AJR. 2002; 178(March): 557-562.

65 Deformidade Congênita da Perna

Eduardo Just da Costa e Silva
Silvio Cavalcanti de Albuquerque

Lactente com deformidade na perna desde o nascimento.

ANTES DA IMAGEM

Uma discussão a respeito das deformidades congênitas do membro inferior deve levar em conta o segmento que apresenta a deformidade. Neste caso específico, a informação clínica diz que a alteração está na perna, não na coxa ou no joelho. Assim, a avaliação exige estudo radiográfico convencional na expectativa de verificar os ossos envolvidos, a eventual ausência de um osso (hemimelias fibulares ou tibiais) e a presença de fraturas ou de osteopenia (como na osteogênese imperfeita). Destaca-se que esta discussão trata das deformidades congênitas, sendo muito mais complexa a que inclui deformidades adquiridas.

EXAMES DE IMAGEM

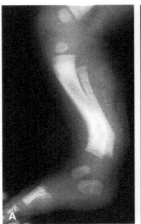 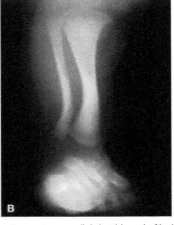

Figura 65.1A e B Note a angulação posteromedial da tíbia e da fíbula.

DIAGNÓSTICO DIFERENCIAL

As deformidades congênitas da tíbia costumam ser classificadas de acordo com o tipo de angulação. A classificação é útil, pois cada padrão tem suas causas mais comuns, sendo a maioria dos casos anteromedial (comum na hemimelia fibular), anterolateral (usualmente associada à neurofibromatose tipo 1 ou na deformidade congênita tibial anterolateral com polidactilia) ou posteromedial (de etiologia incerta)[1-3]. Esse padrão é facilmente estabelecido com base na radiografia convencional com duas projeções.

DIAGNÓSTICO

Deformidade congênita tibial posteromedial.

DISCUSSÃO

A deformidade congênita tibial posteromedial tem causa incerta, sendo propostas as etiologias vascular, posicional, fratura e distúrbios do desenvolvimento embriológico, assim como possível ruptura amniótica[1,4]. Essa deformidade apresenta tendência à resolução espontânea nos primeiros anos de vida, pelo menos parcial, em grande parte dos casos[1,2,5]. A persistência de discrepância significativa entre os membros pode indicar tratamento cirúrgico para preservar a funcionalidade.

Está recomendado o acompanhamento clínico e radiológico[5].

É importante diferenciar esse quadro da pseudoartrose tibial, que é anterolateral, associada à neurofibromatose tipo 1[1].

Referências

1. Laor T, Kan J. Congenital anomalies of bone. In: Coley B, ed. Caffey's pediatric diagnostic imaging. 12th ed. Philadelphia, PA: Elsevier Saunders; 2013:1356-1369.
2. McCarthy J. Tibial Bowing. Medscape. 2014.
3. Lemire E. Congenital anterolateral tibial bowing and polydactyly: A case report. J Med Case Rep. 2007;1:54.
4. Dias A, Pinheiro L, Almeida E. Deformidade póstero-medial congénita da tíbia: A propósito de 2 casos clínicos. Nascer e Crescer. 2013; 22(3):171-173.
5. Shah H, Doddabasappa S, Joseph B. Congenital posteromedial bowing of the tibia: A retros-pective analysis of growth abnormalities in the leg. J Pediatr Orthop B. 2009; 18(3):120-8.

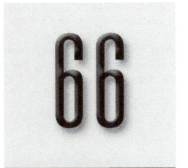

Rash Cutâneo, Eritema e Conjuntivite

Mariana B. F. da Paixão Grando
Carolina Vieira de O. Salerno
Lúcia Maria V. O. Salerno
Karina Tavares de Melo Nóbrega de Oliveira

Criança de 2 anos e 10 meses de idade, sexo masculino, com histórico de febre e tosse seca há 5 dias, evoluindo com *rash* maculopapular em tronco e membros, eritema em língua e conjuntivite não supurativa, além de vômitos e diarreia. Foi iniciado ácido acetilsalicílico (AAS) em dose anti-inflamatória e feita a infusão de gamaglobulina endovenosa com melhora dos sintomas, porém com persistência da febre. A melhora completa da sintomatologia ocorreu após a introdução de prednisona, que foi mantida por 1 mês.

Ecocardiograma realizado após 7 dias de doença não evidenciou alterações. O exame foi repetido cerca de 2 semanas após.

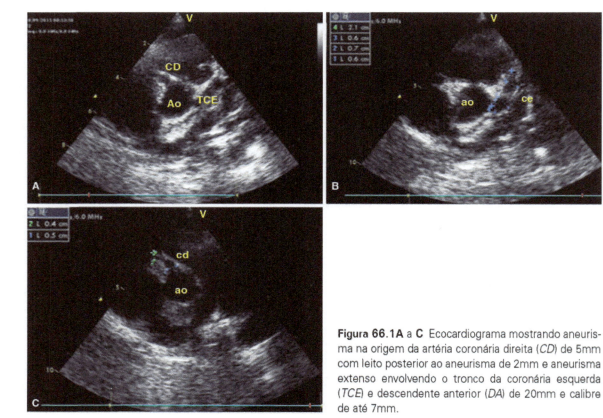

Figura 66.1A a C Ecocardiograma mostrando aneurisma na origem da artéria coronária direita (*CD*) de 5mm com leito posterior ao aneurisma de 2mm e aneurisma extenso envolvendo o tronco da coronária esquerda (*TCE*) e descendente anterior (*DA*) de 20mm e calibre de até 7mm.

Realizou-se, então, uma angiotomografia das artérias coronárias (ATAC) com o intuito de avaliar as artérias coronárias em toda sua extensão e pesquisar possíveis complicações.

A angio-TC confirma o achado de aneurismas em ambas as artérias coronárias. Além do primeiro aneurisma já descrito, foram identificados alguns outros nos terços médio e distal da CD (total de seis), sendo o maior no terço médio, com até 11,3mm de extensão e 6mm de calibre. O aneurisma que envolve o tronco da coronária esquerda com até 7mm de calibre tem extensão para DA e CX proximais, conforme descrito. Foi observado ainda aneurisma no terço proximal da DA, distalmente ao mencionado, com 7,3mm de extensão e 5mm de calibre, e mais um aneurisma no terço médio da CX, com 5,5mm de extensão e 3,5mm de calibre.

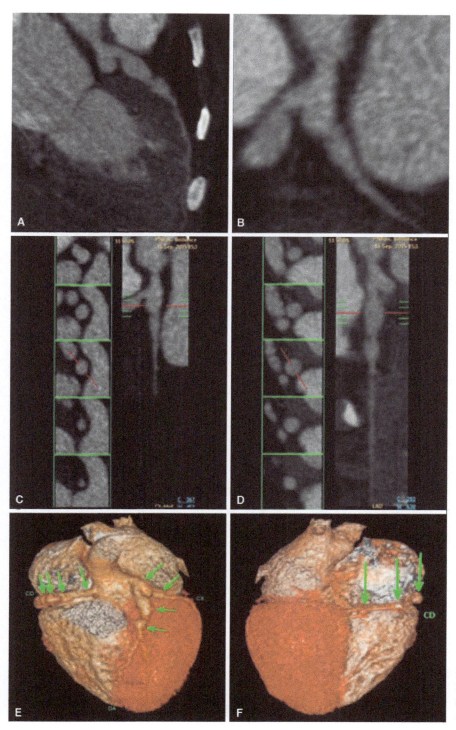

Figura 66.2A a F Angio-TC de artérias coronárias. Reconstruções curvas (MPR) das artérias coronárias, multiplanares (**A** a **D**). Reconstruções tridimensionais (VR – **E** e **F**).

Não foram identificadas alterações de contratilidade segmentar ou na atenuação miocárdica.

A melhora completa da sintomatologia aconteceu após associação de imunoglobulina e prednisona e posterior manutenção de prednisolona após alta hospitalar.

DIAGNÓSTICO

Doença de Kawasaki.

DISCUSSÃO

A doença de Kawasaki é uma das vasculites mais comuns da infância, afetando principalmente menores de 5 anos de idade. Entretanto, há na literatura alguns registros de acometimento de adultos. Tipicamente, é autolimitada e decorre de uma inflamação generalizada de vasos de médio calibre[1]. Desse modo, a doença de Kawasaki pode causar vasculite em vários órgãos, como pulmão, intestino e sistema nervoso central; contudo, o acometimento cardíaco é o mais significativo. O diagnóstico é essencialmente clínico e deve ser instituído o mais precocemente possível com o intuito de reduzir os riscos de sequela cardíaca.

A doença de Kawasaki tem ocorrência universal, mas sua incidência varia em diferentes partes do mundo. Sua prevalência é maior no Leste da Ásia, principalmente em Taiwan, Japão e Coreia. Também é comum encontrá-la em descendentes japoneses que vivem em outros países. Todavia, ainda há poucos estudos demonstrando a real incidência da doença de Kawasaki em países subdesenvolvidos.

A doença pode ocorrer em todas as faixas etárias pediátricas, embora seja mais comum em menores de 5 anos de idade, sendo rara em menores de 6 meses[2]. Acomete principalmente crianças do sexo masculino e ocorre particularmente de maneira epidêmica[3]. Além disso, há aumento na incidência da doença de Kawasaki no período de inverno e discreto pico no verão em algumas regiões, como no Japão[4].

A etiopatogenia permanece desconhecida, mas a análise das características clínicas da doença, como o fato de ser considerada uma doença febril autolimitada, e das características epidemiológicas citadas, em destaque para a sazonalidade e o caráter epidêmico, leva a crer que um agente infeccioso seria o determinante causal. Contudo, até o momento não foi identificado um agente viral ou bacteriano específico. Uma teoria alternativa para explicar sua etiologia seria que a doença de Kawasaki corresponderia a uma via final comum de uma inflamação vascular imunomediada[5].

As alterações histológicas encontradas na doença de Kawasaki consistem em vasculite sistêmica generalizada, predominantemente dos vasos de médio calibre. Isso resulta em alterações vasculares sistêmicas, como miocardite, pericardite, pneumonite, mucosite, hepatite, artrite e conjuntivite, entre outras. Contudo, a complicação mais severa é o acometimento das artérias coronárias, o que pode levar a infarto agudo do miocárdio, formação de fístula arterial coronariana e aneurisma da artéria coronária.

As manifestações clínicas são consequência da vasculite disseminada dos vasos de médio calibre. Os principais achados são:

- *Febre:* geralmente alta, acompanha-se de extrema irritabilidade. O primeiro dia de febre é considerado o primeiro da doença.
- *Conjuntivite:* frequentemente, bilateral, não exsudativa e indolor.
- *Mucosite:* caracterizada por eritema e edema com fissuras da mucosa orofaríngea, além do achado de língua com aspecto "em framboesa".
- *Eritema* e descamação em região palmar.
- Rash *cutâneo:* ocorre predominantemente em tronco e extremidades e é polimórfico e não pruriginoso.
- *Linfadenopatia cervical:* geralmente unilateral, acomete a cadeia cervical anterior.
- *Artrite:* especialmente de grandes articulações, como joelho, tornozelo e quadril, na maioria das vezes autolimitada e não deformante.

Além disso, há ainda sintomas inespecíficos, como diarreia, dor abdominal, vômitos, irritabilidade, tosse, rinorreia e artralgia[6].

Em virtude do potencial de morbimortalidade, merecem destaque as manifestações cardiovasculares, que incluem taquicardia desproporcional à febre, ritmo em galope, bulhas hipofonéticas e dilatação ou até mesmo aneurisma das artérias coronárias (definida como dilatação do diâmetro interno das artérias coronárias maior que 4mm).

O diagnóstico é essencialmente clínico, fundamentado nos critérios da American Heart Association (2008), como febre por 5 dias ou mais, conjuntivite não purulenta, língua framboesiforme, eritema e edema de orofaringe, fissuras e eritema labial, eritema e edema de mãos e pés com descamação periungueal, exantema escarlatiniforme, morbiliforme ou polimórfico e linfonodomegalia cervical. A presença de febre por 5 dias ou mais, associada a quatro dos cinco itens adicionais, confirma o diagnóstico.

Os exames laboratoriais evidenciam achados inespecíficos decorrentes de uma resposta inflamatória difusa, como anemia normocítica/normocrômica, leucocitose com neutrofilia e desvio para a esquerda, elevação da velocidade de hemossedimentação (VHS) e da proteína C reativa (PCR), aumento moderado de transaminases, hipoalbuminemia, hiponatremia etc.[7].

Nos portadores de doença de Kawasaki, o eletrocardiograma pode ser normal ou evidenciar arritmias cardíacas, prolongamento do intervalo PR ou alterações não específicas no segmento ST e na onda T. A radiografia de tórax é normal na maioria dos casos; entretanto, pode ser observado padrão de infiltrado reticulogranular ou peribrônquico, derrame pleural ou atelectasia, que surgem após 10 dias de doença. A resolução radiológica pode ser obtida em até 50 dias após o início do quadro[6].

O ecocardiograma é muito utilizado na doença de Kawasaki por ser não invasivo, isento de radiação e por ter altas sensibilidade e especificidade, podendo demonstrar ectasia ou estreitamento das artérias coronárias, que representam a arterite coronariana antecedendo muitas vezes a formação do aneurisma. Outros achados, como redução da contratilidade miocárdica do ventrículo esquerdo, regurgitação da valva mitral e efusão pericárdica, também são frequentes. Contudo, o ecocardiograma apresenta limitação para detecção de trombose e estenose em segmentos distais das artérias coronárias. Para isso podem ser utilizadas outras opções diagnósticas, como tomografia computadorizada de alta resolução, ressonância nuclear magnética, angiorressonância e angiografia[7].

Os estudos atuais destacam as vantagens da tomografia computadorizada de alta resolução, uma vez que consegue estabelecer o diagnóstico de aneurisma de artéria coronária, avaliar os demais segmentos das artérias coronárias, descartando dissecções ou alterações obstrutivas, além de ser um exame não invasivo e de rápida execução. O avanço técnico dos tomógrafos e das ferramentas de aquisição voltadas para redução da dose de radiação emitida nesses exames tem contribuído para o uso desse método nas avaliações de controle. Assim, a tomografia tem sido o método de escolha para acompanhamento de pacientes com doença de Kawasaki (classe de recomendação IIA e nível de evidência B)[8].

A angiografia permanece como o padrão-ouro; entretanto, por ser um exame invasivo, deve ser reservado para os casos que mostram alterações nos exames não invasivos, como sinais de isquemia miocárdica ao ecocardiograma de estresse, dificuldade em visualizar os ramos distais das artérias coronárias, múltiplos aneurismas, aneurismas gigantes (com dilatação do diâmetro interno das artérias maior que 8mm), estenose coronariana e acompanhamento pós-revascularização miocárdica (nível de evidência C)[5].

O tratamento inicial inclui o uso de imunoglobulina endovenosa, preferencialmente do sétimo ao décimo dia de doença, a fim de reduzir a prevalência de acometimento coronariano, associado ao AAS. Os pacientes que não respondem a esse esquema podem beneficiar-se do uso de corticosteroides por meio de pulsoterapia com metilprednisolona[9].

O fundamental para os pacientes com suspeita de doença de Kawasaki é o diagnóstico precoce para instituição terapêutica no momento adequado. A taxa de mortalidade é baixa, mas a morbidade pode ser elevada, especialmente de acordo com o grau de envolvimento das artérias coronárias. Um diagnóstico incorreto ou tardio pode ocasionar sequelas importantes ou levar ao óbito[6,7].

Referências

1. Charles J. Chung M, Leonard Stein M. Kawasaki disease: A review. Radiology. 1998; 208:25-33.
2. Son MBF, Gauvreau K, Ma L et al. Treatment of Kawasaki disease: Analysis of 27 US pediatric hospitals from 2001 to 2006. Pediatrics. 2009; 124(1):1-8. Doi:10.1542/peds.2008-0730.
3. Yanagawa H, Yashiro M, Nakamura Y, Kawasaki T, Kato H. Kawasaki disease: An update on diagnosis and treatment. Pediatrics. 1995; 95(4).
4. Nakamura Y, Yashiro M, Uehara R et al. Epidemiologic features of Kawasaki disease in Japan: Results of the 2007-2008 nationwide survey. J Epidemiol. 2010; 20(4):302-307. Doi:10.2188/jea. JE20090180.
5. Castro PA De, Costa IMC, Urbano LMF. Doença de Kawasaki. 2009; 84(4):317-329.
6. Kuo H-C, Yang KD, Chang W-C, Ger L-P, Hsieh K-S. Kawasaki disease: An update on diagnosis and treatment. Pediatr Neonatol. 2012; 53(1):4-11. Doi:10.1016/j.pedneo.2011.11.003.
7. Newburger JW. Diagnosis, treatment, and long-term management of Kawasaki disease: A statement for health professionals from the Committee on Rheumatic Fever, Endocarditis and Kawasaki Disease, Council on Cardiovascular Disease in the Young, American Heart Association. Circulation. 2004; 110(17):2747-2771. Doi: 10.1161/01.CIR.0000145143.19711.78.
8. Sara L, Szarf G, Tachibana A et al. II Diretriz de ressonância magnética e tomografia computadorizada cardiovascular da Sociedade Brasileira de Cardiologia e do Colégio Brasileiro de Radiologia. Arq Bras Cardiol. 2014; 103(6 Suppl 3):1-86. Doi:10.5935/abc.2014S006.
9. Fong NC, Hui YW, Li CK, Chiu MC. Evaluation of the efficacy of treatment of Kawasaki disease before day 5 of illness. Pediatr Cardiol. 2004; 25:31-34.

Distensão Abdominal em Recém-Nascido

Eduardo Just da Costa e Silva

Recém-nascido com distensão abdominal.

ANTES DA IMAGEM

Quando um neonatologista solicita exames de imagem para avaliar um quadro de distensão abdominal, deve-se ter em mente que as possibilidades são muitas e que o exame físico pode ser pouco elucidativo em alguns casos. A sensação clínica de abaulamento, portanto, pode decorrer de distensão de alças (ou uma alça) intestinais (por líquido ou gás), ascite, pneumoperitônio, visceromegalia, uma massa (sólida ou cística) ou mesmo de uma alteração da parede abdominal. Normalmente, o exame de imagem, mesmo uma radiografia convencional, poderá indicar qual dessas alterações está presente e guiar o diagnóstico diferencial.

EXAMES DE IMAGEM

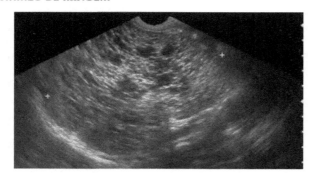

Figura 67.1 Ultrassonografia longitudinal do rim direito, que se mostrava muito aumentado com perda da diferenciação corticomedular e apresentando aumento difuso de sua ecogenicidade com múltiplos cistos de tamanhos variados, difusos pelo parênquima. O rim esquerdo (não exibido) apresentava a mesma aparência.

DIAGNÓSTICO DIFERENCIAL

O achado de cistos renais no recém-nascido é relativamente comum e deve ser avaliado de maneira sistemática já no primeiro exame. Muitas vezes, o achado já foi estabelecido em exame pré-natal.

Alguns pontos devem ser considerados, como bilateralidade, dilatação do sistema pielocalicial, localização dos cistos, dimensões renais e achados associados em outros órgãos.

A primeira providência é certificar-se de que se trata, de fato, de cistos e não de dilatação do sistema (hidronefrose). A não comunicação dos espaços císticos costuma ser de fácil caracterização ao ultrassom.

Especialmente quando a alteração é unilateral, devem ser consideradas as possibilidades de rim multicístico displásico ou displasia renal cística, o primeiro não tendo parênquima visível e o segundo preservando parênquima, porém de aspecto ecogênico e com perda da diferenciação corticomedular. No caso da displasia renal cística, é comum o achado de sinais de obstrução do sistema pielocalicial, dos ureteres e mesmo do trato inferior, sendo a condição secundária à causa da obstrução.

Nos casos bilaterais, persistem as duas condições descritas (no caso do rim multicístico displásico, a condição será acompanhada de anúria) e acrescentam-se vários diagnósticos, que incluem as doenças renais policísticas autossômicas recessivas ou dominantes, doença glomerulocística, nefronoftise e algumas síndromes genéticas que fogem do objetivo deste texto.

DIAGNÓSTICO

Doença renal policística autossômica recessiva.

DISCUSSÃO

A doença renal policística autossômica recessiva é uma condição genética presente em 1 a cada 20.000 nascidos, sendo mais rara que a forma autossômica dominante, que ocorre em 1 a cada 700 indivíduos[1,2]. Atualmente, é incluída no conceito de ciliopatia, que abrange vários fenótipos associados a defeitos dos cílios primários, os quais podem ter expressão nos rins, pulmões, sistemas nervoso e musculoesquelético e fígado, sendo constituintes de várias síndromes[2,3].

O achado de rins ecogênicos e grandes à ultrassonografia pré-natal pode sugerir o diagnóstico, o mesmo se aplicando ao exame pós-natal[3]. A ultrassonografia com transdutores de alta frequência pode mostrar achados adicionais, como a presença de túbulos dilatados em padrão radial, presumivelmente relacionados à dilatação dos ductos coletores, cistos, focos de artefatos em cauda de cometa e preservação de uma cortical periférica[4].

A ressonância magnética poderá mostrar rins grandes com aumento da intensidade nas sequências ponderadas em T2 ou mesmo evidenciar os cistos/dilatações ductais, à semelhança da ultrassonografia.

O fígado deve ser avaliado nesses pacientes à procura de dilatações biliares, cistos, fibrose e sinais de hipertensão portal[3].

Referências

1. Whittle M, Simões R. Hereditary polycystic kidney disease: Genetic diagnosis and counseling. Rev Assoc Med Bras. 2014; 60(2):98-102.
2. Avni FE, Garel C, Cassart M, D'Haene N, Hall M, Riccabona M. Imaging and classification of congenital cystic renal diseases. AJR. 2012; 198(5):1004-1013. Doi:10.2214/AJR.11.8083.
3. Chung EM, Conran RM, Schroeder JW, Rohena-Quinquilla IR, Rooks VJ. From the radiologic pathology archives: Pediatric polycystic kidney disease and other ciliopathies: Radiologic-pathologic correlation. RadioGraphics. 2014; 34(1):155-178. Doi:10.1148/rg.341135179.
4. Traubici J, Daneman A. High-resolution renal sonography in children with autosomal recessive polycystic kidney disease. AJR. 2005; 184(5):1630-1633. Doi:184/5/1630 [pii]\r10.2214/ajr.184.5.01841630.

68 Sopro Cardíaco com Episódios de Falta de Ar

Fernanda Maria Santana Norberto Costa
Karina Tavares de Melo Nóbrega de Oliveira
Cristina Maria Ventura
Cleusa Cavalcanti Lapa Santos

Paciente masculino, 1 mês e 21 dias de vida, com queixa de sopro cardíaco, observado em consulta de puericultura. A genitora relatava episódios esporádicos de falta de ar desde o nascimento e negava dispneia aos esforços ou cianose. Pré-natal materno sem anormalidades.

Ao exame clínico, apresentava-se com bom estado geral, discretamente hipocorado (+/4+), cianótico, dispneico e hidratado. Exibia hiperfonese de segunda bulha cardíaca e sopro sistólico ejetivo (3+/6+) em borda esternal esquerda alta. Foi observada frequência respiratória de 61ipm.

Realizou ecocardiograma transtorácico, que evidenciou drenagem das veias pulmonares em veia vertical descendente com trajeto intra-hepático, presença de comunicação interventricular subaórtica ampla, cavalgamento do septo interventricular pela aorta em torno de 50% e desvio anterior do septo infundibular. Apresentava, ainda, discreta dilatação de átrio direito, hipertrofia do ventrículo direito e hipoplasia atrial esquerda. Concluiu-se que a criança apresentava um quadro de tetralogia de Fallot associado a uma drenagem venosa pulmonar anômala total infradiafragmática e optou-se por realizar uma tomografia computadorizada com contraste para aprofundar o estudo dos achados.

A tomografia confirmou os achados ecográficos e mostrou a confluência das veias pulmonares drenando em veia vertical de trajeto descendente com calibre de 8,7mm, que por sua vez drena no ramo

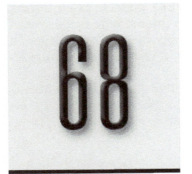

Figura 68.1 Ecocardiograma com Doppler mostrando o sítio de drenagem da veia vertical infradiafragmática na veia porta.

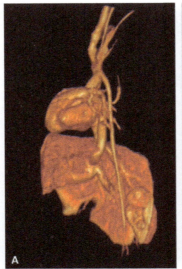 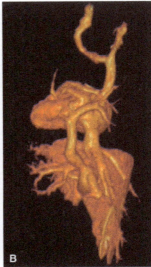

Figura 68.2A e B Tomografia computadorizada de tórax e abdome superior – imagens de reconstrução tridimensional mostrando a drenagem das veias pulmonares através de veia vertical em situação infradiafragmática na veia porta esquerda.

venoso portal esquerdo. Além dos demais sinais sugestivos de tetralogia de Fallot, também se evidenciaram dilatação da artéria pulmonar esquerda e hipoplasia do istmo aórtico, segmento descendente torácico e abdominal aórtico.

O paciente foi submetido à cirurgia para correção da drenagem venosa anômala pulmonar e da tetralogia de Fallot sem intercorrências. Evoluiu com melhora da sintomatologia e mantém-se estável até a elaboração deste caso.

DIAGNÓSTICO

Drenagem anômala das veias pulmonares.

DISCUSSÃO

A drenagem anômala das veias pulmonares (DAVP) é uma patologia congênita rara, caracterizada pela inserção de uma ou mais veias pulmonares em um sítio diferente do átrio esquerdo morfologicamente normal. Representa cerca de 1% a 5% das cardiopatias congênitas, acometendo 5,9 a 7,1 crianças a cada 100.000 nascidos, e não aumenta de prevalência entre os sexos, embora a forma infracardíaca predomine no sexo masculino (3:1)[1].

De acordo com a quantidade de vasos envolvidos, a DAVP pode ser classificada como total ou parcial e, segundo o sítio de drenagem (como proposto por Darling et al.), em supracardíaca (50% dos casos), cardíaca (20%), infracardíaca (10% a 20%) ou mista (10%)[2].

O tipo infracardíaco e infradiafragmático é caracterizado por drenagem venosa pulmonar na veia porta (em 70% a 80% dos casos) ou no ducto venoso. Também pode drenar, menos comumente, na veia cava inferior, veia hepática esquerda ou veia gástrica[2].

Não existe etiologia bem definida. Embriologicamente, em torno da quarta ou quinta semana de gestação, a falha da conexão entre a veia pulmonar comum e o plexo venoso pulmonar leva à persistência da drenagem inicial embrionária em conexão através de um vaso coletor com trajeto longo e vertical com a veia cava, inominada ou porta (umbilicovitelina)[3].

As DVAP totais estão associadas a defeito do septo atrial (comunicação interatrial [CIA] ou forame oval patente) para garantir que o retorno venoso pulmonar atinja as câmaras cardíacas esquerdas do coração. Desse modo, a mistura de sangue sistêmico e pulmonar que chega ao átrio direito pode atingir a circulação sistêmica para fornecer oxigênio aos tecidos. A ausência dessa comunicação é incompatível com a vida[4] e, caso ela seja restritiva, menor quantidade de sangue chegará ao átrio esquerdo, o que

levará a aumento das pressões intra-atriais direitas com consequente queda do débito cardíaco.

Em um terço dos casos, a forma infradiafragmática da DVAP total encontra-se associada a outras malformações estruturais cardíacas, como ventrículo único, truncus arteriosus, transposição dos grandes vasos, atresia pulmonar, cor biloculare e coarctação da aorta[5]. Apresenta, também, maior índice de obstrução de vias de drenagem, fator importante para o acompanhamento e o prognóstico. No caso descrito, existe associação com a tetralogia de Fallot.

Em virtude da grande variabilidade de formas anatômicas, são observadas diferentes apresentações clínicas. O quadro clínico dependerá basicamente de dois fatores: se existe ou não obstrução do coletor venoso pulmonar e o tamanho da CIA.

As principais alterações radiográficas e eletrocardiográficas decorrem do aumento de câmaras direitas e da sobrecarga do ventrículo direito[5].

A avaliação diagnóstica da DAVP total infracardíaca baseia-se principalmente nos exames de imagem não invasivos, como o ecocardiograma, a tomografia computadorizada (TC) e a ressonância magnética (RM). A angiografia pode vir a ser útil para avaliar a curva de pressão das artérias pulmonares[5].

O ecocardiograma é um método excelente para avaliação das consequências cardíacas da DVAP. No exame, podem ser verificados o local de inserção das veias anômalas pulmonares e a presença ou não de estenoses ou obstrução. Além disso, é possível visualizar sinais de sobrecarga do volume do ventrículo direito, deslocamento (para a esquerda) do septo interatrial e o padrão de fluxo na CIA e estimar o grau de hipertensão pulmonar[3,5]. Entretanto, pode haver dificuldade em avaliar lesões complexas, principalmente o trajeto retrocardíaco do ducto coletor comum[4].

A TC é um método muito promissor na avaliação das estruturas intra e extracardíacas e sobretudo capaz de reconstruir o trajeto venoso anômalo, definindo com certeza o local da inserção dos vasos pulmonares, o que contribui bastante na conduta cirúrgica[2]. As principais limitações são a necessidade de anestesia, o uso de contraste iodado e a radiação ionizante. Entretanto, os novos tomógrafos são capazes de realizar exames mais detalhados com menor exposição do paciente à radiação, o que, aliado ao fato de ser não invasivo, torna esse método uma das principais escolhas para avaliação pré-cirúrgica[4].

A RM tem também grande utilidade no diagnóstico e detalhamento anatômico da drenagem venosa pulmonar anômala total, com especial importância nos casos em que existe dúvida a respeito de outras doenças cardíacas associadas.

Os principais diagnósticos diferenciais são outras condições que causam *shunts* esquerda-direita, causas de obstrução venosa pulmonar, síndrome do coração hipoplásico, atresia tricúspide, transposição de grandes artérias, síndrome da angústia respiratória e circulação fetal persistente[5].

Sem o tratamento cirúrgico adequado, a mortalidade em caso de DAVP total é de cerca de 75% no primeiro ano de vida, com a maioria dos pacientes falecendo nos primeiros 6 meses[4]. Desse modo, o tratamento da drenagem venosa pulmonar anômala total é imprescindível para aumentar a sobrevida, sendo fundamentado em dois pilares: o tratamento farmacológico pré e pós-cirúrgico e a cirurgia para correção de vias de drenagem. O aprimoramento das técnicas cirúrgicas, da circulação extracorpórea e do manejo pré e pós-operatório, aliado ao diagnóstico precoce, promoveu diminuição significativa dos índices de mortalidade operatória. O procedimento consiste no redirecionamento do sangue para o átrio esquerdo e na correção do defeito do septo interatrial e das outras cardiopatias associadas, aliviando todas as obstruções venosas. O melhor momento para realização do procedimento cirúrgico é tão logo se estabeleça o diagnóstico de certeza para evitar alterações irreversíveis no leito vascular pulmonar[4].

O paciente que desenvolve estenose ou obstrução súbita da via de drenagem venosa pulmonar deve ser submetido à cirurgia de urgência. As principais complicações pós-operatórias são a hipertensão arterial pulmonar e a estenose de anastomose[2].

Referências

1. Walsh MJ, Ungerleider RM, Aiello VD, Spicer D, Giroud JM. Anomalous pulmonary venous connections and related anomalies: Nomenclature, embryology, anatomy, and morphology. World J Pediatr Congenit Hear Surg. 2013; 4(1):30-43. Doi:10.1177/2150135112458439.
2. Atik FA, Irun PE, Barbero-Marcial M, Atik E. Drenagem anômala total das veias pulmonares: Terapêutica cirúrgica dos tipos anatômicos infracardíaco e misto. Arq Bras Cardiol. 2004; 82(3):259-263. Doi:10.1590/S0066-782X2004000300006.
3. Wilson AD, Alejos JC. Total anomalous pulmonary venous connection. Medscape. 2015.
4. Kimura LY, Spadaccia G, Melo KT de et al. Angiotomografia com múltiplos detectores no diagnóstico de drenagem venosa pulmonar anômala: Experiência inicial. Radiol Bras [online] 2010; 43(6):347-353. ISSN 1678-7099. Disponível em: https://doi.org/10.1590/S0100-39842010000600004.
5. George CE, Allen HD, Riemenschneider TA, Howard PG. Moss e Adams: Doenças do coração na criança e no adolescente. In: Emmanouilides CG, Allen HD, Riemenschneider TA, Gutgesell HP. Moss e Adams: Doenças do coração na criança e no adolescente. Rio de Janeiro: Medsi, 2000.

69
Incontinência Urinária

Eduardo Just da Costa e Silva

Menina de 5 anos de idade com incontinência urinária. Ultrassonografia externa mostrou um cisto simples no polo superior do rim direito.

ANTES DA IMAGEM

Incontinência urinária, definida como a perda involuntária de urina, é um problema comum em pediatria, apresentando etiologias bastante variadas, que incluem anormalidades anatômicas (congênitas ou adquiridas), neurológicas ou funcionais. Dentre as anormalidades anatômicas congênitas estão duplicidade pielocalicial e ureter ectópico, entre outras, ao passo que as adquiridas são representadas por condições iatrogênicas. As alterações neurológicas incluem grande variedade de lesões do sistema nervoso, especialmente da medula espinhal. Os distúrbios funcionais são muito comuns e carecem de anormalidade anatômica ou neurológica estrutural[1].

A história clínica e o exame físico são fundamentais e frequentemente definitivos para esclarecer a etiologia da incontinência. Por exemplo, uma correção cirúrgica de anormalidade congênita da coluna vertebral pressupõe a causa neurogênica.

Os exames de imagem seguem a lógica das hipóteses sugeridas pela semiologia clínica, mas o estudo inicialmente solicitado é a ultrassonografia, que deverá avaliar a presença de anomalias congênitas (especialmente duplicidade pielocalicial e ureterocele), assim como realizar o estudo adequado da bexiga, incluindo espessura das paredes, capacidade vesical máxima, resíduo vesical pós-miccional e presença de contrações detrusoras sem perda de urina. As radiografias podem ser úteis para identificar anomalias ósseas (coluna e bacia), além de constipação intestinal. A uretrocistografia miccional pode ser utilizada em alguns casos para identificar uma válvula de uretra posterior, anomalia ureteral ou uretra em pião, assim como ressonância magnética, que pode evidenciar lesões da coluna vertebral e anomalias anatômicas do trato urinário em si.

EXAMES DE IMAGEM

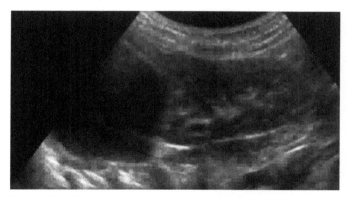

Figura 69.1 Observa-se um cisto de paredes finas, sem septos ou vegetações, ocupando o polo superior do rim direito.

DIAGNÓSTICO DIFERENCIAL

Doenças renais císticas são comuns na prática pediátrica e discutidas em outro capítulo deste livro. Por outro lado, cistos renais simples são raros em crianças e muito mais comuns em adultos, existindo extensa literatura a respeito da identificação, manuseio e diagnóstico diferencial com lesões

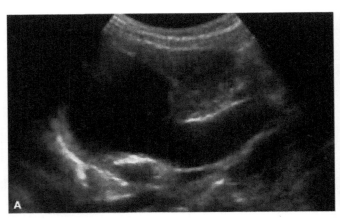
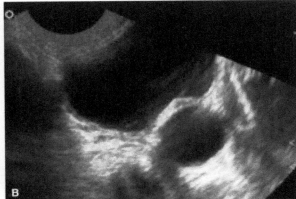

Figura 69.2A e B O exame ultrassonográfico no plano coronal, um pouco mais anterior em relação ao da Figura 69.1, mostra a continuidade do "cisto" com um ureter dilatado. O corte axial da bexiga evidencia a dilatação ureteral prolongando-se para inserção infravesical (ureter ectópico).

neoplásicas nessa faixa etária. À semelhança do que acontece com o adulto, é importante pesquisar sinais que possam indicar uma neoplasia cística, como septos, vegetações e irregularidade das paredes. No entanto, quando um cisto é identificado no polo superior renal de uma criança, a possibilidade de duplicidade pielocalicial complicada com hidronefrose ou displasia cística do polo superior é uma consideração muito forte e torna-se muito importante tentar observar se há dilatação ureteral, ureter ectópico ou ureterocele associados.

DIAGNÓSTICO

Duplicidade pielocalicial com ureter ectópico complicada com ureterocele.

DISCUSSÃO

A duplicidade pielocalicial é a anomalia congênita mais comum do trato urinário, podendo ser classificada como completa (há dois orifícios ureterais separados na bexiga) ou incompleta (os ureteres se juntam e formam um único orifício na bexiga)[2].

O ureter que drena a unidade superior tem inserção ectópica, podendo ocorrer na bexiga (em posição mais medial e inferior), uretra, vagina, vestíbulo, útero, vesículas seminais, vasos deferentes ou ductos ejaculatórios[3]. Em meninos, a inserção ectópica sempre ocorre acima dos mecanismos de continência, ao contrário das meninas, de modo que pode ocorrer incontinência urinária nestas últimas[3]. Esse ureter ectópico se associa à formação de ureteroceles e tende a se obstruir. O ureter que drena a unidade inferior tem inserção vesical mais lateral e superior, sendo o trajeto intravesical mais curto e, portanto, sujeito a refluxo vesicoureteral.

Vale destacar que um ureter ectópico pode estar associado a um sistema único, mas essa é uma situação incomum. Cerca de 70% dos casos ocorrem no contexto de duplicidade pielocalicial. O mesmo se aplica às ureteroceles, que podem ser isoladas em crianças, mas, quando visualizadas nessa faixa etária, pressupõem a duplicidade em 75% dos casos[3].

A ultrassonografia tem baixa sensibilidade para os casos não complicados com hidronefrose, que terão a expressão de dois seios renais ecogênicos separados por uma faixa isoecoica ao parênquima[4]. Esse achado, entretanto, não é específico nem sensível. Quando ocorre hidronefrose, que usualmente acomete o polo superior, o exame tem melhor acurácia. A identificação de hidronefrose ou cisto(s) comprometendo apenas o polo superior do rim sugere a duplicidade, sendo frequentemente possível acompanhar o ureter dessa unidade superior ao longo de seu trajeto até a pelve. Quando presente, a ureterocele vesical será identificada como uma imagem cística no interior da bexiga.

Referências

1. Schaeffer AJ, Diamond DA. Pediatric urinary incontinence: Classification, evaluation, and management. African J Urol. 2014; 20: 1-13. Disponível em: http://ac.els-cdn.com/S1110570413000933/1-s2.0-S1110570413000933-main.pdf?_tid=482e53e6-701b-11e5-a355-00000a-ab0f6c&acdnat=1444569998_201c3a0be2ee0451aea821e9ac7f4ff0.
2. Maranhão CPDM, Miranda CMNR de, Santos CJJ dos, Farias LDPG de, Padilha IG. Anomalias congênitas do trato urinário superior: Novas imagens das mesmas doenças. Radiol Bras. 2013; 46 (1):43-50. Doi:10.1590/S0100-39842013000100013.
3. Berrocal T, López-Pereira P, Arjonilla A, Gutiérrez J. Anomalies of the distal ureter, bladder, and urethra in children: Embryologic, radiologic, and pathologic features. RadioGraphics. 2002; 22(5):1139-1164. Doi:10.1148/radiographics.22.5.g02se101139.
4. Patel NA, Suthar PP. Ultrasound appearance of congenital renal disease: Pictorial review. Egypt J Radiol Nucl Med. 2014; 45(4):1255-1264. Doi:10.1016/j.ejrnm.2014.06.014.

70 Dispneia aos Grandes Esforços

Larissa Sobral Cavalcanti
Karina Tavares de Melo Nóbrega de Oliveira
Luziene Alencar Bonates dos Santos
Catarina Vasconcelos Cavalcanti

Paciente de 11 anos de idade, sexo feminino, etnia indígena, natural e procedente da tribo Kixinawá – Acre, foi encaminhada com suspeita de doença de Ebstein. Queixava-se de dispneia aos grandes esforços há 3 anos, associada a aumento do volume abdominal, mais acentuado há 6 meses. No exame físico, encontrava-se em bom estado geral, afebril, hidratada, eupneica, normocorada, acianótica, anictérica, sem edemas, normotensa, com extremidades aquecidas e bem perfundidas, com pulsos arteriais presentes e simétricos nos quatro membros. Na avaliação cardíaca, apresentava precórdio calmo, sem deformidades, *ictus* e bulhas cardíacas não palpáveis, impulsão de mesocárdio, com ausculta de ritmo cardíaco irregular, bulhas hipofonéticas e sem sopros cardíacos. A ausculta respiratória não demonstrava alterações, e a análise do abdome evidenciava fígado palpável a 7cm do rebordo costal direito com extensão para o hipocôndrio esquerdo, havendo dor à palpação e ascite. O Holter revelou ritmo sinusal, arritmia supraventricular de alta incidência, sem correlação clínica.

A radiografia de tórax evidenciou discreto derrame pericárdico e aumento do índice cardíaco à custa de câmaras direitas.

O ecocardiograma mostrou ainda sinais de refluxo tricúspide discreto/moderado, além de derrame pericárdico leve.

Foi então solicitada ressonância magnética cardíaca (RMC) para auxiliar o diagnóstico diferencial entre doença de Ebstein e endomiocardiofibrose.

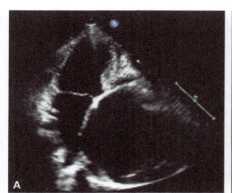 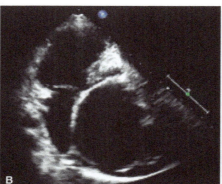 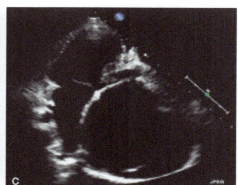

Figura 70.1A a C Ecocardiograma mostrando aumento importante do átrio direito. Identificados focos ecogênicos na região da ponta do ventrículo direito. O folheto septal tricúspide teve sua caracterização limitada e parecia estar aderido ao septo ou ter implantação mais baixa.

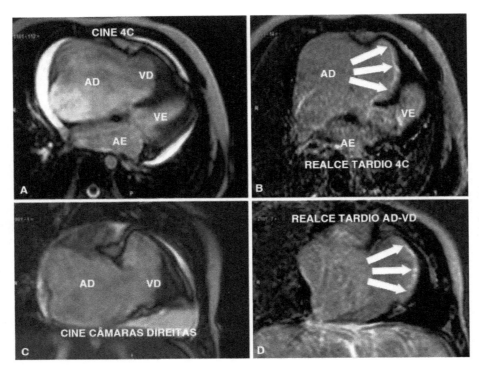

Figura 70.2 Ressonância magnética cardíaca nas sequências cine-RM (SSFP – **A** e **C**) mostrando aumento das câmaras direitas, principalmente atriais, e alteração morfológica do ventrículo direito (VD), com amputação apical, alargamento da região basal e espessamento dos folhetos da válvula tricúspide com sinais de refluxo moderado. As sequências de realce tardio (**B** e **D**) nos planos de quatro câmaras e câmaras direitas mostram fibrose endocárdica difusa no VD, com maior espessura na região da ponta do VD, de até 6,5mm, estendendo-se para o aparelho valvar tricúspide (notadamente junto ao folheto septal) e para a região de via de saída deste ventrículo.

A RMC mostrou ainda importante derrame pericárdico e moderado a importante comprometimento da função sistólica global do ventrículo direito (VD), com fração de ejeção de 30%, observando-se acinesia da região da ponta e hipocinesia difusa das demais paredes do VD. No ventrículo esquerdo (VE) também havia leve hipocinesia e sinais de fibrose endocárdica de pequena espessura e predomínio apical. Foram demonstrados sinais de disfunção diastólica de padrão restritivo e ausência de trombos intracavitários. Esses achados da RMC são compatíveis com endomiocardiofibrose biventricular confirmada por meio de estudo histopatológico. A paciente posteriormente foi submetida a ressecção da fibrose endocárdica e implante de bioprótese em posição tricúspide e necessitou de agente vasoativo durante vários dias no pós-operatório. Evoluiu bem posteriormente, retornando à cidade de origem.

DIAGNÓSTICO

Endomiocardiofibrose.

DISCUSSÃO

A endomiocardiofibrose (EMF) é uma doença complexa caracterizada pela presença de fibrose no endocárdio, mais comumente no ápice e na via de entrada do VD, com eventual extensão para o miocárdio e a via de saída. Costuma também acometer os músculos papilares, causando insuficiência valvar tricúspide ou mitral[1]. Sua etiologia não está esclarecida, mas acredita-se que possa estar relacionada com hipereosinofilia, carência nutricional, doenças virais e parasitárias, autoimunidade, alergia e etnia[2].

A EMF acomete mais frequentemente o VD, podendo envolver ambos os ventrículos, com predomínio de um lado ou de modo balanceado. A fibrose causa redução significativa da complacência ventricular, restringindo seu relaxamento e enchimento. Em consequência, ocorre disfunção diastólica com insuficiência cardíaca restritiva.

Os primeiros relatos sobre a EMF ocorreram em 1948, em Uganda e Nigéria, por Davies. Posteriormente foram registrados casos em outros continentes, sendo observada maior prevalência em regiões tropicais e subtropicais, onde constitui uma das principais causas de cardiopatia restritiva. A doença acomete igualmente ambos os sexos com predileção pela população negra e de baixo nível socioeconômico. A prevalência é maior em adolescentes dos 10 aos 15 anos de idade e em adultos jovens, em torno de 30 anos[3].

As manifestações clínicas variam conforme o local de acometimento. Quando as valvas atrioventriculares são atingidas com regurgitação, observam-se sopros diastólicos no foco mitral ou tricúspide. A disfunção do VE costuma ser menos sintomática, com evolução clínica mais favorável mesmo em caso de fibrose extensa. Quando sintomática, caracteriza-se por congestão pulmonar com dispneia aos esforços, ortopneia e dispneia paroxística noturna.

A disfunção do VD pode causar turgência jugular e apresenta como achado típico, mas não obrigatório, ascite volumosa e desproporcional ao pouco ou nenhum edema periférico. A ascite costuma ser de difícil controle, apresentando baixa resposta ao diurético, e suspeita-se que esteja associada a componente inflamatório como parte de uma doença sistêmica[4]. Também pode ocorrer derrame pleural ou pericárdico, hepatomegalia ou mesmo fibrilação atrial.

A redução do enchimento ventricular com diminuição do débito cardíaco pode resultar em retardo do crescimento, caquexia, atrofia testicular e incapacidade de desenvolver características sexuais secundárias. Um grande número de pacientes progride rapidamente para insuficiência cardíaca e em 2 anos evolui para o óbito. Em geral, as mortes são causadas pelas complicações, como enteropatia perdedora de proteínas, insuficiência hepática, embolia pulmonar ou arritmias[3].

Ao eletrocardiograma, na EMF observam-se frequentemente sobrecarga atrial e alterações de repolarização ventricular nas derivações precordiais do lado acometido. Quando a doença está localizada à direita, podem ser ainda identificados QRS de baixa voltagem, desvio do eixo do QRS para a direita e fibrilação atrial. A radiografia de tórax é inespecífica, mas pode indicar o ventrículo comprometido nos casos mais avançados. Na disfunção do VE, observam-se sinais de hipertensão pulmonar e área cardíaca normal ou discretamente aumentada. Na disfunção do VD são detectados índice cardiotorácico aumentado, abaulamento do contorno direito do coração, hipoperfusão pulmonar e alargamento do mediastino[5].

A ecocardiografia é um importante exame inicial que avalia o grau de disfunção diastólica e identifica os sinais de restrição ventricular, como espessamento endocárdico, redução da dimensão ventricular e alteração na movimentação da parede posterior. Normalmente, indica fração de ejeção dentro dos limites da normalidade, já que a doença inicial cursa com função sistólica preservada. Analisa a disfunção valvar (com regurgitação tricúspide e/ou mitral) e evidencia derrame pericárdico e trombos atriais. Em casos de doença leve, a ecocardiografia pode não apresentar alterações, levando à subestimativa da extensão da doença[2,6].

A ressonância magnética pode auxiliar o diagnóstico na medida em que demonstra a fibrose endocárdica e sua extensão, o que auxilia o planejamento da abordagem cirúrgica, além de conferir valor prognóstico; entretanto, nem sempre está disponível nas áreas endêmicas. A avaliação global por RMC inclui a análise da função biventricular, com ganho de informação na análise do VD, em virtude da facilidade de aquisição nos diversos planos, pesquisa de trombos ou calcificações, quantificação e extensão das áreas de fibrose endocárdica, monitoração da resposta ao tratamento e diagnóstico diferencial com trombo apical, doença de Ebstein ou cardiomiopatia hipertrófica apical[7,8].

Em alguns casos observa-se o sinal em V da EMF no ápice do ventrículo criado pelo realce tardio após a injeção do gadolínio. Esse sinal é caracterizado por três camadas: uma camada formada pelo trombo mural, de baixo sinal, a outra pela fibrose endomiocárdica de importante hipersinal e a última pelo miocárdio subendocárdico, também de baixo sinal[9].

Para pacientes assintomáticos ou pouco sintomáticos (classes I e II da NYHA) é recomendado o acompanhamento clínico em razão da boa evolução. Já o prognóstico é desfavorável para os pacientes sintomáticos e com doença avançada (classes III e IV da NYHA), com mortalidade de 35% a 50% em 2 anos. Outros fatores que aumentam a mortalidade são o envolvimento biventricular ou do VD e a regurgitação mitral ou tricúspide[10]. Nessas situações, o tratamento cirúrgico está associado a sobrevida maior, sendo indicados a ressecção completa da fibrose endomiocárdica e o reparo ou troca da valva lesionada.

A cirurgia pode diminuir os sintomas, havendo melhores resultados na insuficiência ventricular esquerda. Entretanto, foi observada mortalidade pós-operatória tardia de 18%, e acredita-se que a doença tenha um caráter progressivo, sendo a cirurgia um procedimento paliativo e incapaz de interromper a infiltração fibrótica do miocárdio[11]. Embora pouco utilizada, outra opção de tratamento cirúrgico é o transplante cardíaco[12].

Referências

1. Sara L, Szarf G, Tachibana A et al. II Diretriz de ressonância magnética e tomografia computadorizada cardiovascular da Sociedade Brasileira de Cardiologia e do Colégio Brasileiro de Radiologia. Arq Bras Cardiol. 2014; 103(6 Suppl 3):1-86. Doi:10.5935/abc.2014S006.

2. Mocumbi AO, Yacoub S, Yacoub MH. Neglected tropical cardiomyopathies: II. Endomyocardial fibrosis: Myocardial disease. Heart. 2008; 94(3):384-390.

3. Mocumbi AO. Right ventricular endomyocardial fibrosis (2013 Grover Conference series). Pulm Circ. 2014; 4(3):363-369. Doi:10.1086/676746.Endomyocardial.

4. Freers J, Mayanja-Kizza H, Rutakingirwa M, Gerwing E. Endomyocardial fibrosis: Why is there striking ascites with little or no peripheral oedema? Lancet. 1996; 347(8995):197.

5. Fagundes DS, Atik FA, Douglas RAG. Endomyocardial fibrosis: Model of restrictive myocardiopathy. Arq médicos do ABC. 1994; 17(1/2):30-36.

6. Nacif MS, Oliveira Júnior AC, Moreira DM et al. Qual o seu diagnóstico? Radiol Bras. 2006;39(6).

7. Chaosuwannakit N, Makarawate P. Cardiac magnetic resonance imaging for the diagnosis of endomyocardial fibrosis. Southeast Asian J Trop Med Public Heal. 2014; 45(5):1142-1148.

8. Dato I. How to recognize endomyocardial fibrosis? J Cardiovasc Med. 2015; 16(8):547-551.

9. Jariwala N, McGraw S, Rangarajan VS, Mirza O, Wong J, Farzaneh-Far A. The "V" sign of endomyocardial fibrosis. QJM. 2015; 108(5):423-424.

10. Barretto AC, da Luz PL, de Oliveira SA et al. Determinants of survival in endomyocardial fibrosis. Circulation. 1989; 80(3 Pt 1):I177-182.

11. Moraes CR, Rodrigues JV, Gomes CA et al. A cirurgia da endomiocardiofibrose revisitada. Rev Bras Cir Cardiovasc. 1998;13(2).

12. Freitas HFG, Castro PPN, Chizzola PR, Bocchi EA. Transplante cardíaco em portadora de endomiocardiofibrose. Arq Bras Cardiol. 2005;84(1).

Obstrução Nasal em Recém-Nascido

Eduardo Just da Costa e Silva
Silvio Cavalcanti de Albuquerque

Recém-nascido do sexo masculino apresentando dificuldade respiratória com sinais de obstrução nasal.

ANTES DA IMAGEM

A causa mais comum de obstrução nasal em recém-nascidos é o edema mucoso secundário a processos inflamatórios, como em rinites virais[1]. As formas congênitas são menos comuns. Quando unilateral, o quadro clínico é mais leve e às vezes de difícil detecção no período neonatal, vindo a se manifestar como obstrução nasal crônica[2]. Como o recém-nascido é um respirador nasal, o quadro manifesta-se com dificuldade respiratória (que piora com a alimentação e pode melhorar com o choro) e cianose cíclica[1].

O quadro clínico das diversas formas congênitas é muito semelhante, e os exames de imagem são necessários para melhor definição.

EXAMES DE IMAGEM

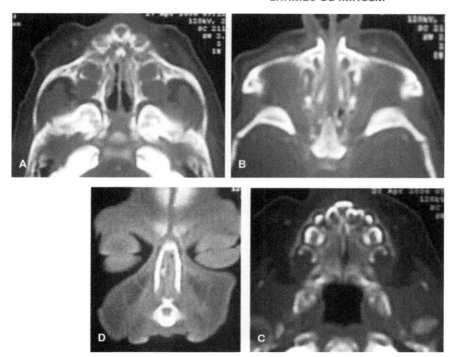

Figura 71.1A a **D** Importante redução do calibre da abertura piriforme. Note o incisivo único.

DIAGNÓSTICO DIFERENCIAL

As causas mais comuns de obstrução nasal congênita são atresia de coanas, estenose da abertura piriforme, estenose da cavidade nasal, encefalocele, dermoide nasal, glioma, dacriocistocele, teratoma, lesões vasculares e algumas síndromes que podem mostrar hipoplasia dos ossos da face (incluindo trissomia 21, Apert e Crouzon)[2].

Portanto, com base nessa lista, o radiologista deverá identificar o local da obstrução (anterior, médio ou posterior em relação à cavidade), a presença de tumores (em busca de características na imagem que possam nomeá-los), bem como avaliar de modo global o desenvolvimento dos ossos da face e a presença de anomalias associadas. A causa congênita mais comum é a atresia de coanas, que mostra a obstrução no aspecto posterior da cavidade.

DIAGNÓSTICO

Estenose congênita da abertura piriforme.

DISCUSSÃO

A abertura piriforme separa a cavidade nasal do meio externo, sendo, portanto, anterior, ao contrário da coana, que é posterior. Embora anatomicamente separadas, os quadros clínicos das obstruções dessas duas regiões são semelhantes, apesar de o afilamento da fossa nasal anterior poder ser identificado ao exame físico[3]. Ainda assim, os exames de imagem costumam ser necessários para caracterizar melhor o quadro.

A estenose congênita da abertura piriforme é bem menos comum que a atresia de coanas. Como a abertura piriforme é a parte mais estreita da cavidade nasal, pequenas variações de seu calibre podem ter consequências significativas para a passagem de ar[4].

A tomografia computadorizada mostra a redução do calibre da abertura piriforme com o frequente achado associado de um incisivo maxilar único central, o que pode indicar uma manifestação menor de holoprosencefalia[1,5,6]. O achado de uma abertura piriforme com medida transversal inferior a 11mm (total) ou 3mm para cada lado em um recém-nascido a termo tem sido proposto como um critério diagnóstico[1,6].

Referências

1. Manica D, Smith M, Schweiger C, Silva Db, Kuhl G. Nasal obstruction of the newborn: A differential diagnosis. Int Arch Otorhinolaryngol 2009; 13(3):340-345.
2. Adil E, Huntley C, Choudhary A, Carr M. Congenital nasal obstruction: Clinical and radiologic review. Eur J Pediatr. 2012; 171(4): 641-650.
3. Sanal B, Demorhan N, Kopla M, Sadikoglu M, Gurpinar A. Congenital nasal pyriform aperture stenosis: Clinical and radiological findings and treatment. Jpn J Radiol 2009; 27:389-391.
4. Thomas E, Gibikote S, Panwar J, Mathew J. Congenital nasal pyriform aperture stenosis: A rare cause of nasal airway obstruction in a neonate. Indian J Radiol Imaging 2010; 20(4):266-268.
5. Abdollehi Fakhim S, Bayazian G, Ghanbarpour E, Badebarin D. Congenital nasal pyriform aperture stenosis: The report of four rare cases. Egypt. J. Ear, Nose, Throat Allied Sci. 2013; 14:213-216.
6. Rollins N, Booth T, Biavati M. Congenital pyriform aperture stenosis. Radiology 2001; 221(2): 392-394.

72 Distensão Abdominal Tardia em Prematuro

Eduardo Just da Costa e Silva
Edison de Barros e Silva (*in memoriam*)

Bebê com 40 dias de vida, prematuro, recebeu tratamento clínico para enterocolite necrosante nas primeiras semanas de vida, evoluindo com distensão abdominal sem aceitar a dieta oral.

ANTES DA IMAGEM

A enterocolite necrosante é uma das condições abdominais mais comuns em berçários, acometendo especialmente bebês prematuros e sendo conduzida clinicamente na maioria dos casos. Intervenção cirúrgica é reservada aos casos complicados, especialmente quando ocorre perfuração. Os exames de imagem são usados para auxiliar o diagnóstico e verificar eventuais complicações. Os principais achados incluem distensão gasosa intestinal (inicialmente generalizada e posteriormente localizada), ascite, pneumatose intestinal, portograma aéreo e pneumoperitônio[1]. Segmentos de dilatação assimétrica com aparência persistente em radiografias seriadas são um achado preocupante, pois sugerem necrose comprometendo toda a parede. Esse sinal pode preceder peritonite e perfuração[2].

EXAMES DE IMAGEM

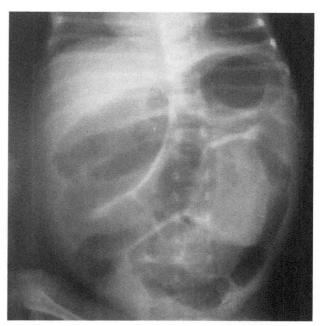

Figura 72.1 Radiografia convencional do paciente deitado, mostrando distensão gasosa difusa das alças intestinais.

DIAGNÓSTICO DIFERENCIAL

Quando um bebê apresenta distensão abdominal, o primeiro papel da radiologia é definir o que está determinando a impressão clínica de distensão abdominal, que pode decorrer de ascite, pneumoperitônio, distensão de alças (por gás ou líquido), visceromegalia, presença de uma massa ou edema de parede.

Pode ser difícil comprovar se existe ou não distensão gasosa intestinal em um recém-nascido, especialmente para médicos com pouca prática em exames de UTI neonatal. A radiografia abdominal nesse período apresenta proporcionalmente mais gás do que em adultos e crianças maiores, simulando doença. No entanto, essas alças, quando normais, apresentam-se como várias imagens gasosas multifacetadas, formando um padrão que lembra um calçamento de pedras, denominado mosaico. Quando as alças se mostram mais alongadas ou mesmo arredondadas (perdendo as facetas), sugere-se dilatação. Esse padrão de distensão pode indicar processo obstrutivo, distúrbio metabólico, sepse com peritonite ou um fenômeno vascular (especialmente enterocolite nessa idade). Devem ser checadas outras condições, como cirurgia abdominal ou neurológica recente.

No paciente em questão, em função do quadro clínico, a suspeita maior seria uma obstrução, que poderia ser congênita ou adquirida. A maioria das obstruções congênitas deveria apresentar-se mais precocemente, e o antecedente de enterocolite necrosante levantou a suspeita de obstrução por estenoses pós-enterocolite.

DIAGNÓSTICO

Estenoses colônicas pós-enterocolite necrosante.

DISCUSSÃO

O desenvolvimento de estenoses após quadros de enterocolites em recém-nascidos é bem conhecido e atribuído ao processo de cicatrização que acontece após a isquemia da muscular própria durante o quadro agudo, podendo ocorrer em 15% a 40% dos pacientes[3,4]. Apesar de o acometimento pela doença na fase aguda ser mais acentuado no íleo terminal e no cólon ascendente, as estenoses são mais comuns no cólon descendente, podendo ser isoladas ou múltiplas[3,5]. Parece haver uma associação entre o nível de leucocitose durante o quadro agudo e o risco de desenvolver estenose[3]. Necessidade de cirurgia e maior comprimento de segmento intestinal ressecado na fase aguda também parecem aumentar esse risco[3,4]. Sinais parietais (eritema e espessamento da parede abdominal), trombocitopenia e duração prolongada do processo inflamatório também estão associados ao risco maior[4].

O quadro clínico pode ter início semanas ou meses após o evento agudo e inclui distensão abdominal, intolerância alimentar e sintomas obstrutivos[5,4]. Perfuração intestinal e sepse têm sido descritas, assim como distúrbios metabólicos, distúrbios hepáticos e retardo no crescimento[3].

As radiografias convencionais mostram distensão de alças intestinais com sinais obstrutivos, podendo não ser identificado gás no reto. O enema opaco confirma a presença de uma ou mais áreas de estenose no intestino grosso[1].

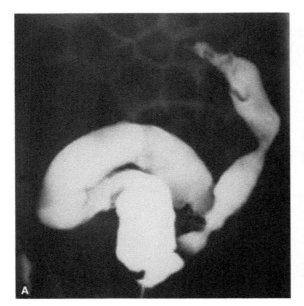 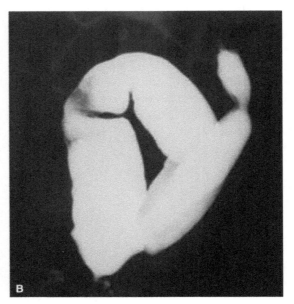

Figura 72.2A e B Enema opaco mostrando focos de estenose no cólon descendente.

Referências

1. Alvares BR, Martins DL, Roma RL, Pereira IMR. Aspectos radiológicos relevantes no diagnóstico da enterocolite necrosante e suas complicações. Radiol Bras. 2007; 40(2):127-130. Doi:10.1590/S0100-39842007000200012.
2. Epelman M, Daneman A, Navarro OM et al. Necrotizing enterocolitis: Review of state-of-the-art imaging findings with pathologic correlation. RadioGraphics. 2007; 27(2):285-305. Doi:10.1148/rg.272055098.
3. Phad N, Trivedi A, Todd D, Lakkundi A. Intestinal strictures post--necrotising enterocolitis: Clinical profile and risk factors. J Neonat Surg. 2014; 3(4):44. Disponível em: http://www.jneonatalsurg.com/ojs/index.php/jns/article/view/184/285.
4. Gaudin A, Farnoux C, Bonnard A et al. Necrotizing enterocolitis (NEC) and the risk of intestinal stricture: The value of C-reactive protein. PLoS One. 2013; 8(10):1-8. Doi:10.1371/journal.pone.0076858.
5. Hiorns MP, Hall CM. The Colon. In: Devos AS, Blickman JG, eds. Radiological imaging of the digetive tract in infant and children. Berlin Heidelberg: Springer-Verlag; 2008:193-220.

73 Desconforto Respiratório em Cardiopata

Eduardo Walter Rabelo Dias de Arruda
Vitor Carvalho Lima Holanda
Eduardo Just da Costa e Silva

Menina de 15 dias de vida com desconforto respiratório desde o nascimento. Portadora de defeito do septo interatrial e coarctação da aorta.

ANTES DA IMAGEM

Apesar de o desconforto respiratório neonatal ser um evento comum no dia a dia do médico em uma emergência pediátrica, sua abordagem poderá ser um desafio, pois a diversidade de etiologias possíveis acarreta uma grande quantidade de tratamentos distintos, sendo necessária, em muitos casos, a solicitação de exames complementares para uma investigação mais eficaz, incluindo a avaliação radiológica[1].

Dentre as etiologias, destacam-se cinco grandes grupos: (1) pulmonares/vias aéreas; (2) cardiovasculares, como as cardiopatias congênitas; (3) metabólicas, como a hipoglicemia; (4) mecânicas, como as doenças do diafragma, pleura, caixa torácica e abdominais; (5) neuromusculares, como encefalopatia hipóxico-isquêmica, drogas, trauma e outros[2].

EXAMES DE IMAGEM

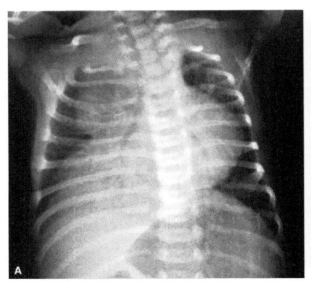
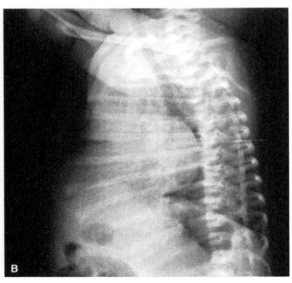

Figura 73.1 Radiografia de tórax em AP (**A**) e perfil (**B**). Chama a atenção a elevação da hemicúpula diafragmática com desvio mediastinal contralateral. A radiografia de perfil mostra que a elevação é apenas de parte do diafragma (porção anterior).

DIAGNÓSTICO DIFERENCIAL

Na avaliação do tórax neonatal, o desvio do mediastino para o lado contralateral à lesão normalmente indica patologia de condução cirúrgica, como malformações pulmonares (incluindo lesões císticas e sólidas), tumores mediastinais, doenças pleurais (como derrame pleural e pneumotórax) ou doenças do diafragma (como hérnia diafragmática congênita e paralisia/eventração)[3]. Neste caso específico associa-se elevação da hemicúpula diafragmática direita, o que levou às considerações iniciais de paralisia/eventração diafragmática ou hérnia diafragmática congênita. A elevação parcial demonstrada na incidência de perfil tornou improvável a paralisia. A diferenciação entre hérnia diafragmática congênita e eventração frequentemente é impossível e dependente, muitas vezes, do achado cirúrgico, sendo a cirurgia indicada a depender da necessidade clínica.

Outras situações que podem elevar o diafragma incluem ascite, hepatoesplenomegalia e atelectasia.

DIAGNÓSTICO

Eventração diafragmática (achado cirúrgico).

DISCUSSÃO

Eventração diafragmática representa uma elevação de todo o diafragma ou de parte de uma hemicúpula diafragmática que se mostra intacta, indicando ausência congênita de fibras musculares, discinesia e enfraquecimento por isquemia, além de disfunção neuromuscular[4]. Pode resultar da ausência de inervação dos mioblastos que compõem o hemidiafragma afetado, de falha durante a migração dos mioblastos para formação dos folhetos da membrana pleuroperitoneal ou de uma associação de ambos os mecanismos[5].

A eventração focal é mais comum na porção anteromedial da hemicúpula direita[4]. Quando completa, é mais frequente à esquerda[6].

A eventração focal é frequentemente assintomática, sendo descoberta de modo incidental, mas pode ser causa de desconforto respiratório neonatal[6]. A eventração completa compartilha os sintomas de uma hérnia diafragmática congênita ou de uma paralisia diafragmática.

O diagnóstico é sugerido pela radiografia de tórax, que mostra o hemidiafragma anormalmente elevado, tendo como principais diagnósticos diferenciais a hérnia diafragmática congênita e a paralisia diafragmática (esta última nos casos de eventração completa).

A grande dificuldade consiste na diferenciação entre a forma focal e uma hérnia diafragmática congênita, exigindo a demonstração de um diafragma íntegro (por ultrassonografia, tomografia computadorizada ou ressonância magnética), o que pode ser impossível especialmente nos casos de hérnia com saco pleural.

Os casos assintomáticos são conduzidos de maneira conservadora. Os pacientes com desconforto respiratório podem ser tratados por meio de cirurgia, e o diagnóstico diferencial com hérnia diafragmática é confirmado durante a cirurgia ou o estudo histopatológico.

Referências

1. D'Elia C, Barbosa MCM. Abordagem na disfunção respiratória aguda. Approach in acute respiratory tract disfunction. J Pediatr (Rio J). 1999; 75(Sup2):168-176. Doi:10.1590/S0021-75572005000500003.

2. Matsuno AK. Insuficiência respiratória aguda na criança. Med (Ribeirão Preto). 2012; 45(2): 168-184.

3. Behrman RE, Capitanio MA, Kirkpatrick Jr. JA, Bongiovanni AM. Roentgen examination in the evaluation of the newborn infant with respiratory distress. J Pediatr. 1969; 75(5):896-908.

4. Chavhan GB, Babyn PS, Cohen RA, Langer JC. Multimodality imaging of the pediatric diaphragm: Anatomy and pathologic conditions. RadioGraphics. 2010; 30(7):1797-1817. Doi: 10.1148/rg.307105046.

5. Anshu S, Poonam S, Rj S, Veena S. Eventration of diaphragm – Embryological basis. J Anat Soc. 2005; 54(1972):39-41.

6. Saleh M, Suwaid M, Idris S, Tabari A, Isyaku K. Diaphragmatic eventration mimicking congenital diaphragmatic hernia: The value of chest radiograph and barium meal in diagnosis. Niger J Basic Clin Sci. 2012; 9(1):36. Doi:10.4103/0331-8540.102114.

74 Massa Abdominal Palpável

Eduardo Just da Costa e Silva

Menina de 13 anos de idade com massa abdominal palpável.

ANTES DA IMAGEM

A identificação de uma massa abdominal em crianças e adolescentes é comum. Essa massa pode representar uma neoplasia ou indicar uma condição benigna, como hidronefrose, bezoar ou fecaloma. História de infecções urinárias ou constipação pode guiar o raciocínio clínico, mas dificilmente um exame de imagem não será solicitado. A ultrassonografia costuma ser o exame inicial e definitivo em muitos casos com o objetivo de confirmar a presença da massa, indicar seu órgão de origem e direcionar a conduta inicial (biópsia da lesão, biópsia de medula óssea etc.).

EXAMES DE IMAGEM

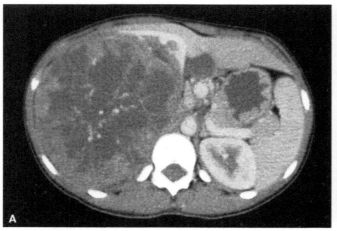
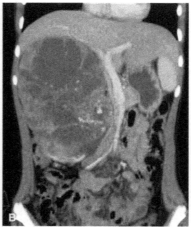
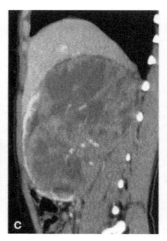

Figura 74.1A a C Tomografia computadorizada do abdome, com contraste, mostrando uma lesão expansiva sólida no rim direito com áreas centrais de hipoatenuação, sugerindo necrose. Há calcificações e vasos no interior da lesão. Não há extensão para o interior da veia cava inferior.

DIAGNÓSTICO DIFERENCIAL

No caso em questão, as imagens mostram uma lesão intrarrenal sólida. O tumor sólido renal mais comum da infância é o de Wilms, com pico de incidência entre 3 e 4 anos de idade. Em uma criança na faixa etária apropriada, o diagnóstico costuma ser determinado pela presença da massa sem a necessidade de biópsia.

No caso apresentado, chama a atenção a idade da paciente, o que não é usual nos casos de tumor de Wilms. Assim, outros diagnósticos devem ser considerados, incluindo neuroblastoma, carcinoma de células renais, linfoma, metástases e comprometimento renal por lesão retroperitoneal primária adjacente, entre outros.

DIAGNÓSTICO

Sarcoma de Ewing/PNET renal.

DISCUSSÃO

Estudos recentes têm mostrado que o sarcoma de Ewing (SE), o tumor neuroectodérmico primitivo e o tumor de Askin são lesões morfológica e citogeneticamente relacionadas, formando o que se denomina família do SE[1,2].

O SE é um tumor comum em crianças, sendo o segundo tumor ósseo maligno primário mais comum nessa faixa etária, representando cerca de 35% dos cânceres em crianças e ocorrendo especialmente entre os 10 e os 15 anos, com localização preferencial na pelve, nas extremidades e nas costelas[2].

O diagnóstico de SE renal é muito raro, sendo limitado a relatos isolados da literatura[5]. Costuma ser estabelecido entre os 28 e os 34 anos de idade[3,5].

O quadro clínico é inespecífico e pode estar ausente até que a lesão atinja dimensões grandes, quando causa dor, hematúria ou se torna palpável[3]. Costuma ser agressivo com quadro clínico que progride rapidamente para metástases e morte[1].

Apresenta-se nos exames de imagem como uma massa sólida de tamanho variável, usualmente entre 5,5 e 23cm^3. Não há achados de imagem específicos para o diagnóstico, sendo a lesão semelhante a outras massas sólidas renais[3]. A tomografia computadorizada pode mostrar uma lesão com necrose, focos hemorrágicos e calcificações, com vascularização periférica[3]. A ressonância pode revelar uma lesão heterogênea nas sequências ponderadas em T2[3].

Referências

1. Badar Q, Ali N, Abbasi N, Ashraf S, Karsan F, Hashmi R. Case report Ewing's sarcoma/PNET of kidney in 13-year-old girl. J Pak Med Assoc. 2010; 60(4):314-315.
2. Murphey MD, Senchak LT, Mambalam PK, Logie CI, Klassen-Fischer MK, Kransdorf MJ. From the radiologic pathology archives: Ewing sarcoma family of tumors: Radiologic-pathologic correlation. RadioGraphics. 2013; 33(3):803-831. Doi:10.1148/rg.333135005.
3. Almeida MFA, Patnana M, Korivi BR, Kalhor N, Marcal L. Ewing sarcoma of the kidney: A rare entity. Case Rep Radiol. 2014; 2014:283902. Doi:10.1155/2014/283902.
4. Report C, Nam JK. Primary Ewing sarcoma of the kidney with inferior vena cava invasion. Med Surg Urol. 2014; 04(01):3-5. Doi:10.4172/2168-9857.1000146.
5. Hakky TS, Gonzalvo AA, Lockhart JL, Rodriguez AR. Primary Ewing sarcoma of the kidney: A symptomatic presentation and review of the literature. Ther Adv Urol. 2013; 5(3):153-159. Doi:10.1177/1756287212471095.

Avaliação Radiológica em Tetralogia de Fallot

Lorena Macêdo Diógenes
Karina Tavares de Melo Nóbrega de Oliveira
Cristina de Paula Quirino Mello
Fernando Moraes Neto

Paciente do sexo feminino, 10 anos de idade, diagnosticada com tetralogia de Fallot e atresia pulmonar aos 3 meses de vida por apresentar quadro de cianose desde o nascimento.

ANTES DA IMAGEM

A primeira abordagem cirúrgica ocorreu com 1 ano e 1 mês de vida por meio de cirurgia paliativa de *shunt* sistêmico-pulmonar tipo Blalock-Taussig modificado, utilizando as artérias subclávia e pulmonar esquerdas. Aos 5 anos de idade foi submetida à correção total da tetralogia de Fallot, na qual foi realizado o fechamento da comunicação interventricular (CIV), ampliada a via de saída do ventrículo direito (VSVD) e implantado homoenxerto entre o tronco pulmonar (TP) e a VSVD (neste caso em razão da atresia valvar pulmonar associada). A paciente permaneceu em acompanhamento ambulatorial regular, fazendo uso de diurético. Apresentava nos exames físico e eletrocardiográfico sinais de sobrecarga ventricular direita secundária a uma insuficiência pulmonar residual. Em virtude da piora na sintomatologia, foram renovados os exames, e os achados serão descritos a seguir.

EXAMES DE IMAGEM

O ecocardiograma mostrou sinais relacionados ao pós-operatório de homoenxerto com insuficiência pulmonar importante (PCA). Presença de estreitamento na origem da artéria pulmonar esquerda. Ventrículo direito com dilatação importante e sinais de diminuição da função sistólica.

A ressonância magnética cardíaca (RMC) demonstrou importante aumento nas dimensões das câmaras cardíacas direitas com volume diastólico final do ventrículo direito (VDFVD) de 177mL/m² e volume sistólico final do ventrículo direito (VSFVD) de 115mL/m², discreta/moderada disfunção sistólica global do VD com fração de ejeção do ventrículo direito (FEVD) de 35% e aumento moderado do ventrículo esquerdo, com função sistólica preservada. A avaliação de fluxo (*phase contrast*) demonstrou sinais de refluxo valvar pulmonar importante.

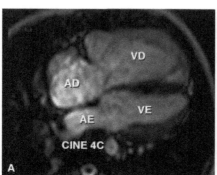
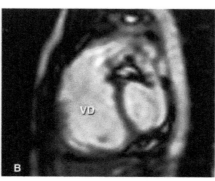

Figura 75.1 Ressonância magnética cardíaca – cine-RM (SSFP) nos planos de quatro câmaras (**A**) e VSVD (**B**) mostrando importante aumento nas dimensões das câmaras cardíacas direitas.

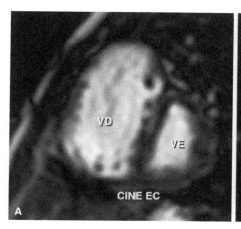
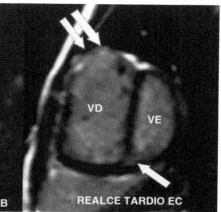

Figura 75.2 Ressonância magnética cardíaca nas sequências cine-RM SSFP (**A**) e realce tardio (**B**) no plano eixo curto. Em **A**, notam-se realce tardio relacionado à fibrose focal septal-inferior em zona juncional e alterações fibrocicatriciais relacionadas à manipulação prévia.

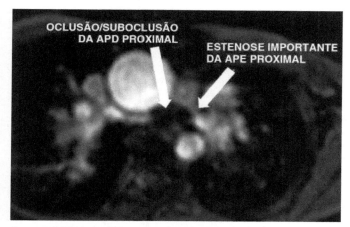

Figura 75.3 Angio-RM mostrando oclusão/suboclusão no segmento proximal da artéria pulmonar direita e estenose significativa proximal da artéria pulmonar esquerda. A angio-RM mostrou ainda colateral de cerca de 6mm proveniente da artéria carótida comum direita com desembocadura no terço médio da artéria pulmonar direita.

DIAGNÓSTICO

Tetralogia de Fallot.

DISCUSSÃO

A tetralogia de Fallot é uma cardiopatia congênita descrita pela primeira vez por Nicholas Steno em 1673 e que se tornou conhecida apenas em 1888, graças aos trabalhos do médico francês Fallot. Classicamente, compreende um conjunto de defeitos causados por uma alteração anatômica básica, o desvio anterossuperior do septo infundibular, acarretando estenose subpulmonar, cavalgamento da aorta sobre o septo interventricular e CIV. As três últimas características anatômicas, associadas à hipertrofia secundária do VD, compõem a tetralogia descrita por Fallot[1].

Cerca de 3% a 5% de todas as crianças nascidas com doença cardíaca congênita têm tetralogia de Fallot, o que corresponde a 1 em 3.600 ou 0,28 a cada 1.000 nascidos, com proporções iguais entre homens e mulheres[2].

Com a correção cirúrgica definitiva ocorrem o fechamento da CIV e o alívio da obstrução do trato de saída do VD com técnica que pode envolver, por exemplo, a utilização de homoenxerto pulmonar valvulado, enxerto monovalvular de pericárdio bovino ou tubo extracardíaco valvulado misto (Dacron). A abordagem cirúrgica pode ser feita via transatrial ou por ventriculotomia, sendo a primeira menos lesiva ao paciente. Já o tratamento cirúrgico paliativo tem por objetivos aumentar a perfusão pulmonar, dirimir o quadro cianótico, elevar a saturação de oxigênio e estabilizar o paciente para uma futura correção cirúrgica definitiva, sendo a técnica de *shunt* de Blalock-Taussig a mais utilizada[1].

Alguns cuidados clínicos podem ser necessários, como o uso de betabloqueadores que auxiliam o controle da cianose, uma vez que atuam diretamente no espasmo infundibular, melhorando o fluxo pulmonar[1].

O controle pós-cirúrgico desses pacientes costuma ser feito através de avaliações clínicas e ecográficas periódicas. A agressão crônica da insuficiência pulmonar provoca a sobrecarga de volume do VD, que vai se dilatando gradativamente e levando à deterioração progressiva de sua função. Após a correção cirúrgica, a RMC contribui bastante para avaliação das consequências hemodinâmicas da insuficiência valvar pulmonar residual no VD[3]. A RMC tem se estabelecido como método padrão-ouro para avaliação funcional biventricular com especial aplicação na análise do VD, fornecendo cálculos precisos de volumes, sem limitações de planos, além da avaliação da VSVD e das artérias pulmonares[4]. Quanto à decisão sobre o momento de reabordagem, devem ser levadas em consideração a dilatação progressiva do VD, a intolerância ao exercício físico, sintomas, a ocorrência de arritmias e a necessidade de novas reoperações[5,6].

A reabordagem cirúrgica ou percutânea deve ser realizada no momento adequado; portanto, faz-se necessário acompanhar o volume e a função ventricular para que não se perca a oportunidade de recuperação funcional após a cirurgia. Estudos realizados por Therien *et al.* e Oosterhof *et al.* compararam as medidas dos volumes do VD pela RMC antes e depois da troca valvar pulmonar, evidenciando que pacientes com VDFVD indexado pela superfície corpórea > $170mL/m^2$ (ou > $160mL/m^2$ pelo estudo de Oosterhof *et al.*) e > $85mL/m^2$ (ou > $82mL/m^2$ pelo estudo de Oosterhof *et al.*) não apresentaram normalização desses volumes após a substituição valvar[7].

Em metanálise de 48 estudos e mais de 3.000 pacientes, Cavalcanti *et al.* sugerem que VDFVD de até $114mL/m^2$ e FEVD > 48% são fatores relacionados a resultados ótimos da reabordagem e que VDFVD de até $120mL/m^2$ e FEVD de até 45% são fatores pré-operatórios relacionados a resultados subótimos no controle[8].

Geva (2011) sugere a reabordagem nos pacientes assintomáticos, com refluxo valvar pulmonar moderado ou importante, com dois ou mais dos seguintes critérios: VDFVD > $150mL/m^2$ ou Z-escore > 4, VSFVD > $80mL/m^2$, FEVD < 47%, fração de ejeção do ventrículo esquerdo (FEVE) < 55%, grande aneurisma de VSVD, duração do QRS > 140ms, taquiarritmia sustentada por sobrecarga de VD ou outra anormalidade hemodinâmica[9].

O realce tardio miocárdico demonstrado pela RMC tem valor prognóstico, uma vez que há relação entre a quantidade de fibrose e a disfunção ventricular, a intolerância ao exercício e o desencadeamento de eventos arrítmicos[4].

A tomografia computadorizada pode ser uma alternativa à RMC na avaliação, fornecendo dados funcionais e estimando volumes diastólicos e sistólicos ventriculares, auxiliando a demonstração da arquitetura da artéria pulmonar e ramos e avaliando a perviedade de *stents*, além do aspecto anatômico da aorta e das artérias coronárias[6]. A avaliação de câmaras cardíacas e artérias coronárias exige o acoplamento ao ciclo cardíaco durante a aquisição das imagens, permitindo a reconstrução das fases necessárias.

Referências

1. Lacerda AA, Silva BRB da, Filho AADS, Silva EDFR. Tetralogia de Fallot: Aspectos clínicos, diagnósticos e terapêuticos/Tetralogy of Fallot: Clinical, diagnostic and therapeutic aspects. Rev Multiprofissional em Saúde do Hosp São Marcos. 2013; 1(1):50-57.
2. Apitz C, Webb GD, Redington AN. Tetralogy of Fallot. Lancet. 2009; 374(9699):1462-1471. Doi:10.1016/S0140-6736(09)60657-7.
3. Farouk A, Zahka K, Siwik E et al. Individualized approach to the surgical treatment of tetralogy of Fallot with pulmonary atresia. Cardiol Young. 2009; 19(01):76. Doi:10.1017/S1047951108003430.
4. Babu-Narayan S V. Ventricular fibrosis suggested by cardiovascular magnetic resonance in adults with repaired tetralogy of Fallot and its relationship to adverse markers of clinical outcome. Circulation. 2006; 113(3):405-413. Doi:10.1161/CIRCULATIONAHA.105.548727.
5. Bernardes RJM, Marchiori E, Bernardes PMDB, Gonzaga MBAM, Simões LC. Avaliação pré e pós-operatória da tetralogia de Fallot por ressonância magnética. Radiol Bras. 2004; 37(4):251-260. Doi:10.1590/S0100-39842004000400007.
6. Valente AM, Cook S, Festa P et al. Multimodality imaging guidelines for patients with repaired tetralogy of Fallot: A report from the American Society of Echocardiography. J Am Soc Echocardiogr. 2014; 27(2):111-141. Doi:10.1016/j.echo.2013.11.009.
7. Ridgway JP. Cardiovascular magnetic resonance physics for clinicians: Part I. J Cardiovasc Magn Reson. 2010; 12(1):71. Doi:10.1186/1532-429X-12-71.
8. Ferraz Cavalcanti PE, Sá MPBO, Santos CA et al. Pulmonary valve replacement after operative repair of tetralogy of Fallot. J Am Coll Cardiol. 2013; 62(23):2227-2243. Doi:10.1016/j.jacc.2013.04.107.
9. Geva T. Repaired tetralogy of Fallot: The roles of cardiovascular magnetic resonance in evaluating pathophysiology and for pulmonary valve replacement decision support. J Cardiovasc Magn Reson. 2011; 13(9):1-24.

76

Fibrose Cística

Arthur Almeida Aguiar
Victor Mecenas Silva Albuquerque
Diego Luiz Gomes do Amaral
Eduardo Just da Costa e Silva

Paciente do sexo masculino, 6 anos de idade, com diagnóstico de fibrose cística. Durante internação para tratamento de pneumonia, iniciou quadro de semiobstrução intestinal com distensão e dor abdominal associada à parada da eliminação de fezes.

ANTES DA IMAGEM

A fibrose cística é uma doença autossômica recessiva, e suas manifestações são muito estudadas e conhecidas, especialmente aquelas associadas ao aparelho respiratório e ao pâncreas. O desenvolvimento do tratamento ao longo dos anos tem acarretado uma sobrevida maior e com melhor função pulmonar, tornando cada vez mais comum a ocorrência de manifestações extrapulmonares da doença, e é necessário que os médicos tenham conhecimento dessas manifestações.

EXAMES DE IMAGEM

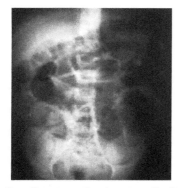

Figura 76.1 Radiografia convencional mostrando distensão de alças intestinais. Note o padrão de fezes no delgado e imagens de pseudopneumatose intestinal.

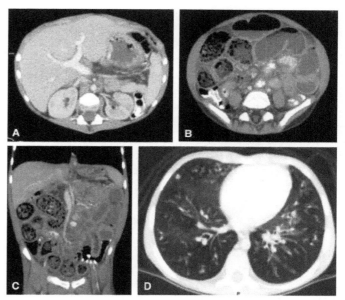

Figura 76.2A a D Cortes axiais e coronal de tomografia computadorizada do abdome mostrando lipossubstituição pancreática. Há dilatação do intestino delgado, mais acentuada no íleo, com aspecto de conteúdo fecal, sem dilatação do intestino grosso. Ascite discreta. O corte axial com janela de pulmão mostra achados típicos da fibrose cística, incluindo bronquiectasias, aprisionamento aéreo e impactação mucoide.

DIAGNÓSTICO DIFERENCIAL

Os achados indicam quadro de abdome agudo obstrutivo do intestino delgado. Em pacientes com fibrose cística, a obstrução intestinal pode estar associada a algumas condições. É bem conhecida a associação entre fibrose cística e obstrução intestinal neonatal (íleo meconial). Em pacientes maiores, destacam-se síndrome de obstrução do íleo distal, constipação intestinal, invaginação intestinal, colonopatia fibrosante e neoplasias.

DIAGNÓSTICO

Síndrome de obstrução do íleo distal.

DISCUSSÃO

A fibrose cística é a doença genética mais comum na população caucasiana, acometendo cerca de 70.000 pessoas no mundo[1,2]. Trata-se de uma mutação no cromossomo 7 que afeta proteínas transportadoras de membrana essenciais na regulação de íons e água nos diversos órgãos, as quais têm sua quantidade ou função reduzida[1]. A consequência é a produção de secreções e muco anormalmente viscosos, notadamente no pulmão, principal sítio da doença e fator mais limitante de sobrevida nesses pacientes[2,3]. A doença, todavia, é multissistêmica, afetando diversos órgãos e tecidos[4].

A repercussão pulmonar da fibrose cística é o principal determinante da morbidade desses pacientes e, em razão do melhor manejo dessas complicações nos últimos anos, houve um importante incremento nas taxas de sobrevida[4]. A combinação diagnóstico precoce-pronta instituição de tratamento multidisciplinar, notadamente em centros especializados, tem desempenhado papel crucial nesse aspecto[1].

A partir do melhor controle das complicações pulmonares da doença, observou-se aumento gradual das manifestações extrapulmonares, em especial das abdominais[1,4]. Manifestações renais, pancreáticas, hepatobiliares e gastrointestinais podem estar presentes e devem ser prontamente identificadas pelo médico radiologista para o diagnóstico preciso e o norteamento adequado das condutas[4].

O pâncreas costuma ser o órgão mais acometido, sendo a substituição gordurosa a complicação mais comum, a qual pode ser parcial ou total. A substituição por tecido fibroadiposo, com aumento do volume da glândula, é chamada de pseudo-hipertrofia lipomatosa. Podem ocorrer ainda pancreatite aguda ou recorrente e formação de cistos[1]. No fígado, podem estar presentes esteatose, colelitíase, microvesícula biliar, cirrose focal ou difusa e colangite esclerosante, sendo a segunda causa de mortalidade nesses pacientes[4]. As manifestações renais são incomuns, quase sempre relacionadas à nefrolitíase, podendo ocorrer ainda amiloidose e nefropatia induzida por drogas[1].

As manifestações gastrointestinais são amplas e variadas, incluindo refluxo gastroesofágico, úlceras pépticas gástricas e duodenais, doença celíaca,

giardíase, intussuscepção, distensão crônica do apêndice, pneumatose intestinal, colonopatia fibrosante, prolapso retal, neoplasias intestinais e síndrome de obstrução do intestino distal (SOID)[1,4].

A SOID é caracterizada por acúmulo de material fecal com muco altamente espesso, em um contexto de trânsito intestinal diminuído, aderido firmemente nas paredes do íleo distal e ceco, muitas vezes de difícil remoção, podendo causar obstrução aguda ou intermitente[3,5]. Os fatores de risco incluem insuficiência pancreática, passado de íleo meconial ou SOID, desidratação e transplante pulmonar[1].

Clinicamente, o paciente apresenta dor na fossa ilíaca direita com vômitos biliosos, bem como massa palpável na região. A radiografia simples demonstra sinais de obstrução intestinal com dilatação de alças e níveis ar-líquido. A associação de quadro clínico, exame físico e radiografia normalmente fecha o diagnóstico. A tomografia computadorizada é realizada nos casos atípicos ou duvidosos e demonstra importante dilatação do delgado proximal com material fecal impactado no íleo distal, tendo maior importância no diagnóstico diferencial, que inclui constipação crônica, colonopatia fibrosante, intussuscepção e apendicite aguda[3].

O tratamento clínico precoce costuma ser suficiente para resolução do quadro e consiste em hidratação oral e uso de laxantes osmóticos, principalmente o polietilenoglicol (PEG). Nos casos mais graves, é necessária a internação com hidratação endovenosa e aspiração nasogástrica. O enema opaco com gastrografina pode ser utilizado para desobstrução do íleo distal.

No paciente em questão, a terapia inicial com laxantes e enemas de fostato foi tentada sem sucesso. Enema realizado com contraste iodado, com introdução de aproximadamente 1.500mL até o cólon ascendente, demonstrou imagem de supressão heterogênea sugestiva de material fecal; no entanto, o exame foi interrompido em razão da expulsão da sonda retal com balão e contraste.

Em virtude da manutenção do quadro obstrutivo não responsivo a medidas clínicas, foi indicada laparotomia exploradora (Figura 76.3), identificando-se pouca quantidade de líquido algo turvo em cavidade e distensão importante de intestino delgado até cerca de 1,4m da válvula ileocecal. A partir desse ponto, a luz intestinal encontrava-se preenchida com material espesso, promovendo obstrução intrínseca do delgado. Procedeu-se à ordenha desse material em direção ao reto sem intercorrências. No segundo dia de pós-operatório foi iniciada dieta associada à N-acetilcisteína por via oral.

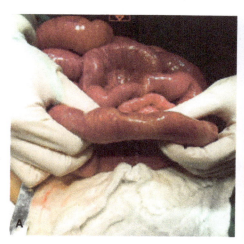
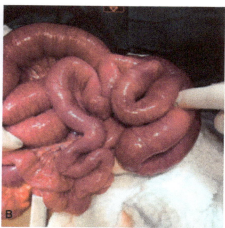

Figura 76.3A e **B** Achado cirúrgico (veja o texto).

Referências

1. Lavelle L, McEvoy S, M'hurchu E et al. Cystic fibrosis below the diaphragm: Abdominal findings in adult patients. RadioGraphics. 2015; 35(3):1-16.
2. Gross K, Desanto A, Grosfeld JL, West KW, Eigen H. Intra-abdominal complications of cystic fibrosis. J Pediatr Surg. 1985; 20(4): 431-435.
3. Colombo C, Ellemunter H, Houwen R, Munck A, Taylor C, Wilschanski M. Guidelines for the diagnosis and management of distal intestinal obstruction syndrome in cystic fibrosis patients. J Cyst Fibros. European Cystic Fibrosis Society; 2011; 10(Suppl. 2):S24-8.
4. Robertson M, Choe K, Joseph P. Review of the abdominal manifestations of cystic fibrosis in the adult patient. RadioGraphics. 2006; 26(3):679-691.
5. Speck K, Charles A. Distal intestinal obstructive syndrome in adults with cystic fibrosis: A surgical perspective. Archives of Surgery. 2008: 601-603.

Massa Pancreática em Criança

Aquino Santana Gomes
Renato de Oliveira Pereira
Andréa Farias de Melo-Leite

Menino de 11 anos de idade com massa palpável em epigástrio. História de trauma abdominal prévio. Ausência de alterações significativas em exames laboratoriais, incluindo marcadores séricos, como alfafetoproteína.

ANTES DA IMAGEM

Diante de uma massa abdominal na criança, uma das primeiras considerações consiste na caracterização da faixa etária. Em neonatos, mais da metade dessas massas tem origem no trato geniturinário, sendo a hidronefrose e o rim multicístico displásico os casos mais comuns. As lesões malignas são mais frequentes em lactentes e crianças maiores, destacando-se o neuroblastoma, o tumor de Wilms e o linfoma[1].

A ultrassonografia tem a vantagem de ser um exame barato, disponível na grande maioria dos centros, sem radiação ionizante e que pode identificar precisamente o órgão de origem da lesão e sua natureza – sólida, cística ou mista. Informações anatômicas mais específicas podem ser obtidas por meio de tomografia computadorizada e/ou ressonância magnética (TC/RM), exames que determinam a extensão da massa e sua relação com estruturas vasculares e órgãos adjacentes[1].

ACHADOS DE IMAGEM

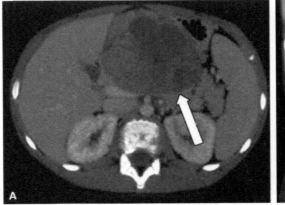
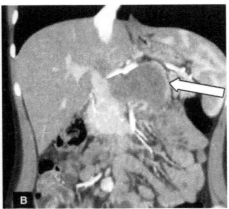

Figura 77.1A e B Cortes axial e coronal de tomografia de abdome. Volumosa formação expansiva heterogênea, bem delimitada, localizada no colo e corpo pancreático. A lesão apresenta áreas sólidas realçadas com o meio de contraste, com áreas hipoatenuantes (provável necrose). A seta branca indica o sinal do bico ou sinal da garra: o parênquima pancreático "abraça" a tumoração, inferindo origem pancreática. A lesão desloca o estômago anteriormente e a veia esplênica posteriormente. Não há dilatação do ducto pancreático principal, assim como não há sinais de invasão de estruturas adjacentes.

DIAGNÓSTICO DIFERENCIAL

Considerando as formações expansivas pancreáticas na infância, os pseudocistos respondem pela maioria dos casos, totalizando 75% das formações císticas pancreáticas pediátricas. Nessa faixa etária decorrem principalmente de traumas abdominais, os quais podem determinar pancreatite aguda ou laceração direta do ducto pancreático principal; tal hipótese foi, portanto, aventada pela equipe de radiologistas[2-5]. Nesses casos, os exames de imagem costumam revelar lesões císticas uniloculares que podem assumir um aspecto complexo caso apresentem material hemático ou proteináceo no interior, especialmente quando são complicadas por hemorragia ou infecção. As paredes têm espessura variável e podem apresentar realce pelos meios de contraste[4,6].

Em relação às neoplasias pancreáticas infantis, o envolvimento secundário desse órgão por tumores adjacentes, especialmente neuroblastoma, pode ser de difícil distinção de um tumor primariamente pancreático, sendo muito mais comum que este último. O pancreatoblastoma é o tumor pancreático primário mais frequente na criança, com pico de incidência na primeira década de vida e predomínio masculino. Apresenta-se como massa abdominal oligossintomática, raramente provocando icterícia. Os tumores são grandes (cerca de 10,6cm em média ao diagnóstico), sendo também lesões solitárias, bem delimitadas e localizadas na cabeça pancreática em torno de metade dos casos. Embora a massa seja sólida, pode conter áreas císticas internas em razão da degeneração necrótica/hemorrágica.

A lesão costuma deslocar as estruturas vizinhas, não as invadindo, e raramente dilata a árvore biliar. À TC, caracteriza-se por margens lisas ou lobuladas, raramente infiltrativas, e de consistência heterogênea. Podem ser vistas calcificações. A RM revela lesão com baixo sinal nas ponderações em T1 (em virtude da necrose interna), alto sinal na ponderação em T2 e intenso realce pelo contraste paramagnético (gadolínio). A ressecção cirúrgica apresenta bons resultados na ausência de metástases, embora a recidiva seja comum[7,8].

Ainda entre as neoplasias císticas pancreáticas, destaca-se o tumor sólido pseudopapilar, também conhecido como tumor de Frantz, que acomete preferencialmente adolescentes do sexo feminino[9].

DIAGNÓSTICO

Tumor sólido pseudopapilar do pâncreas (tumor de Frantz).

DISCUSSÃO

O tumor sólido pseudopapilar do pâncreas (TSPP), também conhecido como tumor de Frantz (autor da primeira descrição, em 1959) ou neoplasia sólido-cística do pâncreas, acomete mais frequentemente mulheres jovens[10]. Trata-se de um tumor de crescimento lento, que costuma aumentar bastante de volume antes de determinar manifestações clínicas, as quais são inespecíficas e incluem náuseas, vômitos, dor abdominal e massa palpável[11]. Icterícia é rara. Os marcadores tumorais (AFP, CA19.9, CEA e CA125) pouco se alteram. Muitas vezes, o diagnóstico é estabelecido de maneira incidental por meio de exames de imagem solicitados por outros motivos.

Os achados de imagem do TSPP refletem os achados histopatológicos. Trata-se de uma neoplasia primariamente sólida, de linhagem celular incerta, com células epitelioides poligonais dispostas em torno de uma rede de pequenos vasos sanguíneos (configurando as pseudopapilas). O suprimento vascular, no entanto, é insuficiente, causando degeneração necrótica e hemorrágica com formação de áreas císticas no interior da massa (aspecto sólido-cístico, geralmente circundado por uma cápsula fibrótica espessa)[7]. A ultrassonografia pode evidenciar uma massa heterogênea, contendo múltiplas áreas internas anecoicas e ecogênicas, e a TC revela uma lesão encapsulada, bem delimitada, geralmente de grandes dimensões e com componentes sólidos realçados após infusão de contraste. Calcificações podem estar presentes, especialmente na cápsula.

Esses tumores ocorrem em qualquer região do pâncreas, predominando na cabeça (34% a 40%) e cauda (24% a 36%) do órgão. Raramente dilatam o ducto de Wirsung e costumam deslocar as estruturas adjacentes mais do que invadi-las. Na RM, sua cápsula fibrótica apresenta hipointensidade de sinal em T1 e T2, e seu conteúdo hemorrágico, alto sinal nas ponderações em T1, sugerindo sangue. Após a infusão de gadolínio, a cápsula e as porções sólidas são realçadas à semelhança do parênquima pancreático preservado tanto na fase arterial como na venosa[7]. Em crianças, o diagnóstico diferencial inclui os tumores neuroendócrinos pancreáticos não funcionantes e o pancreatoblastoma[13].

O TSPP é considerado uma neoplasia com baixo grau de malignidade e de bom prognóstico. Em cerca de 85% dos casos, o tumor é limitado ao pâncreas no momento do diagnóstico, com metástases em 10% a 15% dos casos. Os principais locais de disseminação são fígado, linfonodos regionais, mesentério e peritônio[1]. Mais de 95% dos pacientes com doença localizada são curados por meio de ressecção cirúrgica (tratamento de escolha)[9].

Neste caso, o diagnóstico de tumor de Frantz não foi formulado como primeira hipótese, considerando-se a faixa etária e o sexo do paciente. O diagnóstico foi, portanto, histopatológico.

Referências

1. Giardino AP, Pasquariello PS, Rahhal RM, Eddine AC, Bishop WP. A child with an abdominal mass. Hosp Physician. 2006; 42(2):37-42.

2. Daly KP, Ho CP, Persson DL, Gay SB. Traumatic retroperitoneal injuries: Review of multidetector CT findings. RadioGraphics. 2008; 28(6):1571-1590. Doi:10.1148/rg.286075141.

3. Shanbhogue AKP, Fasih N, Surabhi VR, Doherty GP, Shanbhogue DKP, Sethi SK. A clinical and radiologic review of uncommon types and causes of pancreatitis. RadioGraphics. 2009; 29(4):1003-1026. Doi:10.1148/rg.294085748.

4. Kucera JN, Kucera S, Perrin SD, Caracciolo JT, Schmulewitz N, Kedar RP. Cystic lesions of the pancreas: Radiologic-endosonographic correlation. RadioGraphics. 2012; 32(7):E283-301. Doi:10.1148/rg.327125019.

5. Gupta A, Stuhlfaut JW, Fleming KW, Lucey BC, Soto JA. Blunt trauma of the pancreas and biliary tract: A multimodality imaging approach to diagnosis. RadioGraphics. 2004; 24(5):1381-1395. Doi:10.1148/rg.245045002.

6. Kucera JN, Kucera MSS, Perrin SD, Caracciolo JT, Schmulewitz MBAN, Rajendra P. Cystic lesions of the pancreas: Radiologic – Endosonographic. 2012. Doi:10.1148/rg.327125019/-/DC1.

7. Chung EM, Travis MD, Conran RM. From the archives of the AFIP Pancreatic tumors in children: Radiologic-pathologic correlation. RadioGraphics. 2006; 26(4):1211-1239. Disponível em: http://radiographics.rsnajnls.org/cgi/doi/10.1148/rg.264065012.

8. Low G, Panu A, Millo N, Leen E. Multimodality imaging of neoplastic and nonneoplastic solid lesions of the pancreas. RadioGraphics. doi:10.1148/rg.314105731.

9. Zuriarrain A, Nir I, Bocklage T, Rajput A. Pseudopapillary tumor of the pancreas in a 17-year-old girl. J Clin Oncol. 2011; 29(14):395-396. Doi:10.1200/JCO.2010.33.5364.

10. A-Cienfuegos J, Lozano MD, Rotellar F et al. Solid pseudopapillary tumor of the pancreas (SPPT). Still an unsolved enigma. Rev Esp Enferm Dig. 2010; 102(12):722-728. Doi:10.4321/S1130-01082010001200009.

11. Kim YH, Saini S, Sahani D, Hahn PF, Mueller PR, Auh YH. Imaging diagnosis of cystic pancreatic lesions: Pseudocyst versus nonpseudocyst. RadioGraphics. 2005; 25(3):671-685. Doi:10.1148/rg.253045104.

12. Karatag O, Yenice G, Ozkurt H. A case of solid pseudopapillary tumor of the pancreas. World J Anesthesiol 2006; 12(38):6239-6243. Disponível em: http://www.wjgnet.com/1007-9327/12/6239.asp.

13. Vaughn DD, Jabra AA, Fishman EK. Pancreatic disease in children and young adults: Evaluation with CT. RadioGraphics. 1998; 18(5):1171-1187. Doi:10.1148/radiographics.18.5.9747614.

78 Controle de Neoplasia Benigna da Bexiga

Eduardo Just da Costa e Silva
Silvio Cavalcanti de Albuquerque

Menino de 3 anos de idade submetido a cirurgia para retirada de um pólipo benigno na bexiga/uretra, evoluindo no pós-operatório com disúria de forte intensidade e hematúria macroscópica com eliminação de coágulos pela uretra e febre. Hemoculturas e uroculturas negativas. Tratado com antibióticos, apresentou melhora clínica. Após 2 meses, evoluiu com distensão abdominal, febre, disúria e perda de peso. Exames de urina mostraram sinais de infecção urinária.

ANTES DA IMAGEM

Neste caso, tratava-se de uma criança com sintomatologia urinária após uma cirurgia, de modo que o raciocínio inicial foi direcionado à possibilidade de recidiva do tumor previamente operado, infecção urinária secundária a um distúrbio miccional associado ao procedimento cirúrgico prévio ou outra complicação da cirurgia.

EXAMES DE IMAGEM

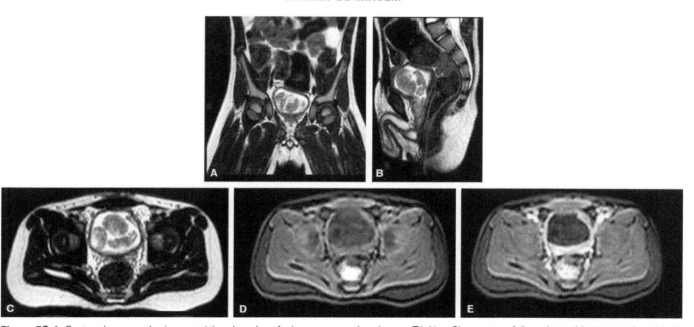

Figura 78.1 Cortes de ressonância magnética da pelve. As imagens ponderadas em T2 (**A** a **C**) mostram falhas de enchimento no interior da bexiga, hipointensas. O corte sagital (**C**) mostra que existe insinuação de uma das lesões para a uretra. As lesões não têm expressão no corte axial ponderado em T1 com supressão de gordura (**D**) e não exibem realce após a injeção de contraste paramagnético (**E**).

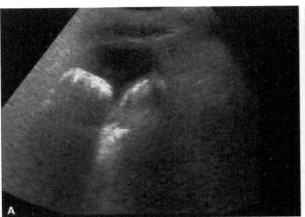
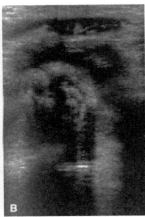

Figura 78.2 O estudo ecográfico mostra que as lesões intravesicais apresentam superfície ecogênica com sombra acústica posterior. A imagem à direita (A), obtida com transdutor linear, mostra que a superfície das lesões é irregular e seu interior apresenta maior complexidade que a observada na imagem com transdutor convexo (B). A interrogação Doppler não mostrou fluxo nas lesões (não mostrado).

DIAGNÓSTICO DIFERENCIAL

A identificação das lesões no interior da bexiga poderia indicar resíduo/recidiva tumoral, cálculos, coágulos ou corpo estranho. O sinal magnético não foi sugestivo de coágulo. A presença de tumor residual ou recidivado seria uma forte consideração, mas as imagens de ressonância magnética não mostraram realce, que estava presente na lesão inicial (imagens não apresentadas). Assim, a suspeita de corpo estranho foi levantada e o paciente submetido à ultrassonografia, que foi muito sugestiva de corpo estranho ou cálculo, pois a sombra acústica seria inesperada no pólipo, que não costuma calcificar. Uma radiografia convencional não mostrou calcificações na bexiga.

DIAGNÓSTICO

Corpo estranho na bexiga.

DISCUSSÃO

Uma grande variedade de corpos estranhos intravesicais tem sido relatada na literatura, podendo atingir o local por introdução direta pela uretra pelo próprio paciente (senilidade, masturbação, tentativa de aborto), iatrogênica (pontas de cateteres, gaze cirúrgica e outros), migração oriunda de órgão adjacente (dispositivo intrauterino), efeito de trauma (um projétil de arma de fogo) ou mesmo seres vivos[1,2]. Avaliação psiquiátrica está indicada nos casos de introdução pelo próprio paciente[2].

Dentre os objetos de origem iatrogênica destacam-se os cateteres e balões, fragmentos de instrumental cirúrgico, gazes, grampos cirúrgicos e fios de sutura[1].

Um cálculo pode formar-se ao redor de um corpo estranho intravesical[3].

O quadro clínico de corpos estranhos no interior da bexiga é variável e inclui infecção do trato urinário, hematúria, disúria, polaciúria, dor pélvica, edema genital e mesmo formação de abscesso, embora muitos pacientes possam ser assintomáticos[1,2]. Nos casos de objetos inseridos pelos próprios pacientes, os sintomas podem ser omitidos por vergonha[2].

As radiografias podem ser úteis para detectar os corpos estranhos radiopacos, mas não são eficazes nos demais, onde se destacam a ultrassonografia e a cistoscopia, a qual é útil para o tratamento em muitos casos[3]. O aspecto ultrassonográfico é variável e inclui uma imagem complexa que apresenta áreas hipo e hiperecoicas com contorno interno ondulado e sombra acústica posterior, não sendo detectado fluxo ao estudo Doppler[4,5]. A aparência de um gossipiboma intravesical à ressonância magnética é pouco conhecida.

Referências

1. Al-Heeti NH, Mohammad EJ, Jaffal WN, Majeed YH. Foreign bodies in the urinary bladder: 10-year experience in Al-Ramadi Teaching Hospital. Iraqi Postgrad Med J. 2013; 12(1):111-119.
2. Bhat A, Singla M, Bhat M, Sabharwal K, Upadhayaya R, Saran RK. Unusual intravesical foreign bodies and their management. J Nephrol Urol Res. 2013; 1(1):3-7.
3. Datta B, Ghosh M, Biswas S. Foreign bodies in urinary bladders. Saudi J Kidney Dis Transpl. 2011; 22(2):302-305.
4. Manzella A, Borba Filho P, Albuquerque E, Farias F, Kaercher J. Imaging of gossypibomas: Pictorial review. AJR. 2009; 193(6 Suppl.):94-101. Doi:10.2214/AJR.07.7132.
5. Chagas Neto F, Agnollitto PM, Mauad FM, Barreto ARF, Muglia VF, Elias Junior J. Avaliação por imagem dos gossipibomas abdominais. Radiol Bras. 2012; 45(1):53-58. Doi:10.1590/S0100-39842012000100012.

79 Tumoração na Calota Craniana

Diego Luiz Gomes do Amaral
Raphael Xenofonte Morais Pinheiro
Eduardo Just da Costa e Silva

Menino de 2 anos de idade com tumoração palpável na cabeça.

ANTES DA IMAGEM

Lesões palpáveis na calota craniana podem estar relacionadas a causas congênitas (encefaloceles, dermoides, epidermoides etc.), traumáticas, inflamatórias e neoplásicas. Assim, alguns dados importantes incluem o tempo de aparecimento, história de trauma, sinusite, neoplasia conhecida (neuroblastoma, leucemia) ou massa palpável em outra parte do corpo, especialmente abdome. Os exames de imagem constituem a abordagem complementar inicial, podendo ser inicialmente uma ultrassonografia ou radiografia convencional.

EXAMES DE IMAGEM

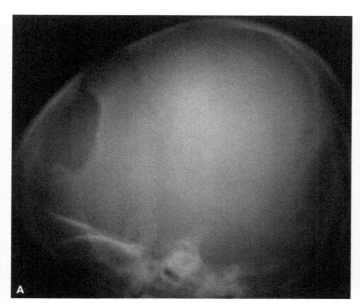
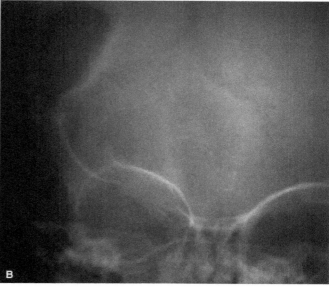

Figura 79.1A e B Radiografia do crânio mostrando lesão lítica frontal direita de limites bem definidos sem reação periosteal. Observe o aspecto em bisel (assimetria entre os limites das tábuas interna e externa).

DIAGNÓSTICO DIFERENCIAL

O diagnóstico diferencial de uma lesão lítica solitária na calota craniana de uma criança é amplo, mas deve incluir epidermoide/dermoide, granuloma eosinofílico, hemangioma, encefalocele, metástase (especialmente de neuroblastoma, embora seja mais comumente múltiplo), osteomielite, fratura que cresce e displasia fibrosa. É importante também conhecer algumas variantes anatômicas, como persistência de forame parietal e granulação de Pacchionian, que podem mimetizar lesões líticas.

Em virtude do aspecto não agressivo da lesão apresentada, alguns desses diagnósticos tornaram-se menos prováveis, como osteomielite e metástase de neuroblastoma.

Dermoide/epidermoide costumam ser lesões da linha média.

O aspecto biselado da lesão é muito sugestivo de granuloma eosinofílico.

DIAGNÓSTICO

Histiocitose de células de Langerhans (granuloma eosinofílico).

DISCUSSÃO

Previamente conhecida como histiocitose X, a histiocitose de células de Langerhans abrange um espectro de doenças caracterizadas pela proliferação anormal idiopática de histiócitos atípicos e formação de granulomas, resultando em manifestações focais ou sistêmicas[1-3]. O granuloma eosinofílico ósseo é a forma localizada e mais benigna de histiocitose de células de Langerhans[4,5].

Existem ainda duas outras síndromes clínicas que fazem parte do espectro da histiocitose de células de Langerhans. A doença de Hand-Schüller-Christian, forma crônica recorrente, responde por 15% a 20% dos casos, acomete múltiplos ossos (predominantemente o crânio) e o sistema reticuloendotelial e é habitualmente encontrada em crianças de 1 a 5 anos de idade, com predominância do sexo masculino[2]. A tríade de defeito na calvária, exoftalmia e *diabetes insipidus* é conhecida como doença de Hand-Schüller-Christian[2,6]. A forma fulminante da histiocitose de células de Langerhans, também conhecida como doença de Letterer-Siwe, corresponde a 10% dos casos e acomete crianças até 2 anos de idade sem predileção por sexo. Há acometimento ósseo sistêmico e do sistema reticuloendotelial com evolução rápida para disfunção de múltiplos órgãos[2,6].

O granuloma eosinofílico pode acometer pele, pulmões, trato gastrointestinal ou ossos, os quais são o único sistema atingido em até 80% dos casos. Corresponde a 70% dos casos de histiocitose das células de Langerhans[2]. A incidência é estimada em 3 a 4 por milhão na população geral[7].

Mais frequentemente afeta o esqueleto de maneira monostótica (um osso ou ossos contínuos) ou poliostótica (dois ossos ou mais sem continuidade), com lesões solitárias prevalecendo sobre lesões múltiplas (mais de 3:1). Qualquer osso pode ser envolvido, havendo predileção por ossos chatos, com mais de 50% das lesões ocorrendo no crânio, coluna, pelve, costela e mandíbula[2]. Uma lesão característica é a "vértebra plana", caracterizada por colapso vertebral[3].

A prevalência exata de granuloma eosinofílico do crânio não é conhecida, sendo a calvária, preferencialmente na região parietal, mais afetada que a base do crânio[2].

Usualmente a doença é vista em crianças e adultos jovens. Três quartos dos casos ocorrem em pessoas com menos de 20 anos de idade. Há discreta predominância no sexo masculino e raramente é descrita em negros[8].

Pode ser assintomática, porém, quando sintomática ao diagnóstico, as queixas podem contemplar massa palpável, sintomas neurológicos, incluindo *diabetes insipidus*, cefaleia, dor local e, em casos raros, pode promover hemorragias intracranianas extra-axiais[5,9]. Com frequência, são confundidas com lesões traumáticas[10].

Os achados radiológicos variam consideravelmente a depender do sítio e da fase da lesão. Na fase inicial, a lesão tende a apresentar padrões agressivos com aspecto permeativo, reação periosteal e característica lítica com margens pobremente definidas[2,4]. Nas fases tardias, torna-se mais circunscrita com característica em "saca-bocados", esclerose marginal, bordas chanfradas (ou biseladas) e, em alguns casos, tecido ósseo residual, conhecido como "sequestro ósseo", semelhante ao da osteomielite[3,4]. O acometimento assimétrico das tábuas interna e externa é o que promove a aparência biselada típica[10].

Apesar de a maioria das lesões ósseas poder ser detectada e diferenciada com acurácia por meio da radiografia simples, a tomografia computadorizada é considerada a técnica de imagem de escolha para estudo de lesões da calvária, favorecida principalmente pela habilidade superior de descrever o osso cortical e possibilitar a análise das características internas[5].

A ressonância magnética raramente é necessária para avaliação de lesões ósseas da calvária.

Capítulo 79 TUMORAÇÃO NA CALOTA CRANIANA

Quando solicitada, fornece informações complementares, em conjunto com os outros métodos, para determinação de sua natureza. O granuloma eosinofílico demonstra sinal intermediário a alto em T1 e alto sinal em T2 com marcado realce após infusão de gadolínio[4].

Histologicamente, a lesão é composta por células multinucleadas gigantes com S100 e CD1a positivo com células de Langerhans e eosinófilos[6].

O prognóstico do granuloma eosinofílico é muito bom, com taxa de sucesso no controle da doença em 95% dos casos[7]. Em alguns casos, as lesões podem resolver espontaneamente, enquanto em outros a intervenção se torna necessária. Integram o arsenal de tratamento opções como cirurgia local, curetagem com implantação de enxerto ósseo ou de polimetilmetacrilato, quimioterapia, injeção intralesional de corticosteroide e irradiação[2,7].

Referências

1. Kazanci B, Tehli Ö, Kazanci A, Güçlü B. Intradural Langerhans cell histiocytosis invading skull: Case report and review of the literature. J Neurol Sci [Turk]. 2014; 31(3):609-613.
2. Costa DFF, Siqueira LTB, Bordalo-Rodrigues M. Qual o seu diagnóstico? Radiol Bras. 2008; 41(1):IX-XI.
3. Khung S, Budzik J-F, Amzallag-Bellenger E et al. Skeletal involvement in Langerhans cell histiocytosis. Insights Imaging. 2013; 4(5):569-579. Doi:10.1007/s13244-013-0271-7.
4. Keyaki A, Nabeshima S, Sato T, Morimoto M, Mori K. Magnetic resonance imaging of calvarial eosinophilic granuloma with pericranial soft tissue reaction. Neurol Med Chir. 2000; 40:110-111.
5. Arana E, Martí-Bonmatí L, Bautista D, Paredes R. Calvarial eosinophilic granuloma: Diagnostic models and image feature selection with a neural network. Acad Radiol. 1998; 5(6):427-434. Doi:10.1016/S1076-6332(98)80030-5.
6. Deniz FE, Bilginer B, Ozisik P. Eosinophilic granuloma with arachnoid cyst: A case report. Turk Neurosurg. 2003; 13:118-121.
7. Tatli M, Guzel A, Guzel E. Solitary eosinophilic granuloma of the parietal bone in an adult patient. Neurosciences. 2007; 12(2):160-162.
8. David R, Oria R, Kumar R et al. Radiologic features of eosinophilic granuloma of bone. AJR. 1989; 153(November):1021-1026.
9. Arana E, Marti-Bonmati L. CT and MRI imaging of focal calvarial lesion. AJR. 1999; 172 (June):1683-1688.
10. Morón FE, Morriss MC, Jones JJ, Hunter JV. Lumps and bumps on the head in children: Use of CT and MR imaging in solving the clinical diagnostic dilemma. RadioGraphics. 2004; 24(6):1655-1674. Doi:10.1148/rg.246045034.

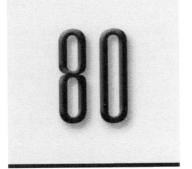

Distensão Abdominal após Parto Laborioso

Eduardo Just da Costa e Silva
Emerson Claudino
Karllos Diêgo Ribeiro Santos

Recém-nascido com 17 dias de vida e história de distensão abdominal e vômitos e antecedentes de parto laborioso a termo.

ANTES DA IMAGEM

A situação clínica de um recém-nascido com vômitos e distensão abdominal é muito comum, podendo ser causada tanto por imaturidade do sistema digestório como por outros fatores, como alergia à proteína do leite de vaca, obstruções intestinais, malformações do aparelho digestório, distúrbios metabólicos ou mesmo por quadros neurológicos, como a hipertensão intracraniana. Esses sintomas, se não tratados, podem evoluir para desidratação grave e distúrbios hidroeletrolíticos.

EXAMES DE IMAGEM

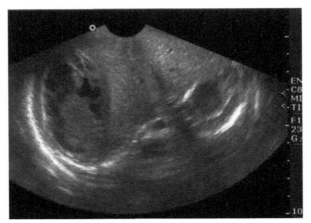

Figura 80.1 Ultrassonografia no plano axial do abdome superior mostrando uma coleção subcapsular no lobo hepático direito.

DIAGNÓSTICO DIFERENCIAL

O achado foi considerado inespecífico, pois poderia tratar-se de cisto hepático complicado, abscesso, hematoma hepático subcapsular, hemorragia adrenal ou hamartoma mesenquimal. Desse modo, foi realizada a complementação com ressonância magnética do abdome.

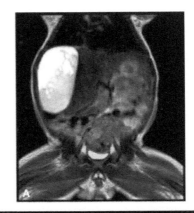

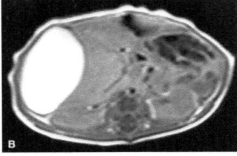

Figura 80.2 Imagens de ressonância magnética mostrando uma coleção com elevado sinal nas sequências T2 coronal (**A**) e T1 axial (**B**) com supressão de gordura.

DIAGNÓSTICO

Hematoma subcapsular hepático.

DISCUSSÃO

O hematoma subcapsular hepático é raramente diagnosticado, embora uma série de necropsias tenha demonstrado uma taxa de incidência de até 15%[1]. As lesões hepáticas em neonatos podem decorrer de trabalho de parto laborioso[2], além de prematuridade, apresentação pélvica, hepatomegalia, reanimação e distúrbios da coagulação[1]. Eclâmpsia e idade materna avançada também estão associadas[3].

O tocotraumatismo é um importante fator de morbidade neonatal, o qual está estreitamente relacionado a condições maternas, peso fetal e via de parto. Os principais sítios de lesões tocotraumáticas são crânio (bossa serossanguínea, cefalematoma e hemorragia conjuntival) e membros superiores (parestesia braquial e fratura de clavícula). As lesões intra-abdominais tocotraumáticas são consideradas menos comuns[4].

A maior exposição da superfície hepática abaixo da caixa torácica em recém-nascidos em razão da hematopoese extramedular, com compressão durante o parto, pode favorecer a lesão[3].

O tratamento conservador é inicialmente realizado, pois em grande parte dos casos ocorre absorção espontânea do hematoma[3].

Referências

1. Ryan CA, Finer NN. Subcapsular hematoma of the liver in infants of very low birth weight. Can Med Assoc J. 1987; 136(12):1265-1269.
2. Uhing MR. Management of birth injuries. Pediatr Clin North Am. 2004; 51(4):1169-1186. Doi:10.1016/j.pcl.2004.03.007.
3. Ahn HS, Chang Y-W, Lee DW, Kwon KH, Yang SB. An incidentally detected hepatic subcapsular hematoma in a very low birth weight newborn: A case report. Cases J. 2010; 3(1):32. Doi:10.1186/1757-1626-3-32.
4. Madi JM, Morais EN de, Tessari DT, Araújo BF de, Zatti H. Tocotraumatismo materno e fetal. Experiência de um hospital universitário nível III. Rev da AMRIGS. 2010; 54(2):162-168.

81 Massa Abdominal em Menino com Síndrome de Beckwith-Wiedemann

Eduardo Just da Costa e Silva

Menino de 5 meses de vida e passado de prematuridade e baixo peso, evoluindo com massa abdominal palpável. Portador da síndrome de Beckwith-Wiedemann.

ANTES DA IMAGEM

A presença de massa abdominal palpável em crianças é comum em consultórios pediátricos, e as etiologias variam de condições benignas, como hidronefrose e fecalomas, a neoplasias malignas. Exames de imagem costumam ser solicitados, sendo a ultrassonografia o exame inicial na maioria das vezes.

Na presença da síndrome de Beckwith-Wiedemann são suspeitadas algumas situações específicas. Essa doença congênita, na maioria das vezes de ocorrência esporádica (com percentual menor de casos com herança autossômica dominante), caracteriza-se por onfalocele, macroglossia, gigantismo, hipoglicemia neonatal, visceromegalias, hemi-hipertrofia e outros achados[1]. Há, ainda, associação com tumores embrionários, especialmente nefroblastoma, hepatoblastoma, rabdomiossarcoma, carcinoma adrenocortical e neuroblastoma, usualmente diagnosticados nos primeiros 10 anos de vida[2].

EXAMES DE IMAGEM

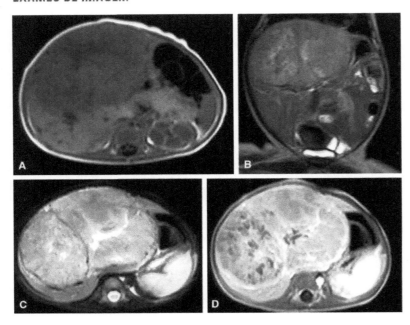

Figura 81.1A a D Cortes de ressonância magnética do abdome. Nota-se uma lesão hepática sólida heterogênea com sinal inferior ao do parênquima na ponderação em T1 e levemente superior em T2, com realce irregular ao contraste. T1 axial (**A**), T2 coronal (**B**), T2 axial com supressão de gordura (**C**) e T1 axial pós-gadolínio (**D**).

DIAGNÓSTICO DIFERENCIAL

As principais considerações neste caso incluem hepatoblastoma, hemangioendotelioma e hamartoma mesenquimal. Embora o carcinoma hepatocelular ocorra em crianças, não é comum antes dos 5 anos de idade. Os níveis de alfafetoproteína costumam ser úteis na diferenciação entre o hepatoblastoma (que costuma elevar bastante seus níveis) e o hemangioendotelioma e o hamartoma mesenquimal, mas esse marcador tem menos utilidade nos primeiros 6 meses de vida, uma vez que está normalmente elevado nessa idade. No caso em questão, a síndrome de Beckwith-Wiedemann e o baixo peso ao nascer favoreceram o diagnóstico de hepatoblastoma.

As características de imagem do hemangioendotelioma e do hamartoma mesenquimal são descritas em outros capítulos deste livro.

DIAGNÓSTICO

Hepatoblastoma.

DISCUSSÃO

O hepatoblastoma é o tumor hepático primário mais comum da infância, sendo notória sua associação com as síndromes de Beckwith-Wiedemann, Gardner, polipose familiar, doença de depósito de glicogênio, trissomia 18 e baixo peso ao nascer[3,4].

Trata-se de um tumor tipicamente diagnosticado antes dos 5 anos de idade, especialmente nos primeiros 2 anos[3,4]. Os níveis de alfafetoproteína estão elevados em cerca de 90% dos casos, mas esse marcador perde o valor nos primeiros 6 meses de vida, quando está normalmente elevado[3,4].

Existem vários subtipos histológicos, porém os dois grupos principais são o epitelial e o misto epitelial-mesenquimal[3]. Nos exames de imagem, costumam ser bem delimitados, e a aparência do tipo epitelial tende a ser mais homogênea, enquanto o misto epitelial-mesenquimal é mais heterogêneo em virtude da presença de diferentes componentes, incluindo calcificações, hemorragia e necrose[3,4]. Ao exame ultrassonográfico, são usualmente ecogênicos, com a homogeneidade dependendo do subtipo. A tomografia computadorizada mostra uma massa hipoatenuante com calcificações em 50% dos casos e com realce inferior ao do parênquima hepático[3]. À ressonância magnética, costuma haver hipossinal nas sequências ponderadas em T1 e discreto hipersinal em T2, com realce heterogêneo, podendo existir hemorragia e septos fibróticos hipointensos. Pode ocorrer invasão vascular[4].

O local mais comum de metástase é o pulmão, seguido por ossos, linfonodos, cérebro, ovários e olhos[3].

Referências

1. O'Connor C, Levina D. Case 49: Beckwith-Wiedemann syndrome. Radiology. 2002:375-378.
2. Weksberg R, Shuman C, Beckwith JB. Beckwith-Wiedemann syndrome. Eur J Hum Genet. 2010; 18(1):8-14. Doi:10.1038/ejhg.2009.106.
3. Chung E, Lattin G, Cube R. From the archives of the AFIP: Pediatric liver masses: Radiologic-pathologic correlation Part 2. Malignant tumors. RadioGraphics. 2011; 31:485-507. Disponível em: http://radiographics.highwire.org/content/31/2/483.short. Acesso 22 Mar, 2014.
4. Keup CP, Ratnaraj F, Chopra PR, Lawrence CA, Lowe LH. Magnetic resonance imaging of the pediatric liver: Benign and malignant masses. Magn Reson Imaging Clin N Am. 2013; 21(4):645-667. Doi:10.1016/j.mric.2013.06.003.

Nódulos Hepáticos em Acompanhamento de Rabdomiossarcoma de Bexiga

Eduardo Just da Costa e Silva

Menino de 12 anos de idade tratou um rabdomiossarcoma de bexiga com cirurgia e quimioterapia 6 anos atrás. Assintomático no momento. Ultrassonografia mostrou nódulos hepáticos.

ANTES DA IMAGEM

Os exames de imagem são usados para acompanhamento de cura de neoplasias, podendo mostrar recidivas locais e à distância, além de efeitos tardios do tratamento. No abdome, em virtude da ausência de radiação e do baixo custo, a ultrassonografia costuma ser o método preferido. Quando anormalidades são demonstradas, outros métodos podem ser utilizados.

DIAGNÓSTICO DIFERENCIAL

O diagnóstico diferencial de lesões hipervasculares no fígado inclui lesões benignas e malignas, como adenomas, hiperplasia nodular focal, metástases, hemangiomas e carcinoma hepatocelular. Características clínicas que incluam fatores de risco para algumas dessas lesões podem direcionar o diagnóstico. Por exemplo, o uso de contraceptivos orais está associado a adenomas hepáticos em mulheres.

Aspectos de imagem, como a presença de gordura microscópica na lesão (adenoma) e sinais de doença hepática crônica (hepatocarcinoma), também são importantes auxiliares.

EXAMES DE IMAGEM

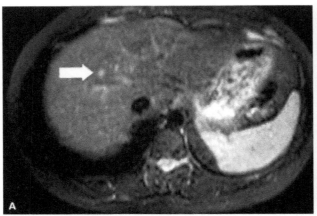 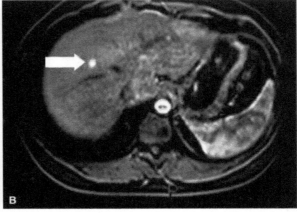

Figura 82.1 Cortes axiais de ressonância magnética nas ponderações em T2 com supressão de gordura (**A**) e em T1 pós-contraste, fase arterial (**B**). Note a lesão levemente hiperintensa em T2 e hipervascular na fase arterial. A lesão não era visível nas demais fases. No total havia cinco lesões com essas características.

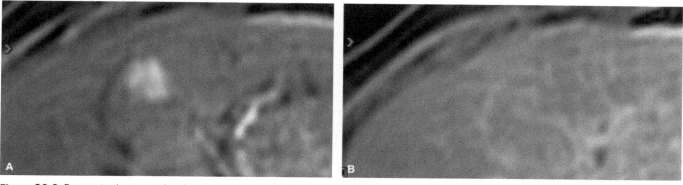

Figura 82.2 Ressonância magnética de uma das outras lesões, em detalhe. Em **A** (fase arterial), nota-se a lesão hipervascular, que se tornou isoatenuante na fase tardia (**B**).

Histórico de neoplasia hipervascular pode indicar metástase (como tireoide, melanoma, carcinoma de células renais, tumores neuroendócrinos), mas essas neoplasias são incomuns em crianças. Em metástases é comum a lavagem do contraste.

DIAGNÓSTICO

Hiperplasia nodular focal (regenerativa).

DISCUSSÃO

A hiperplasia nodular focal (HNF) é uma lesão hepática benigna, não neoplásica, resultante da proliferação policlonal de hepatócitos, células de Kupffer, vasos e ductos biliares, sendo rara em crianças[1,2].

Há a suposição de associação a uma lesão vascular prévia com a proliferação ocorrendo como resposta hiperplásica[1,2]. Essa lesão vascular poderia ser congênita ou adquirida[3]. No que se refere ao segundo caso (adquiridas), tem sido observada a associação entre o passado de tratamento químio e radioterapêutico para neoplasias em crianças e o desenvolvimento de HNF, com a proposição de uma reação vascular induzida pelo tratamento, que culminaria com a formação da lesão[1,3]. O número crescente de sobreviventes a malignidades pediátricas (especialmente neuroblastoma) tem levado ao aumento da detecção da lesão nos últimos anos. Atualmente, cerca de um terço dos casos de HNF em crianças parece pertencer a esse grupo, e a lesão pode surgir cerca de 4 a 12 anos após o tratamento[2-6].

A lesão, que costuma ser bem delimitada, pode ser isoecoica ou levemente hiper/hipoecoica à ultrassonografia[1]. O aspecto de imagem reflete, pelo menos em parte, o fato de a lesão ser composta por hepatócitos normais, hiperplásicos, de modo que costuma ter aparência de fígado normal, sendo muitas vezes detectada pelo efeito de massa sobre estruturas vasculares ou abaulamento do contorno hepático. A cicatriz central decorre da confluência de septos fibrosos, separando os nódulos de hepatócitos, podendo ser levemente hiperecoica e apresentar hiperfluxo ao Doppler[1,2].

A tomografia computadorizada mostra uma lesão iso ou levemente hipoatenuante na fase pré-contraste, se for realizada. Costuma apresentar realce arterial maior que o do parênquima hepático, tornando-se isoatenuante ao fígado nas demais fases[1,5]. O realce da cicatriz, por outro lado, costuma ser tardio, sendo comum a identificação de uma grande artéria nutridora na periferia da lesão ou na cicatriz[1].

A ressonância magnética evidencia uma lesão que costuma ser isointensa ao fígado em T1 ou levemente hipointensa. Na ponderação em T2, costuma ser iso a levemente hiperintensa, sendo a cicatriz levemente hiperintensa, quando presente[1]. O padrão de realce é semelhante ao da tomografia computadorizada[2,5]. Em lesões pequenas, a cicatriz é menos comumente detectada[4].

Em crianças com passado de neoplasia, a presença da lesão pode levar a um dilema de conduta, pois a presença de lesões hepáticas pode indicar metástases. O realce hipervascular e o longo tempo após o tratamento podem ser a chave para o diagnóstico correto, não sendo recomendada a biópsia nesses casos[2,5]. Entretanto, especialmente nesse grupo de pacientes, a lesão pode ser atípica nos exames de imagem, especialmente no que se refere à ausência de cicatriz, sendo também relatado que as lesões, nesses casos, são menores que nos casos sem antecedente de neoplasia e tendem a ser múltiplas[3,4].

Nessa diferenciação, destaca-se especialmente o uso de contraste hepato-específico, pois metástases não irão reter contrastes nas fases tardias, ao contrário da HNF.

Referências

1. Chung E, Lattin G, Cube R, Lewis R, Conran R. From the archives of the AFIP: Pediatric liver masses: Radiologic-pathologic correlation Part 1. Benign tumors. RadioGraphics. 2010; 30:801-803. Disponível em: http://radiographics.highwire.org/content/31/2/483. short. Acesso: 22 Mar 2014.
2. Franchi-Abella S, Branchereau S. Benign hepatocellular tumors in children: Focal nodular hyperplasia and hepatocellular adenoma. Int J Hepatol. 2013; 2013:215064. Doi:10.1155/ 2013/215064.
3. Towbin AJ, Luo GG, Yin H, Mo JQ. Focal nodular hyperplasia in children, adolescents, and young adults. Pediatr Radiol. 2011; 41(3):341-349. Doi:10.1007/s00247-010-1839-8.
4. Cha DI, Yoo S-Y, Kim JH, Jeon TY, Eo H. Clinical and imaging features of focal nodular hyperplasia in children. AJR. 2014; 202(5):960-965. Doi:10.2214/AJR.13.11856.
5. Pasquale MD de, Monti L, Andrea MLD, Ioris MA de, Castellano A. Focal nodular hyperplasia and hepatic regenerating nodules in pediatric oncology patients: How much invasive approach is necessary? Ann Hepatol. 2013; 12(2):308-314.
6. Benz-Bohm G, Hero B, Gossmann A, Simon T, Körber F, Berthold F. Focal nodular hyperplasia of the liver in longterm survivors of neuroblastoma. How much diagnostic imaging is necessary? Eur J Radiol. 2010; 74(3):2-6. Doi:10.1016/j.ejrad.2009.03.011.

83

Cianose

Camila Cavalcante Bomfim
Karina Tavares de Melo Nóbrega de Oliveira
Aline Borges Maciel
Cristina Maria Ventura

Paciente do sexo masculino, no 39º dia de vida, apresentando cianose e desconforto respiratório, foi admitido com diagnóstico de hipertensão pulmonar por cardiopatia de alto fluxo, hemodinamicamente estável, para avaliação da cirurgia cardíaca. Ao exame físico inicial, apresentava cianose, sopro sistólico e aparelho respiratório sem alterações.

Realizou ecocardiograma no serviço, que mostrou ampla comunicação interventricular (CIV) perimembranosa e persistência do canal arterial (PCA). Houve limitação na caracterização do arco aórtico e dos ramos supra-aórticos com sinais sugestivos de interrupção do arco aórtico.

Foi descartada síndrome de Di George no internamento. Realizada cirurgia de correção com boa evolução no pós-operatório.

DIAGNÓSTICO

Interrupção do arco aórtico tipo B.

DISCUSSÃO

A interrupção do arco aórtico é uma anomalia congênita rara, descrita pela primeira vez em 1778 por Steindele. Caracteriza-se pela perda de continuidade de dois segmentos da aorta, podendo levar à morte em 4 a 10 dias, se não tratada[1].

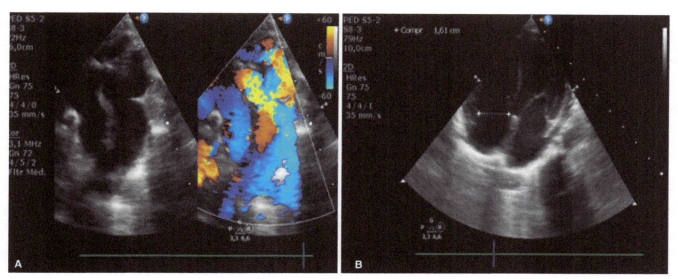

Figura 83.1 Ecocardiograma (**A**) mostrando o canal arterial e o fluxo deste para o segmento descendente da aorta. No plano em quatro câmaras (**B**) observa-se a medida do anel tricúspide e das demais câmaras cardíacas.

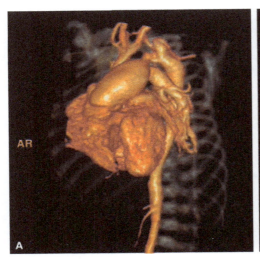
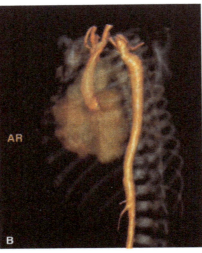

Figura 83.2 Tomografia computadorizada do tórax em reconstruções tridimensionais (VR – **A** e **B**) mostrando interrupção do arco aórtico do tipo B. Dilatação significativa da artéria pulmonar e demonstração do canal arterial. Em **B**, com destaque para os segmentos da aorta, foi observada uma distância de cerca de 14mm entre o segmento ascendente próximo à emergência da artéria carótida comum esquerda e a região ductal.

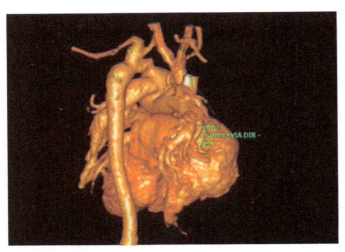

Figuras 83.3 Tomografia computadorizada do tórax em reconstrução tridimensional (VR). Foi caracterizado ramo colateral com origem na porção proximal da artéria carótida comum direita, comunicando-se com ramo arterial pulmonar direito, além dos demais achados já descritos.

Essa anomalia pode ser classificada de várias maneiras, sendo a classificação mais adotada em todo o mundo a de Cleone e Patton, desde 1959. Essa classificação leva em conta a localização de sua descontinuidade, sendo considerados três tipos: no tipo A, a descontinuidade localiza-se distal à emergência da artéria subclávia esquerda; no tipo B, a descontinuidade está localizada entre a emergência da artéria carótida esquerda e a da artéria subclávia esquerda; no tipo C, situa-se entre o tronco arterial braquiocefálico e a carótida esquerda[2].

A prevalência é inferior a 3 a cada 1 milhão de nascidos, sendo o tipo B o mais comum (53%), seguido pelos tipos A (43%) e C (4%)[2].

É comumente associada a outras malformações congênitas, sejam elas cardíacas ou não, como síndrome de Turner, deleção do cromossomo 22q11.2 (associada ao tipo B), síndrome VACTERL e defeito do septo ventricular, entre outras[2-5].

A tomografia computadorizada de multidetectores é o método de escolha para avaliação anatômica de maneira não invasiva, pois, além de fornecer o diagnóstico preciso (dispensando a angiografia por cateterismo), ajuda no planejamento cirúrgico, pois demonstra a medida precisa entre o segmento proximal e distal da aorta, assim como auxilia o diagnóstico de eventuais comorbidades adicionais[6].

O diagnóstico pré-natal é um desafio em razão da difícil caracterização do segmento descontinuado, limitando o diagnóstico diferencial com outras anomalias cardíacas[5].

Referências

1. Mishra PK. Management strategies for interrupted aortic arch with associated anomalies. Eur J Cardiothorac Surg. 2009; 35(4):569-576. Doi:10.1016/j.ejcts.2008.12.044.
2. Eren S, Kantarci M, Pirimoglu B, Cakir M, Ogul H. Type A interrupted aortic arch accompanied by intracranial aneurysms causing subarachnoid hemorrhage in an adult man. Clin Imaging. 2014; 38(1):60-62. Doi:10.1016/j.clinimag.2013.05.012.
3. Vogel M, Vernon MM, McElhinney DB, Brown DW, Colan SD, Tworetzky W. Fetal diagnosis of interrupted aortic arch. Am J Cardiol. 2010; 105(5):727-734. doi:10.1016/j.amjcard.2009.10.053.
4. Takahashi K, Kuwahara T, Nagatsu M. Interruption of the aortic arch at the isthmus with DiGeorge syndrome and 22q11.2 deletion. Cardiol Young. 2008; 9(05):516-518. Doi:10.1017/S1047951100005461.
5. McCrindle BW, Tchervenkov CI, Konstantinov IE. Risk factors associated with mortality and interventions in 472 neonates with interrupted aortic arch: A Congenital Heart Surgeons Society Study. ACC Curr J Rev. 2005; 14(6):42. Doi:10.1016/j.accreview.2005.05.079.
6. Cerdá M, Ganum G, Glaser CE, Trentadue J. Interrupted aortic arch in a newborn shown on 64-slice multidetector computed tomography angiography. J Cardiovasc Comput Tomogr. 2007; 1(3):175-176. Doi:10.1016/j.jcct.2007.10.003.

84 Abdome Agudo com Vômitos

Natacha Calheiros de Lima Petribu
Janniê de Miranda Araújo

Paciente do sexo masculino, 6 anos de idade, foi conduzido à emergência pediátrica com dor abdominal importante, dor torácica e vômitos há 3 dias. Ao exame físico, seu abdome se encontrava distendido e a criança referia dor difusa à palpação abdominal. Exames laboratoriais da admissão revelaram apenas anemia, eosinofilia e leucocitose.

ANTES DA IMAGEM

A chegada de um paciente ao pronto-socorro queixando-se de dor abdominal é uma situação corriqueira, mas ao mesmo tempo desafiadora para o médico assistente em virtude das inúmeras possibilidades diagnósticas. A investigação clínica torna-se ainda mais complexa quando o paciente em questão é uma criança que, na maioria das vezes, não consegue fornecer os detalhes cruciais para a elucidação da causa de seu sofrimento.

A lista de diagnósticos possíveis é bastante extensa, abrangendo desde causas mais simples, como intolerância alimentar e constipação intestinal, até as mais complexas, como doenças inflamatórias intestinais, malformações vasculares, invaginação intestinal, além de algumas cirúrgicas, como apendicite e hérnias inguinais. Citam-se ainda como possibilidades as parasitoses intestinais (giardíase, amebíase, verminoses), a pancreatite, a colecistite e as doenças do trato urinário, como nefrolitíase e infecções.

EXAMES DE IMAGEM

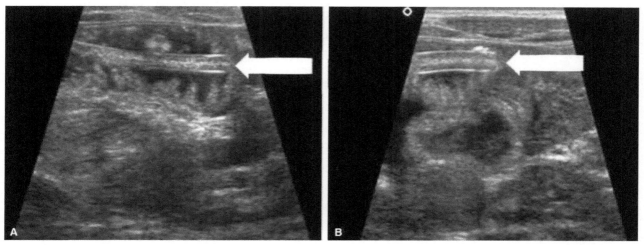

Figura 84.1A e B Ultrassonografia do abdome mostrando alça intestinal distendida, apresentando diversas estruturas móveis tubulares com linhas ecogênicas dispostas paralelamente em seu interior (setas).

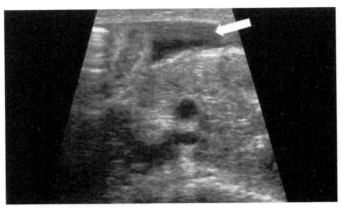

Figura 84.2 Ultrassonografia mostrando líquido livre na cavidade abdominal.

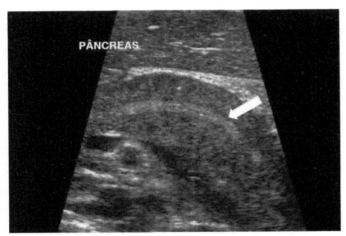

Figura 84.3 Ultrassonografia mostrando aumento difuso das dimensões do pâncreas e a presença de estrutura tubular única com linhas ecogênicas paralelas, localizada no interior do ducto de Wirsung, semelhante às identificadas no interior das alças intestinais.

O caso tinha como principais achados ultrassonográficos alças intestinais distendidas, apresentando em seu lúmen diversas estruturas móveis tubulares com linhas ecogênicas dispostas paralelamente em seu interior, sugerindo tratar-se de vermes adultos de *Ascaris lumbricoides* (Figuras 84.1 e 84.2) e presença de líquido livre (Figura 84.3). Havia aumento difuso das dimensões do pâncreas e a presença de estrutura tubular única com linhas ecogênicas paralelas, localizada no interior do ducto de Wirsung (Figura 84.3), semelhantes às identificadas no interior das alças intestinais.

DIAGNÓSTICO

Pancreatite aguda secundária à obstrução do ducto pancreático principal por verme adulto de *Ascaris lumbricoides*.

Foram solicitados exames laboratoriais que demonstraram elevação de lipase (4.465U/L) e amilase (695U/L), confirmando a suspeita levantada pelo exame de imagem.

Durante o internamento, o paciente permaneceu em dieta oral zero e em uso de óleo mineral, apresentando melhora progressiva do estado geral e da dor abdominal e evacuando áscaris nesse ínterim. Foi reiniciada dieta oral e o paciente medicado com mebendazol por 3 dias.

Realizada avaliação por meio de endoscopia, decidiu-se por conduta conservadora, aguardando a saída espontânea do áscaris do ducto de Wirsung com observação clínica rigorosa.

DISCUSSÃO

Enquanto a maioria dos casos de pancreatite aguda na população adulta é secundária à doença biliar e ao alcoolismo, nas crianças as causas são mais variáveis. De acordo com a literatura especializada, as principais etiologias são: doenças biliares, secundária a medicamentos, causada por doenças sistêmicas, trauma, doenças metabólicas, hereditárias e infecciosas, e algumas ainda permanecem como idiopáticas[1].

A ascaridíase é a helmintose mais frequente em todo o mundo, estimando-se que cerca de 25% da população mundial e 39% da população brasileira estejam infectados pelo *Ascaris lumbricoidis*. A forma intestinal pode manifestar-se de diversas maneiras, desde distúrbios gastrointestinais leves até casos complicados, como obstrução e perfuração intestinais ou biliopancreatopatias[2]. Em área endêmica, a ascaridíase é responsável por 13% dos quadros de dor abdominal aguda, 27% das obstruções intestinais e 77% das biliopancreatopatias em pediatria. O diagnóstico é difícil, e a suspeição clínica é o principal aliado do médico assistente[3].

As pequenas dimensões do ducto pancreático tornam bastante incomum sua invasão por um verme. Quando o ducto de Wirsung é atingido, ocorre sua obstrução mecânica, desencadeando o processo inflamatório local[4].

A ultrassonografia é um método simples, não invasivo, que pode identificar o helminto, o qual se apresenta como estrutura alongada com linhas ecogênicas que podem apresentar sombra acústica posterior, sendo descritos os sinais de "4 linhas", o sinal do "tubo dentro de tubo" e o sinal do "duplo tubo"[5,6]. A ultrassonografia tem eficácia comprovada na detecção dos vermes tanto no intestino como nas vias biliares, sendo muitas vezes necessário o auxílio dos transdutores de alta frequência. A sensibilidade para detectá-los no ducto pancreático é desconhecida.

Uma dificuldade diagnóstica adicional é o fato de os vermes se moverem livremente, podendo passar despercebidos.

O prognóstico da pancreatite induzida por áscaris é excelente quando o paciente é diagnosticado e tratado precocemente. Em áreas endêmicas, a mortalidade é de cerca de 3%[7].

Referências

1. Filho EM, Carvalho WB de, Silva FD. Acute pancreatitis in pediatrics: A systematic review of the literature. J Pediatr (Rio J). 2012; 88(2):101-114. Disponível em: http://www.scielo.br/scielo.php?script=sci_arttext&pid=S0021=75572012000200002-&lng=en&nrm=iso&tlng-pt. Accessed August 30, 2015.

2. Louw JH. Abdominal complications of Ascaris lumbricoides infestation in children. Br J Surg. 1966.

3. De Silva NR, Chan MS, Bundy DA. Morbidity and mortality due to ascariasis: Re-estimation and sensitivity analysis of global numbers at risk. Trop Med Int Health. 1997; 2(6):519-528. Disponível em: http://www.ncbi.nlm.nih.gov/pubmed/9236818. Accessed August 30, 2015.

4. Jesus LE de, Raposo RP, Guazelli A. Ascaridíase biliar complicada: Espectro de problemas e táticas cirúrgicas. Rev Col Bras Cir. 2004; 31(3):172-179. Doi:10.1590/S0100-69912004000300006.

5. Hui JY, Woo PC, Kan PS, Lai YM, Tang AP. Ultrasonographic features of pseudotumorous form of ascariasis. Eur J Radiol. 2001; 39(3):188-193. Disponível em: http://www.ncbi.nlm.nih.gov/pubmed/11566248. Acesso: 30 ago 2015.

6. Sharma U. Efficacy of ultrasonography in detecting intestinal and biliary ascariasis. Heal Renaiss. 2011; 9(1):3-6. Doi:10.3126/hren.v9i1.4353.

7. Khuroo MS, Zargar SA, Yattoo GN et al. Ascaris-induced acute pancreatitis. Br J Surg. 1992; 79(12):1335-1338. Disponível em: http://www.ncbi.nlm.nih.gov/pubmed/1486433. Acess: 30 ago 2015.

85 Deformidade Torácica e Desconforto Respiratório

Eduardo Just da Costa e Silva

Recém-nascido com deformidade torácica (tórax curto) e desconforto respiratório.

ANTES DA IMAGEM

Deformidades torácicas na infância podem estar associadas a uma grande variedade de condições, que incluem variantes anatômicas sem grande valor clínico (mas que podem acarretar problemas estéticos) até malformações isoladas ou inseridas em alguma displasia esquelética. Algumas vezes, a deformidade pode determinar dispneia por impedir a expansão pulmonar. Tumores também podem causar deformidade importante com desconforto respiratório. Por exemplo, uma grande malformação linfática cervicotorácica poderia causar compressão extrínseca sobre a via aérea.

No caso em questão, não havia uma tumoração visível, mas uma deformidade com tórax curto e estreito. As principais displasias que poderiam levar a desconforto respiratório nessa idade seriam distrofia torácica asfixiante de Jeune, síndrome das costelas curtas com polidactilia, displasias tanatofórica e campomélica, acondroplasia, osteogênese imperfeita, displasia condroectodérmica e disostoses espondilotorácica e espondilocostal, entre outras. A radiografia convencional do tórax costuma ser o exame solicitado na avaliação inicial.

EXAMES DE IMAGEM

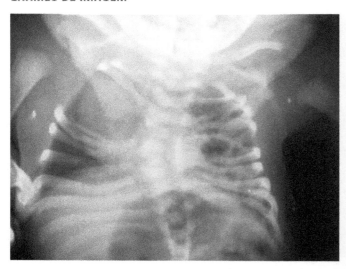

Figura 85.1 Radiografia convencional do tórax mostrando tórax estreitado e malformações comprometendo múltiplos corpos vertebrais e arcos costais de maneira assimétrica.

DIAGNÓSTICO DIFERENCIAL

As principais hipóteses para o caso são as disostoses espondilotorácica e espondilocostal. As duas condições são frequentemente confundidas, mas se mostram, na verdade, distintas do ponto de vista clínico, radiológico e genético. As diferenças serão apresentadas na discussão.

DIAGNÓSTICO

Disostose espondilocostal (síndrome de Jarcho-Levin).

DISCUSSÃO

Disostose espondilocostal é uma condição rara descrita por Jarcho e Levin em 1938 e caracterizada por malformações de corpos vertebrais, encurtamento do tronco e estreitamento torácico[1,2]. As malformações das vértebras incluem hemivértebras e vértebras em bloco associadas e arcos costais igualmente malformados com ausência de arcos, fusões e crescimento exagerado de outros[1]. Costuma acometer de modo mais proeminente um dos lados, e as fusões dos arcos costais são assimétricas[3]. A doença parece ter um padrão de herança autossômico recessivo, embora tenham sido relatados casos de famílias com herança autossômica dominante e ocorrência esporádica[1,3].

Clinicamente, além das deformidades descritas, os pacientes apresentam escoliose e sofrimento respiratório. Esse desconforto é variável, frequentemente levando à insuficiência respiratória, que pode ser fatal. O tratamento inclui suporte ventilatório e correção cirúrgica da deformidade torácica.

A doença descrita por Jarcho e Levin tem sido relacionada de maneira indevida a várias formas de deformidades torácicas caracterizadas por anomalias vertebrais e costais, que muitas vezes não se encaixam nas características da condição. Uma situação muito frequentemente confundida com a disostose espondilocostal é a doença descrita inicialmente por Lavy em 1966 e atualmente conhecida como disostose espondilotorácica[2].

A disostose espondilotorácica apresenta-se clinicamente como uma caixa torácica muito encurtada e insuficiência respiratória mais severa[1]. É comum uma protuberância occipital. Os corpos vertebrais são fundidos. Uma importante diferença em relação à disostose espondilocostal é que os arcos costais são fundidos de maneira simétrica em suas porções posteriores (junção costovertebral) e não de modo assimétrico. Não há crescimento exagerado de arcos costais, e a ausência de arcos é incomum. A radiografia pode mostrar uma aparência de caranguejo, referente à fusão simétrica dos arcos costais[1]. Escoliose é incomum. Associa-se frequentemente a pescoço curto e rígido, abdome protuberante, hérnias inguinal e umbilical e malformações do trato urinário[2]. Igualmente apresenta um padrão de herança autossômico recessivo. O tratamento ortopédico é menos eficiente nesses pacientes[2].

Referências

1. Berdon WE, Lampl BS, Cornier AS et al. Clinical and radiological distinction between spondylothoracic dysostosis (Lavy-Moseley syndrome) and spondylocostal dysostosis (Jarcho-Levin syndrome). Pediatr Radiol. 2011; 41(3):384-388. Doi:10.1007/s00247-010-1928-8.
2. Cornier AS, Ramirez N, Carlo S, Reiss A. Controversies surrounding Jarcho-Levin syndrome. Curr Opin Pediatr. 2003; 15(6):614-620. Doi:10.1097/00008480-200312000-00012.
3. da Costa MMM, Raposo F, Pinheiro M, Monteiro E. Disostose espondilocostal: Evolução de dois casos. Sci Med (Porto Alegre). 2014; 24(1):89-92.

86 Tórax Estreito

Raphael Cavalcanti Coelho
Breno Jorge Asano
Eduardo Just da Costa e Silva

Criança com taquipneia desde os primeiros dias de vida com alguns episódios de infecção do trato respiratório de repetição. Associa-se uma deformidade torácica desde o nascimento.

ANTES DA IMAGEM

As deformidades congênitas da caixa torácica são variadas, muitas delas sem causar desconforto respiratório. As mais comumente associadas a problemas respiratórios são distrofia torácica asfixiante de Jeune, síndrome das costelas curtas com polidactilia, displasias tanatofórica e campomélica, acondroplasia, osteogênese imperfeita, displasia condroectodérmica e disostoses espondilotorácica e espondilocostal, entre outras.

EXAMES DE IMAGEM

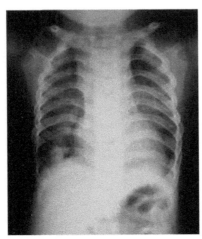

Figura 86.1 Radiografia convencional do tórax mostrando caixa torácica estreita com arcos costais curtos.

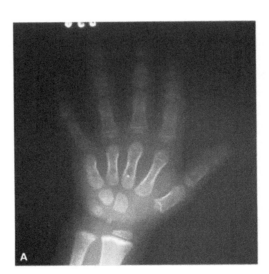

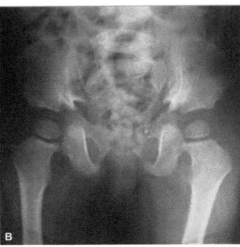

Figura 86.2A e B Não há polidactilia, mas as falanges médias são curtas e alargadas. As falanges distais são hipoplásicas. Os ossos ilíacos são curtos, notando-se acetábulo em tridente.

DISCUSSÃO

Na abordagem das síndromes de desconforto respiratório de causa não pulmonar devem ser consideradas as deformidades do arcabouço torácico que podem cursar com restrição da capacidade pulmonar, dentre as quais as osteocondrodisplasias. As displasias ósseas que cursam com anormalidades torácicas são classificadas como as que apresentam tórax em formato de barril ou tórax estreito com anormalidades das costelas[1]. O último grupo abrange condições com costelas curtas e horizontalizadas, sendo os principais representantes as síndromes de Jeune – distrofia torácica asfixiante (DTA) – e de Ellis-Van Creveld (SEVC), que compartilham achados similares, muitas vezes indiferenciáveis, tornando necessária a utilização da expressão síndrome complexo DTA/SEVC[2].

A DTA representa uma desordem rara, multissistêmica, originalmente descrita em 1955 por Jeune e caracterizada por displasia esquelética: costelas curtas e horizontais, tórax estreito, clavículas em formato de guidão de bicicleta, ossos ilíacos curtos, acetábulo em formato de tridente e encurtamento dos ossos longos dos membros[3]. Associam-se graus diferentes de acometimento renal, hepático, pancreático e da retina[4].

A SEVC ou displasia condroectodermal caracteriza-se especialmente pela presença de baixa estatura, polidactilia, unhas curtas e encurtamento distal dos membros. A alta taxa de mortalidade na infância é decorrente das alterações cardíacas, presentes em 50% a 60% dos casos[5].

Ambas compartilham os seguintes achados: tórax estreito, encurtamento das costelas e membros, polidactilia e anormalidades pélvicas e dentárias[5].

O estreitamento torácico é um achado mais constante e evidente na DTA, determinando hipoplasia pulmonar e insuficiência respiratória, sendo, portanto, sua principal característica e a maior causa de óbito. Aqueles que sobrevivem evoluem com melhora do quadro respiratório, mas com complicações renais. Em geral, os problemas renais não surgem nos primeiros 2 anos de vida[4].

A polidactilia é comumente pós-axial nas duas condições, tendendo a encurtamento e alargamento das falanges médias e hipoplasia das falanges distais. Representa um achado consistente na SEVC e infrequente na DTA, na qual são afetados os pés e as mãos, ao passo que na SEVC é relativamente incomum o envolvimento dos pés.

Na infância, a combinação de anormalidade torácica e pélvica sem polidactilia é considerada diagnóstica para DTA. Na presença de polidactilia, não é possível a diferenciação radiológica entre as duas condições[5].

A ultrassonografia é útil no rastreio dessas doenças, porém o diagnóstico preciso é difícil ou mesmo impossível. O diagnóstico ultrassonográfico não pode ser feito antes de 17 a 18 semanas de gestação[6]. Entretanto, é possível detectar fetos acometidos pela DTA em torno de 20 semanas[7]. Os principais achados no rastreio fetal incluem tórax anormalmente pequeno, membros curtos, polidrâmnio e ausência de movimentos respiratórios[4].

Referências

1. Dighe Manjiri FC, Exhibit E. Fetal skeletal dysplasia: An approach to diagnosis with illustrative cases. RadioGraphics. 2008; 28: 1061-1077.
2. Dwek J, Lachman R. Skeletal dysplasias and selected chromosomal disorders. In: Coley BD, ed. Caffey's pediatric diagnostic imaging. 12th ed. Philadelphia, PA: Elsevier Saunders; 2013:1370-1414.
3. Morgan N V, Bacchelli C, Gissen P et al. A locus for asphyxiating thoracic dystrophy. J Med Genet. 2003; 40(6):431-436.
4. De Vries J, Yntema JL, Van Die CE, Crama N, Cornelissen EAM, Hamel BCJ. Jeune syndrome: Description of 13 cases and a proposal for follow-up protocol. Eur J Pediatr. 2010; 169(1):77-88. Doi:10.1007/s00431-009-0991-3.
5. Brueton LA, Dillon MJ, Winter RM. Ellis-Van Creveld syndrome, Jeune syndrome, and renal-hepatic-pancreatic dysplasia: Separate entities or disease spectrum? J Med Genet. 1990; 27(4):252-255. Doi:10.1136/jmg.27.4.252.
6. Den Hollander NS, Robben SGF, Hoogeboom AJM, Niermeijer MF, Wladimiroff JW. Early prenatal sonographic diagnosis and follow-up of Jeune syndrome. Ultrasound Obstet Gynecol. 2001; 18(4):378-383. Doi:10.1046/j.0960-7692.2001.00530.x.
7. Tongsong T, Chanprapaph P, Thongpadungroj T. Prenatal sonographic findings associated with asphyxiating thoracic dystrophy (Jeune syndrome). J Ultrasound Med. 1999; 18(8):573-576.

87 — Tumoração Dorsal com Plaquetopenia

Eduardo Just da Costa e Silva
Augusto Saulo Ribeiro Bezerra
Pedro Guedes de Figueiredo Lima

Sexo feminino, 5 meses de vida, apresentando tumoração de consistência amolecida na região dorsal direita, estendendo-se até a crista ilíaca do mesmo lado, além de equimose em membros. Laboratorialmente, apresentava contagem de plaquetas de 18.000/µl.

ANTES DA IMAGEM

Massas com componentes de tecido mole na infância representam uma grande gama de possibilidades diagnósticas, que incluem as lesões neoplásicas (benignas e malignas) e as lesões não neoplásicas, destacando-se as de causa pós-traumática (hematoma, necrose gordurosa, miosite ossificante) e inflamatória (celulite, abscesso, granuloma subcutâneo)[1]. Os exames de imagem são importantes para caracterizar a massa e verificar seus componentes mais profundos, pois a expressão clínica de lesão lombar pode ser apenas parte de uma lesão maior, abdominal.

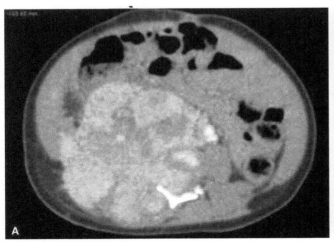 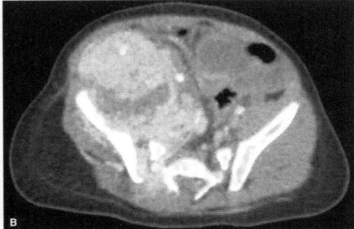

Figura 87.1A e B Tomografia computadorizada com contraste mostrando uma lesão retroperitoneal direita muito vascularizada com algumas estruturas vasculares no interior, além de extensão para o canal raquiano e o dorso. Note a erosão da cortical do osso ilíaco direito.

DIAGNÓSTICO DIFERENCIAL

As principais massas retroperitoneais em crianças pequenas estão associadas ao tumor de Wilms e ao neuroblastoma. A lesão descrita, entretanto, não tinha origem renal. Contudo, a extensão para o canal raquiano e o comprometimento ósseo seriam o bastante para a suspeita de neuroblastoma.

Todavia, diante da história clínica de uma tumoração mole em região dorsal à direita com equimoses e quadro laboratorial evidenciando plaquetopenia, além do realce moderado ao meio de contraste e estruturas vasculares em seu interior, foi considerada fortemente a possibilidade de uma lesão vascular.

DIAGNÓSTICO

Hemangioendotelioma kaposiforme (HEK) com síndrome de Kasabach-Merritt.

DISCUSSÃO

O HEK é uma tumoração rara de origem vascular que se manifesta mais comumente na infância e que foi descrito inicialmente em 1993, após revisão de um trabalho de 1940, publicado por Kasabach e Merritt, que relatava um caso de "hemangioma capilar" com púrpura extensa e plaquetopenia associada[2].

Com frequência, está presente já ao nascimento ou surge no primeiro ano de vida como uma lesão cutânea de bordas mal definidas. Entretanto, tem um vasto espectro de apresentações, desde pequena lesão superficial até lesão volumosa e infiltrativa com complicações potencialmente fatais[3]. Pode localizar-se em extremidades, tronco, cabeça e pescoço, além de outras regiões. Apresenta crescimento rápido, podendo tornar-se estável, porém raramente diminui de tamanho sem terapia adequada.

O HEK é diferenciado do hemangioma infantil, entidade mais prevalente, por meio de estudo patológico que demonstra caráter infiltrativo do HEK, podendo invadir subcutâneo, fáscia, músculo e ossos[1]. É relatado também que, embora raramente, ele pode apresentar metastização para linfonodos regionais[4]. Considerado neoplasia de malignidade limítrofe e agressividade intermediária, diferentemente do hemangioma infantil, não costuma regredir espontaneamente.

Há frequente associação com a síndrome de Kasabach-Merritt (SKM), a qual é descrita classicamente em pacientes com HEK e caracterizada por uma coagulopatia trombocitopênica em razão do sequestro plaquetário intralesional e consequente consumo de fibrinogênio. A plaquetopenia da síndrome é severa com contagem plaquetária podendo atingir menos de $50 \times 10^9/\text{mL}$[2].

Além de fornecerem informações para o diagnóstico inicial, os métodos de imagem servem para definir a extensão da lesão e a resposta ao tratamento. Os achados de imagem do HEK diferem daqueles dos hemangiomas infantis. O envolvimento de múltiplos planos teciduais e o aspecto irregular das margens da lesão, bem como o envolvimento de planos mais profundos músculos e o remodelamento ósseo, são algumas características importantes para a diferenciação.

A ultrassonografia é limitada para determinar a extensão da lesão por causa do caráter infiltrativo desta. Os achados incluem tumor sólido heterogêneo hiperecoico, que ao Doppler colorido pode ou não evidenciar vasos com fluxo evidente, a depender do tamanho do tumor, da localização e do grau de sequestro plaquetário[2].

Na tomografia computadorizada, evidencia-se uma massa com atenuação de partes moles e as características de aspecto infiltrativo descritas. Espessamento de pele pode ser evidente quando a lesão envolve o subcutâneo. Raramente é possível observar envolvimento ósseo e calcificações. O contraste iodado pode demonstrar melhor a diferenciação do grau de invasão, bem como o realce da lesão e a vascularização abundante comumente presente.

A ressonância magnética evidencia lesão com hipersinal em ponderações T2 e hipossinal no T1. Esse método é capaz de elucidar melhor os vários graus de envolvimento dos planos dérmicos e subcutâneos, bem como depósitos de hemossiderina. Tipicamente, as sequências em T2 com supressão de gordura são melhores para evidenciar o espessamento da pele e a densificação de gordura, padrão similar a edema, que compõem o *fat stranding*. Em virtude da vascularização abundante comumente vista nesses tumores, a ressonância magnética pode evidenciar múltiplos *flow voids* circundando o tumor[4].

Referências

1. Navarro OM, Laffan EE, Ngan B-Y. Pediatric soft-tissue tumors and pseudo-tumors: MR imaging features with pathologic correlation: Part 1. Imaging approach, pseudotumors, vascular lesions, and adipocytic tumors. RadioGraphics. 2009; 29(3):887-906. Doi:10.1148/rg.293085168.
2. Drolet BA, Trenor CC, Brandão LR et al. Consensus-derived practice standards plan for complicated kaposiform hemangioendothelioma. J Pediatr. 2013; 163(1):285-291. Doi:10.1016/j.jpeds.2013.03.080.
3. Vivas-Colmenares GV, Ramirez-Villar GL, Bernabeu-Wittel J. The importance of early diagnosis and treatment of kaposiform hemangioendothelioma complicated by Kasabach-Merritt phenomenon. 2015; 5(1):91-93. Doi:10.5826/dpc.050118.
4. Flors L, Leiva-Salinas C, Maged IM et al. MR imaging of soft-tissue vascular malformations: diagnosis, classification, and therapy follow-up. RadioGraphics. 2011; 31:1321-1340. Doi:10.1148/rg.315105213/-/DC1.

Tumoração de Parede Torácica

Belisa Barreto Gomes da Silva
Luziany Carvalho Araújo
Eduardo Just da Costa e Silva

Menino de 11 anos de idade com massa palpável no dorso à esquerda de surgimento recente.

ASPECTOS CLÍNICOS

A palpação de uma massa na parede torácica de uma criança torna possíveis muitos diagnósticos diferenciais, que incluem desde variações anatômicas benignas até tumores de comportamento muito agressivo. A caixa torácica contém vários tipos de tecidos, como muscular, ósseo, nervoso e vasos, além de poder ser invadida por lesões originadas no pulmão, mediastino e pleura. Cartilagens costais proeminentes, *pectus excavatum/carinatum* e rotações do esterno são exemplos de deformidades benignas que podem simular uma massa. Tumores benignos incluem hemangiomas, osteocondromas e outros. Alguns dos tumores malignos são os sarcomas, metástases de neuroblastoma, leucemia e linfoma. Processos infecciosos bacterianos, fúngicos e osteomielite, além de sequelas de trauma, devem ser incluídos na lista, que está longe de ser completa[1].

A ampla variedade de diagnósticos torna difícil a decisão a respeito do tipo de investigação inicial em alguns casos. Lesões agressivas tendem a ser dolorosas e a apresentar crescimento rápido recente[2]. Com frequência, a radiografia é o primeiro exame solicitado, podendo ajudar na detecção de lesões ósseas e caracterização de massas de partes moles, assim como identificar deformidades congênitas, como o *pectus excavatum*. O próximo passo seria uma ultrassonografia, que poderá ser definitiva na caracterização, especialmente de lesões benignas. Caso necessário, deve ser considerada a tomografia computadorizada ou a ressonância magnética.

EXAMES DE IMAGEM

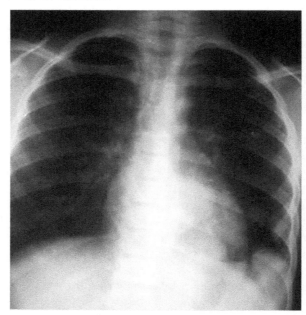

Figura 88.1 Radiografia convencional em PA mostrando alargamento da linha paravertebral esquerda e nódulos com densidade de partes moles que comprometem a base do hemitórax homolateral, assim como o seio costofrênico.

Diante do achado, foi fortemente considerada a hipótese de neoplasia maligna comprometendo mediastino e pleura, sendo solicitada, ainda na emergência, ultrassonografia abdominal.

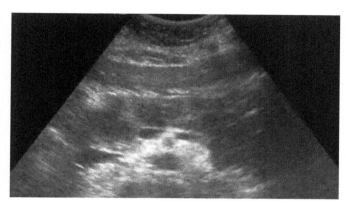

Figura 88.2 Ultrassonografia abdominal mostrando massas pancreáticas sólidas sem dilatação do ducto pancreático. Os cortes torácicos (não mostrados) apresentavam lesões sólidas comprometendo a pleura esquerda e o mediastino.

DIAGNÓSTICO DIFERENCIAL

O achado de múltiplas lesões sólidas pancreáticas não é comum em nenhuma faixa etária e possibilita um diagnóstico diferencial relativamente restrito, que irá incluir especialmente metástases, linfoma e tumores neuroendócrinos.

No caso apresentado, tumor neuroendócrino não seria uma consideração forte, pois a constelação de achados favorece uma malignidade agressiva e com disseminação metastática.

As lesões metastáticas para o pâncreas são extremamente incomuns e, quando ocorrem, em geral são múltiplas e decorrentes de doença já disseminada[3]. São notadamente raras em crianças.

Em crianças, um achado como esse é fortemente sugestivo de linfoma, especialmente quando se consideram os demais achados.

DIAGNÓSTICO

Linfoma não Hodgkin tipo Burkitt com acometimento pancreático.

DISCUSSÃO

Os linfomas são neoplasias originárias do tecido linfoide e correspondem à terceira neoplasia maligna mais frequentemente diagnosticada em crianças e adolescentes na faixa etária de 0 a 15 anos, sendo 60% dos casos representados pelos linfomas não Hodgkin (LNH) e 40% pelos linfomas de Hodgkin[4].

Os LNH abdominais na infância são predominantemente do subtipo Burkitt, um agressivo linfoma de células B. É classificado na forma endêmica, tipicamente encontrada na África e apresentando acometimento mandibular e facial precoce, esporádica, mais comum, acometendo principalmente o trato gastrointestinal, e na forma associada à imunodeficiência, com manifestações semelhantes às da forma esporádica[5].

O pâncreas é acometido pelo linfoma de Burkitt em aproximadamente 10% dos casos. O linfoma é o mais comum dentre os tumores pancreáticos não epiteliais, sendo a forma de acometimento do pâncreas caracteristicamente por contiguidade com linfonodos retroperitoneais e órgãos adjacentes acometidos primariamente[6]. O linfoma pancreático primário é extremamente raro, sendo descritos apenas cerca de 150 casos na literatura inglesa[7].

As manifestações clínicas abdominais são comumente secundárias a compressão, obstrução ou infiltração de estruturas adjacentes. Os pacientes frequentemente apresentam dor abdominal, massa palpável, náusea e vômitos; entretanto, a icterícia por obstrução biliar é incomum[5].

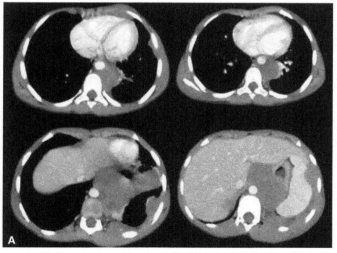 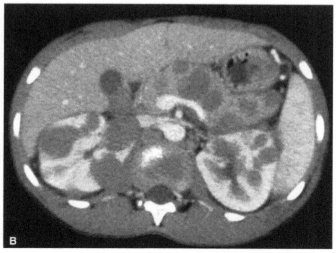

Figura 88.3A e B Cortes tomográficos computadorizados do tórax e abdome. Note a massa paravertebral esquerda e as lesões pleurais. Há lesões comprometendo a parede torácica anterior e a musculatura posterior à esquerda. No abdome, notam-se as lesões pancreáticas e renais.

As lesões do linfoma pancreático podem ser únicas, múltiplas ou com infiltrações difusas. Apresentam-se como massa hipoecoica à ultrassonografia, e a tomografia computadorizada revela massa com realce heterogêneo. A presença de outros órgãos acometidos auxilia o diagnóstico diferencial[6].

Referências

1. Baez JC, Lee EY, Restrepo R, Eisenberg RL. Chest wall lesions in children. AJR Am J Roentgenol. 2013; 200(5):W402-419. Doi:10.2214/AJR.12.8883.
2. Donnelly F, Taylor NR, Emery H, Brody S. Asymptomatic, palpable, anterior chest wall lesions in children: Is cross-sectional imaging necessary? Radiology. 1997; 202:829-831.
3. Lavu H, Yeo CJ. Metastatic renal cell carcinoma to the pancreas. Gastroenterol Hepatol (N Y). 2011; 7(10):699-700.
4. Pedrosa MF, Pedrosa F, Lins MM, Pontes Neto NT, Falbo GH. Non-Hodgkin's lymphoma in childhood: Clinical and epidemiological characteristics and survival analysis at a single center in Northeast Brazil. J Pediatr (Rio J). 2007; 83(6):547-554. Doi:10.2223/JPED.1726.
5. Biko DM, Anupindi S, Hernandez A, Kersun L, Bellah R. Childhood Burkitt lymphoma: Abdominal and pelvic imaging findings. Am J Roentgenol. 2009; 192(5):1304-1315. Doi:10.2214/AJR.08.1476.
6. Chung EM, Travis MD, Conran RM. From the archives of the AFIP Pancreatic tumors in children: Objectives. RadioGraphics. 2006; 26(4):1211-1239. Doi:10.1148/rg.264065012.
7. Saif MW. Primary pancreatic lymphomas. J Pancreas. 2006; 7(3):262-273. Doi:10.1097/01.mpa.0000227910.63579.15.

89. Anormalidade Cutânea Lombar em Recém-Nascido

Érico de Macêdo Pinto
Daniel Macêdo Severo de Lucena
Éolo Santana de Albuquerque Filho

Criança com 2 meses de vida encaminhada para realização de ressonância magnética de coluna sacral após estudo ultrassonográfico evidenciar solução de continuidade estendendo-se da pele ao canal vertebral.

ANTES DA IMAGEM

O achado de anormalidades congênitas cutâneas é relativamente comum. Em especial na região sacrococcígea, algumas alterações de pele à inspeção representam achados incidentais, não demandando investigação complementar. Outras, no entanto, são como a "ponta do *iceberg*" de importantes desordens morfológicas, dentre as quais se destacam as anomalias do tubo neural.

Os exames de imagem são fundamentais para o diagnóstico das anormalidades congênitas do tubo neural, dentre os quais a ultrassonografia está bem estabelecida como exame de imagem inicial no rastreio desse grupo de patologias[1], seguida pela ressonância magnética, que constitui o método de escolha para o diagnóstico e a caracterização detalhada dessas lesões.

EXAMES DE IMAGEM

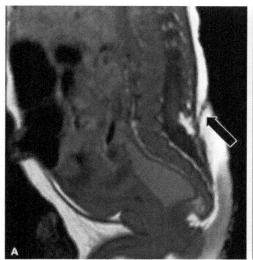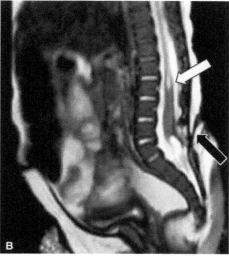

Figura 89.1A e B Aquisições sagitais de ressonância magnética ponderada em T1 (*esquerda*) e T2 (*direita*) evidenciando trajeto fistuloso e acúmulo de tecido adiposo em região sacral, na linha média e no interior do canal medular, promovendo a ancoragem da medula espinhal (*setas pretas*). Nota-se ainda a presença de ventrículo terminal persistente no nível de L1-L2 (*seta branca*).

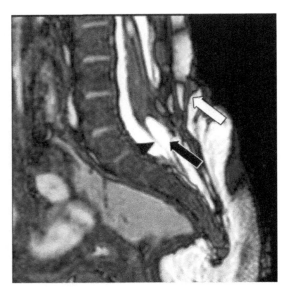

Figura 89.2 Aquisição sagital de ressonância magnética ponderada em T2 evidenciando trajeto fistuloso (*seta branca*) e espessamento do filo terminal (*cabeça de seta preta*), bem como o acúmulo do tecido adiposo em região sacral (*seta preta*).

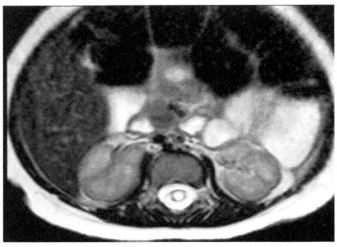

Figura 89.3 Aquisição axial de ressonância magnética ponderada em T2 evidenciando alargamento do canal ependimário no nível correspondente ao ventrículo terminal persistente.

DIAGNÓSTICO DIFERENCIAL

O *pit* sacrococcígeo consiste em uma anormalidade cutânea congênita representada por um pequeno trajeto fistuloso em fundo cego localizado na linha interglútea. Não ocorre comunicação patológica com o saco dural, não havendo, portanto, relação direta com anomalias do tubo neural. Constitui-se em um achado incidental, não exigindo maiores investigações.

O seio dérmico representa depressão cutânea congênita revestida por epitélio escamoso que pode ou não se comunicar com o saco dural. Apresenta aspecto à ectoscopia semelhante ao *pit* sacrococcígeo, porém o orifício cutâneo de saída encontra-se acima da linha interglútea. Essa simples alteração de topografia é importante, pois o seio dérmico está usualmente relacionado a desordens espinhais. Nesse caso, é necessária investigação complementar com ressonância magnética na busca de outras anomalias associadas.

DIAGNÓSTICO

Lipomielocele associada a seio dérmico, espinha bífida, persistência do ventrículo terminal e medula ancorada.

DISCUSSÃO

Os disrafismos espinhais podem ter como alterações associadas alguns estigmas cutâneos que podem se manifestar por depressão cutânea, massa coberta por pele, tufo de cabelo, dentre outros[2]. Esses estigmas constituem sinais clínicos importantes que podem direcionar a investigação clínica para as malformações do tubo neural.

O seio dérmico dorsal consiste em um pertuito da pele que pode comunicar-se ou não com o saco dural, constituindo uma alteração que pode representar um aumento substancial do risco de infecção meníngea. Esse achado resulta da separação incompleta do ectoderma cutâneo do neuroectoderma subjacente e está associado a 60% dos casos de lipoma espinhal[2].

Os lipomas espinhais estão associados com disrafismo espinhal em 99% dos casos e têm como principais subtipos a lipomielomeningocele, o lipoma intradural e o fibrolipoma do filo terminal[2].

A lipomielomeningocele é a representante mais comum do grupo de defeitos fechados do tubo neural, que conta também com a diastematomielia e a espinha bífida oculta[3].

Trata-se de alteração resultante de uma anormalidade na fase embriológica de neurulação primária, oriunda de uma disjunção prematura, levando à fusão da medula com elementos gordurosos adjacentes[3]. Tem como um de seus principais diagnósticos diferenciais a lipomielocele, da qual se diferencia pelo fato de na primeira a interface placódio neural-lipoma se encontrar dentro ou na margem do canal medular e na segunda fora do canal medular[3].

Em se tratando especificamente da lipomielomeningocele, a presença de medula ancorada, que é praticamente uma constante, associada a um exame neurológico normal, indica uma intervenção precoce, uma vez que essa alteração tende a levar à deterioração neurológica por isquemia do cone medular e das raízes nervosas[4].

O ventrículo terminal é uma estrutura oval, revestida por epêndima, localizada na transição do cone medular com a origem do filo terminal, que se forma durante a embriogênese, resultando da canalização e da diferenciação retrogressiva da porção terminal da medula espinhal e que normalmente regride em torno da primeira semana de vida[1].

O padrão de apresentação da lipomielocele à ressonância magnética é de uma lesão de conteúdo lipomatoso que se distribui ao longo do canal espinhal, podendo estender-se para fora em virtude do alargamento do espaço subaracnóideo. Essa lesão apresenta um sinal hiperintenso nas sequências T1 e T2, sem exibir realce após a infusão de contraste e com perda de sinal nas sequências com saturação da gordura.

Referências

1. Unsinn KM, Geley T, Freund MC, Gassner I. US of the spinal cord in newborns: Spectrum of normal findings, variants, congenital anomalies, and acquired diseases. RadioGraphics. 2000; 20(4):923-938. Doi:10.1148/radiographics.20.4.g00jl06923.
2. Villar R, Oliveira B de. Lipoma espinhal associado a seio dérmico congênito: Relato de caso. Radiol Bras. 2011; 44(4):265-267.
3. Sarris CE, Tomei KL, Carmel PW, Gandhi CD. Lipomyelomeningocele: Pathology, treatment, and outcomes. Neurosurg Focus. 2012; 33(4):E3. Doi:10.3171/2012.7.FOCUS12224.
4. Gürkanlar D, Gonul M. Cervical lipomyelomeningocele: Case illustration. Neurocir. 2007; 18(6):505-507.

90 Massa Cervical com Dispneia

Eduardo Just da Costa e Silva

Menino com 1 mês de vida com massa cervical desde o nascimento, que aumentou repentinamente há 3 dias, acompanhada de dispneia.

ANTES DA IMAGEM

As massas cervicais são comuns em crianças, e o diagnóstico diferencial é muito amplo, incluindo condições inflamatórias (como linfonodomegalias), neoplásicas e congênitas. Uma lesão presente desde o nascimento deve ser congênita, embora algumas neoplasias possam ser detectadas ao nascimento. O crescimento de uma lesão após o nascimento não exclui a possibilidade de lesão congênita, pois algumas delas podem assumir esse comportamento, seja por complicações (infecção/hemorragia), seja pelo crescimento real da lesão. Os exames de imagem são muito úteis, usualmente se iniciando com a ultrassonografia.

Nesse caso, a presença de desconforto respiratório levou à solicitação inicial da radiografia de tórax.

EXAMES DE IMAGEM

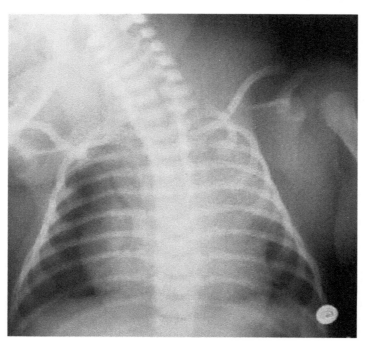

Figura 90.1 Radiografia convencional mostrando aumento do volume cervical esquerdo, que se prolonga pelo mediastino superior. A lesão causa importante desvio para a direita e estreitamento da traqueia.

DIAGNÓSTICO DIFERENCIAL – PARTE 1

A radiografia mostra uma lesão expansiva mediastinal. A massa mediastinal mais comum na infância é o timo normal, e seu reconhecimento é importante para evitar investigações desnecessárias. No caso apresentado, o timo normal não seria uma consideração em razão do efeito de massa determinado pela lesão. Um timo normal não desvia ou causa estreitamento da traqueia. A massa mediastinal tinha continuidade com a lesão cervical clinicamente evidente, de modo que foi solicitada uma ultrassonografia.

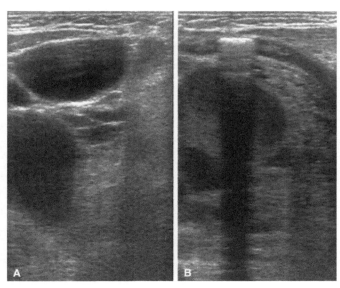

Figura 90.2 Ultrassonografia. A imagem da esquerda (**A**) mostra que a massa cervical é composta por múltiplos cistos de tamanhos variados. A imagem da direita (**B**) mostra extensão da lesão para o mediastino. Note que a lesão cística maior no mediastino apresenta ecogenicidade maior que as cervicais, sugerindo conteúdo mais espesso.

DIAGNÓSTICO DIFERENCIAL – PARTE 2

Até esse momento da discussão os achados clínicos e de imagem indicam uma provável lesão cervical congênita com extensão mediastinal e de natureza cística.

As lesões císticas cervicais congênitas mais comuns são o cisto do ducto tireoglosso, o cisto branquial e a malformação linfática[1]. A extensão mediastinal torna os dois primeiros improváveis e favorece a última.

Uma lesão incomum que poderia ter essa aparência seria um cisto tímico, embora costume ser unilocular.

No caso em questão, foi solicitada uma tomografia computadorizada, pois havia a necessidade de avaliar o efeito da lesão sobre a via aérea e os vasos e de estudar seus componentes mediastinais. A ultrassonografia não estuda bem as partes mais profundas da tumoração no mediastino, que poderiam mostrar que não se trata de uma lesão cística simples, mas incluir calcificações, componentes sólidos ou mesmo gordura, indicando uma neoplasia, como um teratoma.

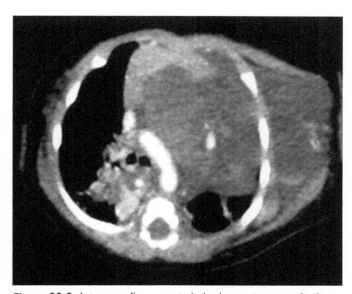

Figura 90.3 A tomografia computadorizada mostra que a lesão no mediastino não tem componentes sólidos ou gordura, envolve grandes vasos e apresenta lojas císticas de atenuações mais altas, indicando focos de sangramento.

DIAGNÓSTICO

Malformação linfática.

DISCUSSÃO

Malformações linfáticas são relativamente comuns, ocorrendo predominantemente na região cervical posterior e axilar[2,3]. As designações higroma cístico e linfangioma estão atualmente em desuso[4]. Cerca de 2% a 3% das lesões cervicais apresentam extensão intratorácica, sendo incomum a ocorrência mediastinal isolada[5]. Trata-se de lesões benignas que representam sacos linfáticos malformados[4,6].

Podem ser micro (múltiplos cistos menores que 2mm) ou macrocísticos (cistos maiores)[2,4].

Costumam ser detectados na infância, a maioria até os 2 anos de idade, como massas amolecidas[3,5]. As lesões mediastinais podem ser assintomáticas, mas, a depender do tamanho e da compressão que causam nas estruturas locais, acarretam sintomas relacionados ao efeito compressivo sobre as estruturas vitais, especialmente vias aéreas e pulmões, como tosse, dispneia e estridor[4,5].

A radiografia convencional pode mostrar a lesão com atenuação de líquido, localizando-a no compartimento mediastinal anterior, comprimindo e deslocando estruturas mediastinais, como traqueia e brônquios. É comum o derrame pleural associado em virtude do quilotórax[3].

A ultrassonografia é caracterizada por uma lesão cística multisseptada, mas a avaliação da extensão mediastinal e de seu efeito sobre as estruturas locais por esse método é limitada, sendo mais bem estudados por tomografia computadorizada, que mostra uma massa multisseptada e com atenuação de líquido, podendo algumas lojas apresentar atenuação mais alta por conteúdo proteico e/ou hemorrágico.

Na ressonância magnética, os cistos têm sinal que acompanha o da água. Conteúdo líquido mais complexo está presente nos casos com sangramento ou infecção prévios[4].

Referências

1. Gaddikeri S, Vattoth S, Gaddikeri RS et al. Congenital cystic neck masses: Embryology and imaging appearances, with clinicopathological correlation. Curr Probl Diagn Radiol. 2014; 43(2):55-67. Doi:10.1067/j.cpradiol.2013.12.001.

2. Flors L, Leiva-Salinas C, Maged IM et al. MR imaging of soft-tissue vascular malformations: Diagnosis, classification, and therapy follow-up. RadioGraphics. 2011; 31:1321-1340. Doi:10.1148/rg. 315105213/-/DC1.

3. Odev K, Aribas B, Nayman A, Aribas O, Altinok T, Küçükapan A. Imaging of cystic and cyst-like lesions of the mediastinum with pathologic correlation. J Clin Imaging Sci. 2012; 2(1):33. Doi:10.4103/2156-7514.97750.

4. Ranganath SH, Lee EY, Restrepo R, Eisenberg RL. Mediastinal masses in children. AJR. 2012; 198(3):W197-W216. Doi:10.2214/AJR.11.7027.

5. Ghedira L, Haddad S, Lajmi K et al. Isolated mediastinal cystic lymphangioma in children: About two cases. Respir Med CME. 2008; 1(4):270-273. Doi:10.1016/j.rmedc.2008.07.005.

6. Juanpere S, Cañete N, Ortuño P, Martínez S, Sanchez G, Bernado L. A diagnostic approach to the mediastinal masses. Insights Imaging. 2013; 4(1):29-52. Doi:10.1007/s13244-012-0201-0.

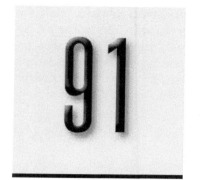

Recém-Nascido com Distensão Abdominal e sem Eliminar Mecônio

Érica Nogueira Bezerra Cavalcanti
Saulo Cardoso Ribeiro
Francisco José Albuquerque Marques Filho
Eduardo Just da Costa e Silva

Recém-nascido com distensão abdominal e constipação intestinal.

ANTES DA IMAGEM

A observação clínica de distensão abdominal no neonato é comum, e os exames de imagem são solicitados, inicialmente a radiografia convencional. Na maioria das vezes, esse exame será útil para determinar a causa da impressão clínica de distensão, que poderá ser por aumento do conteúdo intestinal de gás ou líquido, ascite, pneumoperitônio, visceromegalia, uma massa ou edema de parede intestinal.

No caso apresentado, há a informação clínica de constipação, o que remete a uma distensão relacionada a algum processo obstrutivo do tubo digestório. Nesse aspecto, destaca-se que as obstruções do trato gastrointestinal são comuns em neonatos, usualmente congênitas. O quadro clínico pode indicar o nível da obstrução, pois obstruções acima do ângulo de Treitz costumam cursar com vômitos pós-alimentares e não biliosos e com pouca ou nenhuma distensão abdominal, enquanto as do intestino delgado causam vômitos biliosos e distensão abdominal variável. As grandes distensões costumam estar relacionadas às obstruções colônicas.

EXAMES DE IMAGEM

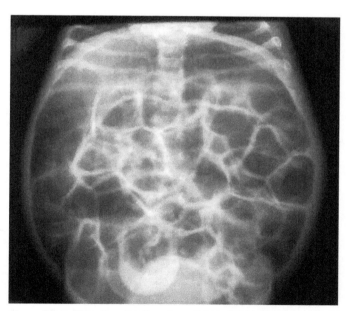

Figura 91.1 Chama a atenção a importante distensão gasosa de alças intestinais.

DIAGNÓSTICO DIFERENCIAL

Neste caso, a radiografia mostra que a impressão clínica de distensão é causada por aumento do conteúdo gasoso intestinal. É conhecido o fato de que as radiografias abdominais de recém-nascidos e crianças pequenas apresentam normalmente grande quantidade de gás. O aumento será determinado quando as alças se mostrarem mais alongadas ou mesmo arredondadas, o que difere do padrão usual de imagens gasosas multifacetadas, lembrando um calçamento de pedras, chamado mosaico.

O aumento, todavia, não indica necessariamente obstrução, pois também pode ocorrer em processos obstrutivos, distúrbio metabólico, sepse com peritonite ou um fenômeno vascular (especialmente enterocolite nessa idade). Situações menos comuns incluem cirurgia abdominal ou neurológica recente e os efeitos de algumas drogas.

No caso apresentado, o quadro clínico favorecia o processo obstrutivo, que deverá ser classificado em alto (estômago, duodeno, jejuno ou íleo proximal) ou baixo (envolvendo íleo terminal e cólon) para a decisão quanto ao próximo passo. O quadro de constipação e a importante distensão abdominal são indicativos clínicos de obstrução baixa. No que se refere à imagem, a distinção será feita a partir do número de alças distendidas, pois é difícil, nessa idade, determinar se uma alça distendida é de intestino delgado ou colônica. As obstruções altas exibem duas, três ou um pouco mais de alças distendidas. As obstruções baixas caracterizam-se por grande número de segmentos distendidos. Essa diferenciação orienta o passo seguinte, visto que as obstruções altas não costumam necessitar de exame contrastado adicional (à exceção dos casos de suspeita de má rotação com vólvulo), enquanto as baixas necessitam de um enema opaco.

A radiografia apresentada mostra um grande número de alças distendidas, indicando obstrução baixa. Os diagnósticos possíveis para o caso seriam, portanto, ânus imperfurado, síndrome da rolha meconial, íleo meconial, megacólon congênito, síndrome do cólon esquerdo hipoplásico, síndrome da megabexiga/microcólon/hipoperistalse intestinal e atresias/estenoses ileais ou colônicas[1].

DIAGNÓSTICO

Megacólon congênito.

DISCUSSÃO

O megacólon congênito é causado por uma migração neuronal embriológica interrompida para o cólon distal, o que determina a formação de um segmento aganglônico que é incapaz de se distender normalmente, causando uma obstrução funcional com dilatação proximal e constipação[2]. Esse segmento doente (colapsado) é distal ao segmento normal (distendido), pois a migração embriológica se dá no sentido craniocaudal e envolve o reto e parte do sigmoide em 75% dos casos (megacólon de segmento curto)[2]. Nos demais casos, pode ser de segmento longo (proximal ao sigmoide) e, raramente, pode comprometer todo o cólon e parte do íleo terminal (aganglionose total)[2,3]. Muito raramente, pode ocorrer o chamado segmento ultracurto (comprometendo apenas o esfíncter interno) ou o comprometimento de todo o tubo digestório[4]. Cerca de 20% dos casos estão associados a outra anomalia, como trissomia 21 anomalias cardíacas, geniturinárias ou do tubo digestório[1].

A apresentação clínica é comum no período neonatal com distensão abdominal, retardo na eliminação de mecônio e constipação. Podem ocorrer

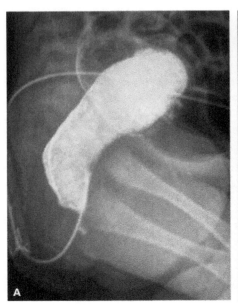
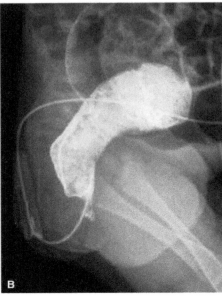

Figura 91.2A e **B** Incidências de perfil do enema opaco, na região retossigmoide, evidenciam redução do calibre distal com zona de transição e dilatação proximal.

vômitos e quadros de enterocolite, além de perfuração intestinal, que costuma ocorrer no cólon ascendente ou apêndice[3]. Muitos casos não se apresentam nesse período, sendo detectados em crianças maiores e adolescentes[5].

As radiografias convencionais mostram padrão de obstrução intestinal baixa, às vezes com ausência ou redução da quantidade de gás no reto (achado inespecífico, todavia), o que leva à realização de um enema opaco que poderá evidenciar o aspecto típico, caracterizado pelo segmento distal contraído, com zona de transição e dilatação proximal. A zona de transição corresponde a uma dilatação progressiva com formato de cone entre o segmento agangliônico e o cólon proximal dilatado[4]. O chamado índice retossigmoide corresponde a uma relação entre os calibres do reto e do sigmoide proximal à zona de transição, sendo indicativo da doença um valor inferior a 1. Contrações colônicas irregulares e mucosa irregular podem ser evidenciadas[5]. Alguns aspectos são importantes para melhorar a acurácia do enema opaco. O exame é feito sem preparo prévio, e o contraste deverá ser inserido por cateter sem balão, cuja ponta deverá ser inserida o mínimo possível logo acima do esfíncter anal.

O enema opaco poderá não mostrar zona de transição, especialmente no primeiro mês de vida. Nesses casos, recomenda-se uma radiografia após 24 horas. Pacientes normais podem reter contraste no reto, mas não no sigmoide [3].

Os casos de aganglionose total são de difícil identificação ao enema, pois o cólon poderá mostrar-se normal ou apenas encurtado. Pode haver um microcólon ou uma zona de transição no íleo terminal[4].

O diagnóstico é estabelecido por meio de biópsia retal, que irá evidenciar o segmento agangliônico.

Referências

1. Hingsbergen EA. Total colonic aganglionosis – Long segment Hirschsprung disease. Rsna. 2000.
2. Vinocur DN, Lee EY, Eisenberg RL. Neonatal intestinal obstruction. AJR. 2012; 198(January): W1-W10. Doi:10.2214/AJR.11.6931.
3. Gupta AK, Guglani B. Imaging of congenital anomalies of the gastrointestinal tract. Indian J Pediatr. 2005; 72(5):403-414. Doi:10.1007/BF02731737.
4. Berrocal T, Lamas M, Gutieérrez J, Torres I, Prieto C, del Hoyo ML. Congenital anomalies of the small intestine, colon, and rectum. RadioGraphics. 1999; 19(5):1219-36. Disponível em: http://www.ncbi.nlm.nih.gov/pubmed/10489177.
5. Alehossein M, Roohi A, Pourgholami M, Mollaeian M, Salamati P. Diagnostic accuracy of radiologic scoring system for evaluation of suspicious Hirschsprung disease in children. Iran J Radiol. 2015; 12(2):0-4. Doi:10.5812/iranjradiol.12451.

Hidronefrose em Exame Pré-Natal

Eduardo Just da Costa e Silva

Recém-nascido com diagnóstico pré-natal de hidronefrose unilateral.

ANTES DA IMAGEM

O achado de dilatação pielocalicial nos exames de ultrassonografia pré-natais é comum e, na maioria das vezes, reflete uma alteração transitória/fisiológica sem valor clínico. Em alguns casos, pode indicar um fenômeno obstrutivo, refluxo vesicoureteral ou outra situação mais complexa. Após o nascimento, o exame de escolha inicial é a ultrassonografia, que deverá ser realizada após as primeiras 48 horas de vida, pois até esse período existe a tendência de subestimativa da dilatação em virtude da desidratação presente nessa fase[1]. No entanto, a avaliação deve ser antecipada nos casos de oligoâmnio, dilatação uretral, dilatação bilateral acentuada ou na perspectiva de perda do acompanhamento do paciente após a alta hospitalar[1].

EXAMES DE IMAGEM

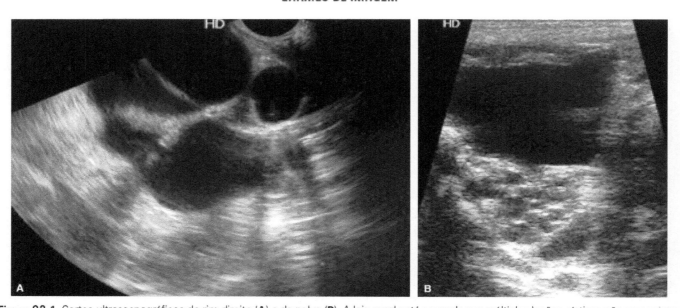

Figura 92.1 Cortes ultrassonográficos do rim direito (**A**) e da pelve (**B**). A loja renal está ocupada por múltiplas lesões císticas não comunicantes, não sendo identificado parênquima renal. Notam-se múltiplas imagens císticas ocupando a vesícula seminal homolateral. O rim esquerdo (*não mostrado*) mostrava-se ecograficamente normal.

DIAGNÓSTICO DIFERENCIAL

A questão inicial a ser resolvida é se existe ou não hidronefrose (dilatação do sistema pielocalicial). No caso apresentado, as imagens císticas mostraram-se não comunicantes, revelando que não se tratava de dilatação. A ausência de parênquima renal detectável reforça essa conclusão. Assim, o passo seguinte seria classificar a doença dentro das condições que causam cistos renais no recém-nascido, o que inclui uma grande variedade de condições. Nos casos unilaterais, a maioria irá representar uma displasia renal cística ou um rim multicístico displásico. No primeiro caso, embora possa se mostrar afilado, o córtex está presente e ecogênico com perda da diferenciação corticomedular. Nem sempre os cistos são identificados. No caso do rim multicístico displásico, o parênquima não é identificado e o rim é totalmente composto pelas imagens císticas de tamanhos variados e não comunicantes. As duas condições podem ser bilaterais, mas, no caso do rim multicístico displásico, ocorrerá anúria. Nesse caso (bilateralidade) serão acrescentadas inúmeras outras condições, como doenças renais policísticas autossômicas recessivas ou dominantes, doença glomerulocística, nefronoftise e algumas síndromes genéticas.

A presença de cistos nas vesículas seminais em adultos e adolescentes tem como diagnóstico diferencial lesões adquiridas (usualmente associadas a processo inflamatório com posterior obstrução dos ductos ejaculatórios) e congênitas. Em um recém-nascido, pressupõe-se a etiologia congênita, sendo comum a associação com anomalias renais congênitas, conforme discutido adiante.

DIAGNÓSTICO

Rim multicístico displásico com cistos de vesícula seminal associados – Síndrome de Zinner.

DISCUSSÃO

O rim multicístico displásico (RMD) é uma das causas de massa abdominal palpável em recém-nascidos, sendo uma das doenças císticas renais mais comuns nessa faixa etária. Em serviços de radiologia pediátrica, é um diagnóstico comum e não costuma causar dificuldade diagnóstica. Pode estar associado a anomalias renais contralaterais, incluindo refluxo vesicoureteral, obstrução da junção ureteropélvica, megaureter e ureterocele[2]. Outros sistemas, especialmente o genital, podem ter anomalias associadas, como agenesia uterina, útero unicorno, ausência de testículo ou vesícula seminal unilateral, entre outras[3]. Tem sido descrita associação com hipertensão arterial, doença renal crônica e malignidade (tumor de Wilms e carcinoma de células renais), sendo os estudos ainda contraditórios[2].

Atualmente, costuma ser diagnosticado já no período pré-natal, por meio da ultrassonografia, e confirmado ao nascimento pelo mesmo método. O achado típico consistiria em imagens císticas tomando todo o rim, não comunicantes, sem parênquima identificável. O achado costuma ser unilateral, embora ocorram casos bilaterais ou mesmo comprometendo apenas um das unidades de uma duplicidade pielocalicial[3]. A lesão costuma involuir nos primeiros anos de vida.

A associação de lesões congênitas dos sistemas urinário e genital é explicada pela relação embriológica e anatômica entre eles[4]. Cistos das vesículas seminais têm sido descritos em associação com anomalias congênitas renais, como agenesia, displasia e RMD[5]. Os casos associados à agenesia predominam em adultos e são incomuns em crianças, de modo que podem representar casos de RMD involuídos[4]. Os cistos costumam ser pequenos e assintomáticos, mas podem causar epididimite, orquite, edema testicular, dor, infecção urinária e disúria[4]. Na maioria das vezes são unilaterais[6].

Referências

1. Nguyen HT, Benson CB, Bromley B et al. Multidisciplinary consensus on the classification of prenatal and postnatal urinary tract dilation (UTD classification system). J Pediatr Urol. 2014; 10(6):982-998. Doi:10.1016/j.jpurol.2014.10.002.
2. Sarhan OM, Alghanbar M, Alsulaihim A, Alharbi B, Alotay A, Nakshabandi Z. Multicystic dysplastic kidney: Impact of imaging modality selection on the initial management and prognosis. J Pediatr Urol. 2014; 10(4):645-649. Doi:10.1016/j.jpurol.2014.03.004.
3. Avni FE, Garel C, Cassart M, D'Haene N, Hall M, Riccabona M. Imaging and classification of congenital cystic renal diseases. Am J Roentgenol. 2012; 198(5):1004-1013. Doi:10.2214/AJR.11.8083.
4. Schukfeh N, Kuebler JF, Schirg E, Petersen C, Ure BM, Glüer S. Dysplastic kidney and not renal agenesis is the commonly associated anomaly in infants with seminal vesicle cyst. BJU Int. 2009; 103(6):816-819. Doi:10.1111/j.1464-410X.2008.08072.x.
5. Fujinaga S, Hirano D, Hara S et al. Seminal vesicle abscesses associated with ipsilateral multicystic dysplastic kidney in an infant. Pediatr Nephrol. 2008; 23(9):1551-1554. Doi:10.1007/s00467-008-0839-5.
6. Kosan M, Tul M, Inal G, Ugurlu O, Adsan O. A large seminal vesicle cyst with contralateral renal agenesis. Int Urol Nephrol. 2006; 38(3-4):591-592. Doi:10.1007/s11255-005-4982-7.

93

Hemitórax Opaco

Eduardo Just da Costa e Silva

Menino de 4 anos de idade com desconforto respiratório há cerca de 2 semanas.

ANTES DA IMAGEM

O quadro clínico de desconforto respiratório é muito comum em crianças, sendo causa frequente de consultas em ambulatórios ou salas de emergência. As causas são amplas e incluem doenças pulmonares, cardíacas, abdominais, pleurais, mediastinais, metabólicas, hematológicas e mesmo neurológicas. Os achados do exame físico devem guiar a investigação, mas uma radiografia convencional de tórax é quase sempre requisitada.

DIAGNÓSTICO DIFERENCIAL – PARTE 1

O achado de hemitórax opaco tem como principais diagnósticos diferenciais um volumoso derrame pleural ou uma atelectasia maciça (colapso pulmonar). A diferenciação se dá pela posição do mediastino, que será desviado para o lado contralateral no derrame pleural e para o mesmo lado no caso da atelectasia. No entanto, algumas condições menos comuns podem ser causa de hemitórax opaco, como uma agenesia/aplasia pulmonar (simulando atelectasia) ou uma grande massa ocupando o hemitórax (simulando o derrame). Alguns sinais podem ajudar a identificar essas condições. A presença de lesões ósseas associadas, especialmente de arcos costais ou colapsos vertebrais, pode indicar lesões sólidas, mediastinais ou da parede torácica. Em casos duvidosos poderá ser solicitada a ultrassonografia. Caso seja confirmada a presença de uma massa, a investigação costuma prosseguir com tomografia computadorizada ou ressonância magnética.

EXAMES DE IMAGEM

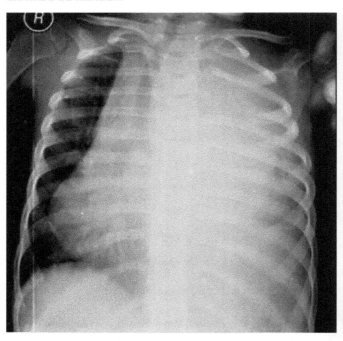

Figura 93.1 Radiografia de tórax mostrando opacificação de todo o hemitórax esquerdo com desvio mediastinal contralateral. Os focos de gás no hemitórax esquerdo são decorrentes de uma tentativa de drenagem pleural. Há erosão do quarto arco costal esquerdo no aspecto posterior.

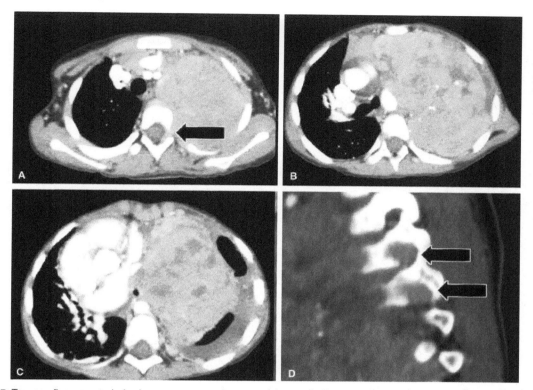

Figura 93.2A a D Tomografia computadorizada com contraste (*cortes axiais e sagital*) mostrando grande massa sólida mediastinal com realce ao contraste, áreas hipoatenuantes e focos de calcificações. A lesão apresenta sinais de extensão para o canal raquiano pelos neuroforames (*setas*).

DIAGNÓSTICO DIFERENCIAL – PARTE 2

As massas mediastinais da criança incluem lesões congênitas, neoplásicas, infecciosas, vasculares e pseudolesões (incluindo o timo normal). A tomografia computadorizada confirmou a presença de uma massa sólida no tórax, localizada no mediastino posterior e com extensão para o canal raquiano. A localização posterior é sugestiva de lesão de origem neurogênica, o que é fortemente corroborado pela invasão do canal raquiano.

DIAGNÓSTICO

Neuroblastoma.

DISCUSSÃO

A massa mediastinal posterior mais comum na criança é o neuroblastoma, seguido por ganglioneuroma e ganglioneuroblastoma[1]. De fato, essas três lesões formam um espectro de malignidade variável de lesões oriundas das cadeias ganglionares simpáticas e não costumam ser diferenciadas por imagem[2].

O neuroblastoma é um tumor bastante agressivo, sendo mais comum no abdome. Cerca de 15% dos casos ocorrem no mediastino, e a localização e extensão da doença determinam a apresentação clínica, que inclui astenia, anorexia, emagrecimento e dor óssea[3]. Os tumores no mediastino podem ter diagnóstico mais precoce em razão da sintomatologia respiratória. A disseminação metastática principal se dá para ossos, fígado, medula óssea, linfonodos e pele[3].

A radiografia convencional pode mostrar uma massa mediastinal posterior, sendo frequentemente identificadas calcificações, alargamento das linhas paravertebrais e lesões comprometendo arcos costais posteriores (com alargamento dos espaços intercostais) e de corpos vertebrais[1,2]. Os achados tomográficos vão seguir a mesma lógica ao identificarem uma lesão mediastinal posterior, frequentemente calcificada, mostrando-se superiores à radiografia no que se refere à caracterização de invasão do canal raquiano, comprometimento ósseo, comportamento local e metástases.

Referências

1. Ranganath SH, Lee EY, Restrepo R, Eisenberg RL. Mediastinal masses in children. AJR. 2012; 198(3):W197-W216. Doi:10.2214/AJR.11.7027.
2. Lee EY. Evaluation of non-vascular mediastinal masses in infants and children: An evidence-based practical approach. Pediatr Radiol. 2009; 39(Suppl 2):S184-190. Doi:10.1007/s00247-008-1108-2.
3. Barros C de A. Neuroblastoma. In: Alves J, Ferreira O, Maggi R, Correia JB, eds. Pediatria – Fernando Figueira. 4ª ed. Rio de Janeiro, RJ: MedBook; 2011:1369-1371.

94

TAQUIPNEIA PERSISTENTE

Mariana Vila Nova de Oliveira Pontual
Joanna Brayner Dutra
Eduardo Just da Costa e Silva

Menino com 3 meses de vida com taquipneia desde os 15 dias.

ANTES DA IMAGEM

As doenças do sistema respiratório têm grande importância em pediatria em virtude de sua prevalência elevada. Patologias de natureza inflamatória, infecciosa, imunológica, neoplásica e congênita acarretam sinais e sintomas semelhantes, o que leva a um desafio diagnóstico. Algumas situações clínicas são frequentes, como infecções e asma, e outras incomuns, devendo ser reconhecidas quando a evolução clínica não se enquadra nas síndromes respiratórias pediátricas usuais. As doenças intersticiais pulmonares da infância têm sido cada vez mais estudadas, e o papel do radiologista aumentou nesse cenário, uma vez que o diagnóstico é firmado por critérios clínicos e radiológicos típicos. Os sinais e sintomas variam amplamente, caracterizando-se principalmente por taquipneia, retrações, estertores e hipoxia.

EXAMES DE IMAGEM

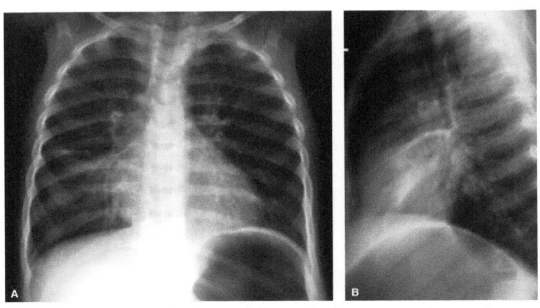

Figura 94.1A e B Radiografias convencionais mostrando hiperaeração pulmonar e aumento da trama peribroncovascular.

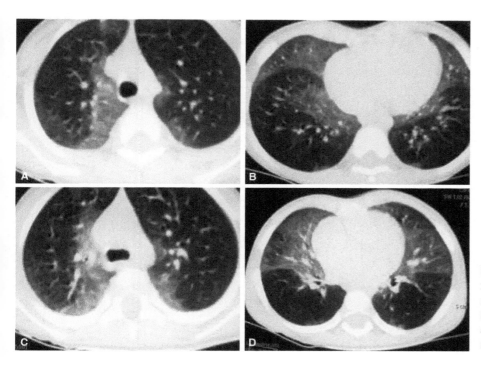

Figura 94.2A a D Tomografia computadorizada mostra opacidades em vidro fosco acometendo a região central de ambos os pulmões associadas a áreas de aprisionamento aéreo difusas com o padrão de atenuação em mosaico.

DIAGNÓSTICO DIFERENCIAL

A presença de aprisionamento aéreo com padrão de perfusão em mosaico em crianças normalmente conduz ao diagnóstico de asma, bronquiolite, fibrose cística e hiperplasia das células neuroendócrinas pulmonares, entre outros. As bronquiectasias constituem um achado comum nos casos de bronquiolite obliterante, o que não foi detectado no paciente[1]. Aprisionamento aéreo é comum na asma, mas normalmente não se associa a áreas de opacidade em vidro fosco[1].

DIAGNÓSTICO

Hiperplasia de células neuroendócrinas do lactente (HCNEL).

DISCUSSÃO

As células neuroendócrinas pulmonares são abundantes nos períodos fetal e neonatal com redução progressiva no primeiro ano de vida, estando relacionadas a múltiplas funções, incluindo fenômenos vasoativos, broncoconstrição, diferenciação celular e proliferação de células mesenquimais[2]. A proliferação dessas células é descrita em várias patologias pulmonares pediátricas e do adulto, mas a HCNEL é uma entidade pediátrica específica.

A criança com HCNEL desenvolve um quadro de desconforto respiratório persistente (taquipneia, retrações, crepitações e hipoxia) não relacionado a outras doenças sistêmicas ou pulmonares, podendo haver hipoxia com necessidade de oxigenoterapia em uma minoria dos casos[1,2]. Normalmente não há sibilos[3].

Na radiografia de tórax, os achados mais comuns são hiperinsuflação pulmonar, aumento da trama peribroncovascular central e opacidades peri-hilares mal definidas. Pode simular doença viral em muitos casos[4].

A tomografia computadorizada de alta resolução (TCAR) é o exame complementar de maior valor para o diagnóstico de HCNEL e demonstra opacidades em vidro fosco acometendo a região central de ambos os pulmões, principalmente lobo médio e língula, além de áreas de aprisionamento aéreo difusas ou esparsas com o padrão de atenuação em mosaico. As áreas de aprisionamento tendem a ser mais evidentes nos lobos inferiores, apesar de não ser uma regra[1-3].

O estudo histológico dos casos descritos na literatura evidenciou alterações discretas e inespecíficas mesmo nos pacientes muito sintomáticos, com aumento do número de células claras nas vias aéreas. Após estudo imuno-histoquímico, as células foram coradas por anticorpos antibombesina, confirmando a origem neuroendócrina das células claras encontradas[1-3].

O quadro clínico característico associado aos achados radiológicos típicos na TCAR é considerado suficiente para o diagnóstico de HCNEL, não sendo recomendada biópsia pulmonar de rotina.

A biópsia está indicada em casos atípicos ou na suspeita de outra doença pulmonar associada[2].

Referências

1. Brody AS, Guillerman RP, Hay TC et al. Neuroendocrine cell hyperplasia of infancy: Diagnosis with high-resolution CT. AJR Am J Roentgenol. 2010; 194(1):238-244. Doi:10.2214/AJR.09.3385.

2. Calheiros V, Gomes C, Cristina M et al. Diagnostic criteria and follow-up in neuroendocrine cell hyperplasia of infancy: A case series. J Bras Pneumol. 2013; 39(March):569-578.

3. Brody AS, Crotty EJ. Neuroendocrine cell hyperplasia of infancy (NEHI). Pediatr Radiol. 2006; 36(12):1328. Doi:10.1007/s00247-006-0302-3.

4. Bramson RT, Griscom NT, Cleveland RH. Radiology interpretation of chest radiographs in infants with cough and fever. Radiology. 2005; 236:22-29.

95 Complicação Neurológica Durante Tratamento de Leucemia

Raphael Xenofonte Morais Pinheiro
Lara Biller Teixeira Fernandes de Araújo
Adriano Nassri Hazin

Criança do sexo masculino, 6 anos de idade, em tratamento para leucemia linfoide aguda, evoluindo com paralisia facial central à direita e febre.

ANTES DA IMAGEM

Durante o tratamento da leucemia linfoide aguda, são comuns as apresentações neurológicas, sendo muito importantes os exames de imagem para sua caracterização. A própria doença pode levar à infiltração leucêmica cerebral ou a outras complicações indiretas (como sangramentos em razão da plaquetopenia etc.). O tratamento também pode ter efeitos indesejados sobre o sistema nervoso central (SNC), como várias formas de quimiotoxicidade, encefalopatia posterior reversível e leucoencefalopatias, entre outros. Infecções oportunistas podem estar relacionadas à própria doença ou a seu tratamento[1].

EXAMES DE IMAGEM

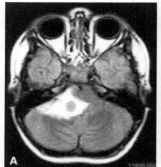
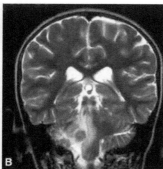
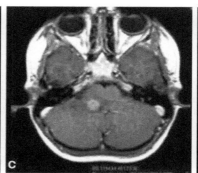
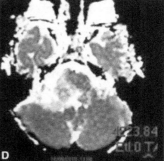

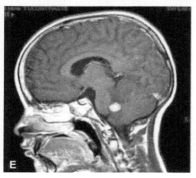

Figura 95.1A a E Ressonância magnética do encéfalo (axial FLAIR, axial e sagital T1 pós-contraste, coronal T2 e ADC) mostrando lesão expansiva arredondada intra-axial localizada no pedúnculo cerebelar médio direito, deslocando os elementos do tronco e acometendo também a porção posterolateral da ponte homolateral. Apresenta realce homogêneo após a injeção de gadolínio sem realce do halo (sugerindo edema vasogênico). Apresenta restrição à difusão passiva da água.

DIAGNÓSTICO DIFERENCIAL

Uma lesão expansiva nodular com realce ao meio de contraste, restrição à difusão e edema vasogênico ao redor pode indicar neoplasia de alta celularidade ou abscesso de tronco encefálico.

Realizada cultura de líquido cefalorraquidiano, que foi positiva para *Nocardia*.

O paciente evoluiu bem após tratamento com sulfametoxazol-trimetoprima, apresentando melhora rápida da paralisia facial após 21 dias e regressão das lesões cerebrais.

DIAGNÓSTICO

Nocardiose.

DISCUSSÃO

A nocardiose é uma doença oportunista incomum causada por actinomicetos filamentosos aeróbios gram-positivos que são fracamente resistentes ao ácido[2-6]. Esse microrganismo habita o solo e a água salgada, e a infecção no ser humano pode instalar-se através da via inalatória (mais comum) ou cutânea (secundária a traumatismos)[2,6].

Dentre as espécies de *Nocardia*, o complexo *N. asteroides* é o principal patógeno humano, sendo encontrado em 90% dos casos[2-4]. Por se tratar de uma infecção oportunista, acomete principalmente pacientes imunossuprimidos, especialmente os portadores de deficiência de células T (imunidade celular). Entre os fatores de risco estão o uso de terapia de imunossupressão, portadores de leucemia, AIDS, *diabetes mellitus*, neoplasias, doenças granulomatosas, transplantados, etilistas crônicos, usuários de drogas endovenosas ou em uso prolongado de corticosteroides[2,3,7,8].

As formas de apresentação podem ser agudas, subagudas ou crônicas, sendo mais frequentemente observada uma lesão no pulmão que se dissemina posteriormente por via hematogênica para o SNC em 20% a 40% dos casos[2-4,6], podendo atingir qualquer outro órgão[4]. Suas manifestações clínicas variam desde um quadro de pneumonia, abscessos cutâneos, raramente osteomielite e sinusite[6], até sintomas neurológicos não associados a sintomas infecciosos (sem febre), como cefaleia (mais comum), convulsões e paralisias centrais, variando de acordo com o local de acometimento do SNC[2,8]. Abscessos solitários no cerebelo e na medula espinhal são muito raros[6,9]. O conceito de doença disseminada aplica-se quando acomete dois ou mais órgãos não contíguos, ocorrendo em 25% a 40% dos casos[2,9].

Os achados radiológicos de acometimento do SNC são inespecíficos, podendo variar de cerebrite à formação de franco abscesso[2]. Este constitui o achado patológico mais frequente, representando cerca de 2% de todas as causas de abscesso cerebral[2-4,6,8,10]. O isolamento da bactéria através da cultura é difícil, visto que a aspiração do conteúdo do abscesso depende de um procedimento cirúrgico delicado, somado ao fato de levar cerca de 1 a 4 semanas de incubação para a formação de colônias[2,3,8]. No caso relatado, conseguimos o isolamento do patógeno através da cultura do LCR, dispensando biópsia cerebral[8].

A maioria dos exames de imagem (tomografia computadorizada e ressonância magnética) revela lesão multilobulada com realce em anel e edema perilesional[8,10]. O abscesso aparece como cavidade necrótica circundada por lisa cápsula fibrosa realçada pelo contraste. Essas características são inespecíficas e tornam possível o diagnóstico diferencial de tumores primários do SNC, metástases cerebrais, vasculites, acidente vascular encefálico e hematoma em resolução[8,10].

A mortalidade em caso de doença disseminada gira em torno de 40% a 60%[1], e na forma de abscesso cerebral constitui a bactéria com maior taxa de mortalidade dentre todas que causam abscessos cerebrais (31% *versus* 10%), especialmente em imunocomprometidos[4,8,10,11]. Os abscessos cerebrais únicos são mais frequentes (54%) e apresentam taxa de mortalidade menor quando comparados aos múltiplos (33% *versus* 66%)[9].

O diagnóstico exige alto índice de suspeição, devendo ser lembrado em todo paciente, imunossuprimido ou não, que apresente abscessos cerebrais e que não responda ao uso empírico de antibióticos convencionais ou direcionados para tuberculose, visto que o tratamento precoce altera o prognóstico, reduz a mortalidade e pode levar à cura completa dos sintomas neurológicos[2-4,9].

O tratamento baseia-se no uso de antimicrobianos (sulfonamidas, preferencialmente) e intervenção cirúrgica[2]. A escolha do antibiótico deve ser fundamentada em testes de suscetibilidade a fim de evitar a recorrência da infecção e a resistência bacteriana[6]. As indicações de cirurgia com técnica aberta são: déficit neurológico progressivo, pressão intracraniana elevada que cause descompensação, sepse, risco de ruptura intraventricular e ausência de resposta ao tratamento clínico/aspirativo inicial[8].

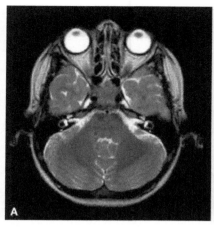
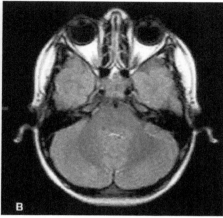

Figura 95.2A e B Exame de controle após 6 meses de tratamento com sulfametoxazol-trimetoprima.

Referências

1. Kembhavi S, Somvanshi S, Banavali S, Kurkure P, Arora B. Pictorial essay: Acute neurological complications in children with acute lymphoblastic leukemia. Indian J Radiol Imaging. 2012; 22(2):98-105.
2. Naqi R, Ahsan H, Azeemuddin M. Department of Radiology, Aga Kahn University Hospital, Karachi. Cerebral nocardiosis. Journal of Pakistan Medical Association 61, 697-699.
3. Barata CH, Oliveira D, Colombo A, Pereira C. Abscesso cerebral por Nocardia sp em paciente imunossuprimido. Revista da Sociedade Brasileira de Medicina Tropical 33, 609-612.
4. Tilak R, Achra A, Tilak V. Primary cerebral nocardiosis in a renal transplant recipient: A case report. Journal of Clinical and Diagnostic Research 6, 1417-1418.
5. Zaatreh M, Alabulkarim W. University of North Caroline at Chapel Hill. Disseminated central nervous system nocardiosis. N Engl J Med. 354(26):2802.
6. Hong S, Han H, Son BR, Shin K, Rim B. First case of Nocardia nova spinal abscess n an immunocompetent patient. The Brazilian Journal of Infectious Diseases 16, 196-199 (2012).
7. Gill R, Matsusoka S, Hatabu H. Cavities in the lung in oncology patients: Imaging overview and differential diagnoses. Appl Radiol.:10-21.
8. Roldán N, Cure G, Quiñones G, Hakim F. Abscesos cerebrales por Nocardia spp en paciente inmunocompetente. Acta Neurologica Colombiana 26, 149-154.
9. El Hymer W, Lmejjati M, Aniba K et al. Nocardia brain abscess: Case report and literature review. African J Neurol Sci. 2011; 30(2):82-86.
10. Manasawala M, Pugatch R. Disseminated Nocardia asteroides infection with pulmonary and cerebral abscesses. Appl Radiol. 2003;32(11). Disponível em: http://www.medscape.com/viewarticle/464853_2.
11. Pea F, Cojutti P, Pagotto A, Cristini F, Furlanut M, Viale P. Successful long-term treatment of cerebral Nocardiosis with unexpectedly low doses of linezolid in an immunocompromised patient receiving complex polytherapy. Antimicrob Agents Chemother. 56(6):3438-3440. Doi:10.1128/AAC.00135-12.

96

Tumor em Parede Torácica

Eduardo Just da Costa e Silva
Silvio Cavalcanti de Albuquerque

Menino de 9 anos de idade com tumoração dolorosa crescendo na parece torácica há 2 semanas.

ANTES DA IMAGEM

A observação de tumorações palpáveis na parede torácica de crianças pode indicar deformidades congênitas, variantes normais que causam assimetrias da caixa torácica, neoplasias (benignas e malignas) e processos infecciosos ou traumáticos (incluindo pós-operatórios)[1-3]. A avaliação inicial pode ser feita com ultrassonografia que, em muitos casos, será o único método necessário, podendo ser seguido de outros exames, a depender dos achados. Destaca-se que a maior parte das massas palpáveis na parede torácica anterior de crianças é benigna e representada por deformidades costais[4].

EXAMES DE IMAGEM

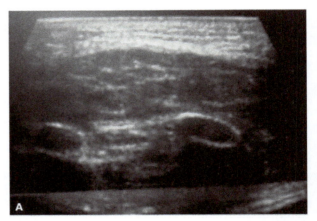

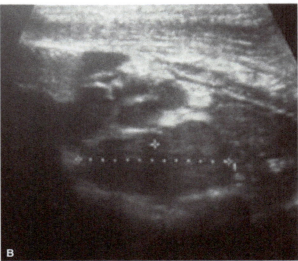

Figura 96.2 Ultrassonografia da parede torácica mostrando lesão hipoecoide (**A**) comprometendo o plano muscular com extensão para o interior da caixa torácica. Em **B**, notam-se linfonodos mediastinais anteriores aumentados de tamanho.

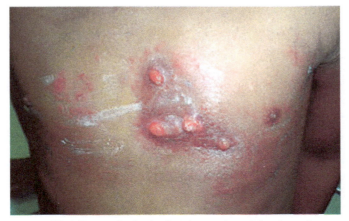

Figura 96.1 Fotografia das lesões da parede torácica do paciente.

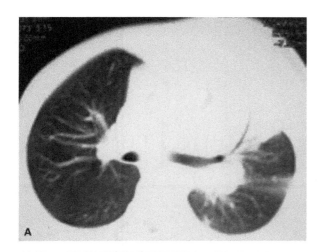

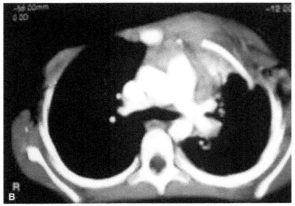

Figura 96.3A e B Tomografia computadorizada com contraste demonstrando consolidação pulmonar em continuidade com a massa da parede torácica e linfonodomegalias mediastinais anteriores.

DIAGNÓSTICO DIFERENCIAL

Neste caso, a ultrassonografia descartou deformidade por anomalia anatômica de costelas, além de mostrar extensão para o interior da caixa torácica e linfonodomegalias, achados que tornaram necessária a investigação adicional por tomografia computadorizada, pois as possibilidades de neoplasia ou processo inflamatório passaram a ser as principais considerações.

As imagens do paciente não são compatíveis com as tumorações benignas comuns, como lipoma, lesões vasculares ou linfáticas, osteocondromas ou displasia fibrosa; pelo contrário, mostram uma lesão agressiva, favorecendo processos infecciosos, neoplasias da família do sarcoma de Ewing, linfoma, metástases ou histiocitose. A ausência de lesões ósseas líticas excluiu osteomielite infecciosa ou não infecciosa.

A evolução rápida e a aparência da lesão ao exame físico seriam mais sugestivas de processo infeccioso, reforçadas pela presença de consolidação pulmonar.

Os principais agentes envolvidos em processos infecciosos pulmonares incluem *Staphylococcus aureus*, *Mycobacterium tuberculosis*, *Actinomyces*, *Blastomyces*, *Nocardia* e *Aspergillus*[5].

DIAGNÓSTICO

Nocardiose.

DISCUSSÃO

A nocardiose é causada por um bacilo gram-positivo aeróbio encontrado no solo, em matéria orgânica em decomposição e na água, acometendo mais comumente o pulmão, a pele e o sistema nervoso central[6].

A espécie mais frequentemente associada à nocardiose pulmonar é a *Nocardia asteroides*, que costuma acometer indivíduos imunodeprimidos, mas que pode estar presente em indivíduos sadios com quadro clínico que frequentemente simula tuberculose[7,8]. A transmissão costuma ser inalatória, podendo haver disseminação hematogênica à distância, por contiguidade para pleura, mediastino e parede torácica, ou por complicação de biópsia percutânea de lesão pulmonar[6,7,9].

Os achados mais comuns em tomografia computadorizada incluem consolidações, nódulos e massas, envolvimento pleural e extensão para a parede torácica[7]. O diagnóstico diferencial inclui qualquer causa de consolidação, mas a presença de extensão para a parede torácica deve incluir a possibilidade de tuberculose, *Staphylococcus*, actinomicose e empiema de necessidade.

Referências

1. Baez J, Lee E, Restrepo R, Eisenberg R. Chest wall lesion in childen. AJR. 2013; 200:W402-W419.
2. Supakul N, Karmazyn B. Ultrasound evaluation of costochondral abnormalities in children presenting with anterior chest wall mass. AJR. 2013; 201:W336-W341.
3. Mong A, Epelman M, Darge K. Ultrasound of the pediatric chest. Pediatr Radiol. 2012; 42: 1287-1297.
4. Donnelly L, Donald P, Joseph N, Sara M, George SI. Anterior chest wall: frequency of anatomic variations in children. Radiology. 1999; 212:837-840.
5. Eich G, Kellenberger C, Willi U. Radiology of the chest wall. In: Lucaya J, Strife J, eds. Pediatric chest imaging – Chest imaging in infants and children. Berlin: Springer-Verlag; 2008:312-36.
6. Baldi B, Santana A, Takagaki T. Nocardiose pulmonar e cutânea em paciente usuário de corticosteróide. J Bras Pneumol. 2006; 32(6):592-595.
7. Kanne J, Yandow D, Mohammed T-L, Meyer C. CT findings of pulmonary nocardiosis. AJR. 2011; 197(2):W266-W272.
8. Kumar S, Pajanivel R, Joseph N, Umadevi S, Hanifah M, Singh R. Pulmonary nocardiosis presenting as bilateral pneumonia in an immunocompetent patient. Internet J Microbiol. 2009;9(1).
9. Low S, Abu Bakar N, Ngiu C. Chest wall seedibg os nocardiosis as a complication of a percutaneous transthoracic needle biopsy. Biomed Imaging Interv J. 2012; 8(4):e22.

97

Trissomia 21 com Lesão Óssea

Victor Rocha Martins
Adriana Infante Albuquerque Melo
Renata Cardoso Martins

Criança do sexo masculino, 5 anos de idade, portadora de síndrome de Down, encaminhada com dor no joelho direito associada à dificuldade de movimentação há 2 meses, evoluindo com febre.

Ao exame físico, foi observado membro inferior direito em posição permanente em rotação externa e abdução, associado a edema em coxa e joelho, dor à palpação e dificuldade de mobilização.

ANTES DA IMAGEM

Na faixa etária pediátrica, as queixas de dores e edema em membros inferiores são frequentes e têm como causas mais comuns dor do crescimento, processos inflamatórios/infecciosos e tumores ósseos.

A dor do crescimento é a causa mais frequente de dor crônica durante a infância. Esse diagnóstico perfaz um dos tipos de síndrome dolorosa não inflamatória nessa faixa etária. O sintoma mais comum dessa síndrome é a dor, extra-articular na maioria das crianças, localizada preferencialmente em panturrilhas e coxas, em geral bilateral e noturna, frequentemente associada a despertares noturnos, com duração de minutos a horas. Pela manhã, a criança não costuma apresentar nenhum sintoma. Na verdade, embora esse diagnóstico receba essa denominação, não é o crescimento ósseo propriamente dito que causa a dor, mas sim uma síndrome de excesso de uso, que tende a se resolver no começo da adolescência[1].

Outra causa frequente de dor são as lesões relacionadas ao trauma, as quais incluem contusões, entorses e fraturas. A dor em geral é de curta duração, e o tratamento é simples com resolução em curto tempo.

Algumas doenças ósseas, como Osgood-Schlater e Legg-Calvé-Perthes, também podem ser causas de dores nos membros inferiores na faixa etária infantil. A doença de Osgood-Schlater é caracterizada por fragmentação da tuberosidade tibial anterior associada a edema de tecidos moles. Ocorre na inserção distal do ligamento patelar e resulta do excesso de pressão sobre a placa de crescimento superior da tíbia, logo abaixo do joelho. É encontrada sobretudo em adolescentes, com frequência três vezes maior em meninos do que em meninas, e está relacionada a traumatismo pela hipersolicitação. Um sintoma frequente é a dor, que normalmente melhora com o repouso e desaparece quando ocorre a fusão da tuberosidade tibial[2].

Já a doença de Legg-Calvé-Perthes é uma anomalia vascular que envolve o fornecimento de sangue para a cabeça femoral e pode ocorrer bilateralmente, sendo mais prevalente em meninos de 3 a 12 anos de idade[3].

A artrite inflamatória juvenil também faz parte do diagnóstico diferencial e pode apresentar-se com dor nos joelhos ou nos tornozelos, associada a edema da articulação em um período superior a 6 semanas sem causa subjacente.

Infecções dos ossos e articulações podem causar dor aguda ou crônica nos membros inferiores e são mais comuns em crianças jovens. Infecções que ocorrem nas articulações (artrite séptica) são consideradas emergenciais porque podem destruir as superfícies articulares rapidamente. Essas crianças, em geral, necessitam de intervenções cirúrgicas e antibioticoterapia por tempo prolongado.

Capítulo 97 TRISSOMIA 21 COM LESÃO ÓSSEA

Os tumores ósseos também podem ser causa de dor nos membros inferiores nas crianças. Os tumores podem ser benignos ou malignos. Entre os benignos destacam-se displasia fibrosa, cistos ósseos simples, osteoma osteoide, fibromas não ossificantes ou defeitos corticais fibrosos. Já os tumores malignos normalmente apresentam sinais e sintomas como edema, dor, febre, perda de peso e, muitas vezes, associação com fraturas. Alguns exemplos são o osteossarcoma, o sarcoma de Ewing, o condrossarcoma, o cordoma e o tumor maligno de células gigantes.

Para elucidação diagnóstica, informações como idade e sexo do paciente, além da anamnese e do exame físico, são de fundamental importância, porém nem sempre suficientes; assim, prossegue-se a investigação com os exames complementares, com destaque para os métodos de diagnóstico por imagem e, em muitos casos, com a correlação histopatológica. O exame de imagem pode ser realizado para diagnóstico de uma neoplasia com o intuito de descobrir se há acometimento secundário, para a análise da resposta ao tratamento e também para avaliação de recidivas.

Inicialmente, diante de um paciente com edema e dores nos membros, o primeiro exame a ser solicitado é a radiografia convencional, cujo objetivo maior é a avaliação das estruturas ósseas, sendo possível, entretanto, analisar também as partes moles e as relações articulares. Em caso de dúvida na radiografia convencional, idealmente se prossegue a investigação diagnóstica com tomografia computadorizada (para avaliação mais precisa da parte óssea) e ressonância magnética (para avaliação de partes moles e invasão de estruturas adjacentes, em casos de tumor, por exemplo).

EXAMES DE IMAGEM

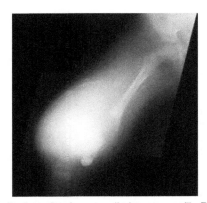

Figura 97.1 Radiografia da coxa direita em perfil. Extensa lesão osteolítica em extremidade distal do fêmur, que apresenta espessamento do periósteo e ruptura da cortical com acometimento de partes moles. Nota-se ainda calcificação linear periférica com intensa formação óssea.

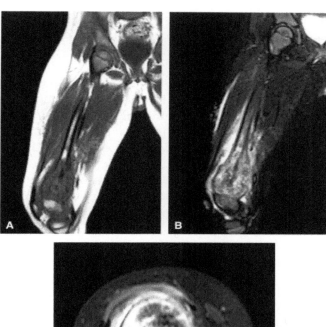

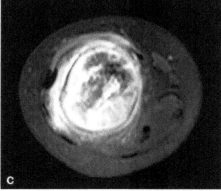

Figura 97.2 Ressonância magnética de coxa direita (**A** – coronal T1; **B** e **C** – coronal e axial STIR). Lesão óssea expansiva de contornos irregulares com sinais da ruptura da cortical óssea e componente de partes moles associado, localizada na região metadiafisária do fêmur direito. Há feixes de hipossinal com aspecto de raios de sol em seu interior, sugestivo de matriz osteoide. Notam-se sinais de extensão para a placa fisária, bem como edema e realce das partes moles adjacentes (periostite). Os demais cortes demonstram que não há sinais de extensão intra-articular.

DIAGNÓSTICO DIFERENCIAL

Dentre os exames de imagem utilizados para avaliação da dor do crescimento, a radiografia dos membros inferiores não evidencia alteração. Já as contusões, entorses e fraturas são mais fáceis de diagnosticar pela própria anamnese e o exame físico. O exame complementar mais utilizado nesses casos também é a radiografia convencional, que pode ser inocente, revelar fraturas ou ainda edema nas partes moles.

Na doença de Osgood-Schlater, a radiografia revela fragmentação da tuberosidade tibial anterior em associação a edema de tecidos moles. Já na doença de Legg-Calvé-Perthes, a radiografia convencional pode mostrar o sinal do crescente, uma das características radiográficas mais precoces de osteonecrose. Outros achados incluem maior densidade e, eventualmente, colapso da cabeça femoral[3].

Na artrite infecciosa, os achados radiográficos incluem destruição do espaço articular, derrame articular e edema dos tecidos moles.

A osteomielite apresenta um largo espectro de alterações radiológicas, que variam conforme o estágio da doença. Na fase inicial, a radiografia convencional mostra os primeiros sinais radiológicos de infecção óssea: área osteolítica mal definida, edema dos tecidos moles, evoluindo para destruição disseminada das porções cortical e medular óssea, juntamente com neosteogênese periosteal e fratura patológica. Na osteomielite ativa podem ser encontrados sequestros ósseos. Na fase inicial da osteomielite, a ressonância magnética tem papel importante por demonstrar as alterações ósseas mais precocemente que a radiografia convencional[3].

Para a avaliação dos tumores ósseos, vários aspectos radiográficos são importantes para orientar o pensamento clínico e estabelecer os diagnósticos diferenciais. É importante conhecer as características radiográficas apresentadas pelo tumor, como localização, margens, reação periosteal, matriz, destruição óssea, componentes de tecidos moles adjacentes e a quantidade de lesões, para sugerir um diagnóstico que será confirmado pelo estudo patológico.

Em geral, os tumores benignos apresentam bordas escleróticas bem definidas, destruição óssea do tipo geográfico, reação periosteal sólida ininterrupta e sem componentes de tecidos moles. As lesões malignas tendem a demonstrar bordas mal definidas com zona de transição larga, padrão de destruição óssea em "roído de traça" ou permeativo, reação periosteal interrompida do tipo "raio de sol" ou "casca de cebola" e componentes de tecidos moles adjacentes. Deve-se estar ciente, todavia, de que algumas lesões benignas também podem ter características agressivas, sobretudo quando associadas a crescimento rápido[3]. Com isso, muitas vezes o estudo histopatológico é de fundamental importância para o diagnóstico final.

DIAGNÓSTICO

Osteossarcoma.

DISCUSSÃO

Osteossarcoma é raro antes dos 5 anos de idade, como no caso deste paciente, com pico de incidência aos 16 anos nas meninas e aos 18 anos nos meninos, fase coincidente com o intenso crescimento ósseo[4].

O osteossarcoma é um tumor primário dos ossos, derivado do mesênquima primitivo, constituído por células fusiformes malignas proliferantes do estroma, que produzem tecido osteoide ou osso imaturo[4]. Trata-se do tumor primário maligno mais frequente do osso em jovens. Pode estar localizado no interior ou na superfície do osso e, nesse caso, pode ocorrer no osso cortical (intracortical), em tecidos moles adjacentes (extraósseos) ou no periósteo (justacortical)[5].

Nos jovens pacientes, apresenta-se mais comumente como um tumor primário na metáfise de um osso longo, especialmente ao redor da articulação do joelho. O sítio primário mais frequente é o fêmur distal, seguido da tíbia proximal e do úmero proximal[4].

Quanto aos fatores de risco, o osteossarcoma ocorre com mais frequência em adolescentes e adultos jovens. As crianças com osteossarcoma costumam alcançar uma altura maior que o esperado para sua idade. Quanto ao sexo e à etnia, a prevalência é maior em homens que em mulheres e em negros que em brancos. Observa-se ainda que jovens tratados com radioterapia para alguma neoplasia têm risco aumentado de desenvolver essa doença no futuro. Há ainda a associação do osteossarcoma com algumas doenças ósseas, como a doença de Paget e a osteocondromatose hereditária múltipla, e com algumas síndromes, como síndrome de Li-Fraumeni, retinoblastoma hereditário, síndrome de Rothmund-Thompson, síndrome de Bloom, síndrome de Werner e anemia de Diamond-Blackfan. Entretanto, quanto ao paciente em questão, não há evidências bem documentadas na literatura, até a presente data, que relatem o risco de desenvolvimento de osteossarcoma nos portadores da síndrome de Down.

A radiografia simples apresenta destruição do padrão trabecular normal e aumento da densidade óssea com reação periosteal tipo "triângulo de Codman", que representa o levantamento do periósteo ocasionado por osso neoformado normal reacional à proliferação tumoral intramedular.

A tomografia computadorizada do membro afetado é de grande valor na avaliação da destruição e produção óssea. A extensão extraóssea e a relação com os planos fasciais vizinhos também são demonstradas.

A ressonância magnética é importante no diagnóstico de invasão extraóssea dos tecidos que circundam o tumor, acometimento do feixe neurovascular, comprometimento intra-articular, bem como na caracterização de lesões secundárias, sendo de extrema valia no estadiamento pré-operatório. Por isso é o exame de escolha nesses casos[4].

Nas últimas décadas observou-se melhora significativa no prognóstico dos pacientes com osteossarcoma, especialmente daqueles com doença localizada[6]. São fatores relacionados ao melhor prognóstico: crianças e adultos jovens (em oposição a adultos mais velhos), sexo feminino, tumor localizado nos membros (em oposição aos ossos do quadril), exérese cirúrgica completa do tumor e boa resposta à quimioterapia.

A partir de 1970, vários estudos randomizados mostraram que a associação de quimioterapia à cirurgia melhorou significativamente os índices de cura. Nas duas últimas décadas foram observados, também, avanços significativos na qualidade das próteses ortopédicas e no uso cada vez mais frequente de cirurgias conservadoras. Esses avanços representaram uma importante contribuição para a qualidade de vida desses pacientes[6].

Referências

1. Kumar MS, Mathur NC. Growing pains in children. Indian J Pract Pediatr. 2010; 12(1):23-25. Doi:10.1186/1546-0096-5-5.
2. Bértolo MB. Doença de Osgood-Schlater. Rev Bras Reumatol. 2004; 44(4):300-300. Doi:10.1590/S0482-50042004000400010.
3. Paulo AF. Tumores ósseos malignos I. In: Adam Greenspan. Radiologia ortopédica. Rio de Janeiro: Guanabara Koogan; 2006: 689-711.
4. Macedo C, Petrilli A. Tumores ósseos malignos na criança e no adolescente. Pediatr Mod. 1999.
5. Nanci Neto F, Marchiori E, Vianna AD et al. Osteossarcoma parosteal: aspectos na radiologia convencional. Radiol Bras. 2007; 40(2):81-86. Doi:10.1590/S0100-39842007000200004.
6. Rech A, Jr CGC, Mattei J et al. Características clínicas do osteossarcoma na infância e sua influência no prognóstico – Clinical features in osteosarcoma and prognostic implications. J Pediatr (Rio J). 2004:65-70. Doi:10.2223/1136.

98 MALFORMAÇÃO DA ORELHA EXTERNA

Ana Karina Brizeno Ferreira Lopes
Joanna Brayner Dutra

Criança do sexo feminino, 7 meses de vida, apresenta malformação da orelha externa direita associada à perda auditiva de condução ipsilateral.

ANTES DA IMAGEM

A perda auditiva é uma queixa clínica frequente, acometendo de 1 a 6 crianças a cada 1.000 nascidos e exigindo uma avaliação precoce e detalhada na infância em virtude da importância da audição no desenvolvimento neuropsicossocial.[1] Pode ser dividida em causas relacionadas à condução do som, as quais acometem a orelha externa e média, neurossensoriais, com distúrbios relacionados à orelha interna, ou mistas, com patologias de transmissão e percepção do som associadas[1-3].

Diante de um paciente pediátrico com distúrbio de condução, na história clínica devem ser investigadas as causas primárias e secundárias de redução de calibre do conduto auditivo externo e/ou médio[3]. Dentre as causas primárias, a atresia/hipoplasia da orelha externa apresenta-se claramente perceptível ao exame físico; no entanto, é necessária a realização de exames complementares a fim de flagrar malformações associadas da orelha média[3]. A relação causal da associação dos distúrbios de condução das orelhas externa e média pode ser explicada por sua embriogênese comum, ambas derivadas do primeiro e segundo arcos branquiais[3-5]. Patologias que causam redução secundária do diâmetro do conduto auditivo externo também devem ser investigadas, sendo a hipoacusia por rolha de cerume impactada ou por corpo estranho fatores que devem ser sempre investigados, principalmente na faixa etária pediátrica[4]. Outros distúrbios menos frequentes de redução luminal nesse grupo etário incluem a exostose óssea e as causas tumorais, destacando-se o osteoma e o colesteatoma[4]. O osteoma costuma ser unilateral, ovoide e pedunculado, e o colesteatoma também se apresenta unilateralmente, porém é mais localmente invasivo e com destruição óssea associada[4].

Os exames audiométricos são o ponto de partida na investigação de hipoacusia[1]. A análise radiológica nos casos de distúrbio auditivo de transmissão é essencial quando se suspeita de malformações congênitas ou causas tumorais[3]. Baseiam-se primordialmente no estudo tomográfico das mastoides com cortes finos, o que possibilita a avaliação detalhada das estruturas ósseas dessa topografia, além da análise da aeração dos condutos e da caixa timpânica. A ressonância magnética está indicada nos casos de perdas auditivas mistas para avaliação adicional dos feixes nervosos e do labirinto membranoso[3].

EXAMES DE IMAGEM

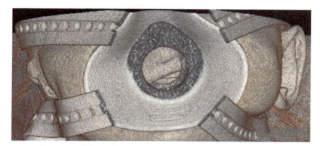

Figura 98.1 Reconstrução tridimensional de tomografia computadorizada das mastoides evidenciando deformidade do pavilhão auricular direito.

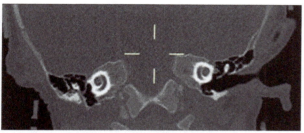

Figura 98.2 Tomografia computadorizada das mastoides, corte coronal, evidenciando atresia do conduto auditivo externo direito associada à malformação da orelha média.

DIAGNÓSTICO

Microtia.

DISCUSSÃO

A microtia é a deformidade congênita do pavilhão auricular mais comum, acometendo de 0,83 a 17,4 a cada 10.000 nascidos[5,6].

Essa malformação pode ocorrer de maneira isolada ou fazer parte do espectro de uma síndrome e estar associada a outras deformidades craniofaciais, como microssomia craniofacial, síndrome de Towner-Brocks e disostoses mandibulofaciais[4,5]. Sua causa ainda não é totalmente esclarecida, porém múltiplos fatores estão relacionados, como obliteração da artéria estapédica, fatores genéticos, drogas ingeridas durante a gestação, como talidomida e isotretinoína, patologias maternas, como *diabetes mellitus*, e baixo peso ao nascer[4-6].

De acordo com a classificação mais recente (Hunter *et al.*, 2009), a microtia pode ser graduada nos seguintes estágios[5]:

- *Microtia grau I:* orelha normal, porém com dimensão longitudinal média mais de dois desvios padrões abaixo da referência[5].
- *Microtia grau II:* diâmetro longitudinal da orelha mais de dois desvios padrões abaixo da média, na presença de alguns componentes da orelha normal, mas não de todos.[5]
- *Microtia grau III:* presença de algumas estruturas auriculares, mas nenhuma consegue se caracterizar como um componente claro da orelha[5].
- *Anotia:* ausência completa da orelha[5].

Em geral, acompanham essa alteração estreitamento ou ausência do meato acústico externo, hipoplasia da orelha média, assim como malformação da cadeia ossicular, sendo o grau de deformidade da orelha externa proporcional à gravidade da malformação dos ossículos da orelha média[3,4,6]. A orelha interna costuma apresentar desenvolvimento normal por ter origem embriológica diferente[4].

A tomografia computadorizada é considerada o padrão-ouro para estimativa da gravidade da lesão e avaliação das malformações associadas, sendo, em geral, desnecessários outros exames, como a ressonância magnética[3]. Os achados de imagem mais frequentes são estenose ou ausência da parte óssea e/ou membranosa do meato acústico externo, orelha média pequena e ossículos deformados, rotacionados e/ou fundidos, sendo mais comuns a fusão do martelo com a bigorna e as disjunções desta com o estribo[4]. Outras alterações menos comuns são atresia da janela oval, deformidade no trajeto do nervo facial e colesteatoma congênito na cavidade média[4]. Para o planejamento cirúrgico também é essencial a avaliação da aeração das células da mastoide e da cavidade da orelha média, assim com a análise de feixes nervosos, da perviedade da janela oval e do desenvolvimento da orelha interna[2-4].

O tratamento visa à estética e, principalmente, à função auditiva do paciente, o que explica a importância da realização precoce da avaliação por imagem desses pacientes com deformidade externa da orelha para conhecimento da anatomia da orelha média e interna, estimativa do grau de envolvimento das lesões associadas e planejamento cirúrgico, evitando dano ao desenvolvimento cognitivo, psicossocial e da linguagem dessas crianças[1,4].

Referências

1. Godinho R, Sih T, Ramos SR. Avaliação auditiva na infância. IV Manual de Otorrinolaringologia Pediátrica da IAPO. 2006:254-263.
2. Paludetti G, Conti G, Nardo W DI et al. Infant hearing loss: From diagnosis to therapy. Acta Otorhinolaryngol Ital. 2012; 32:347-370.
3. Phillips GS, LoGerfo SE, Richardson ML, Anzai Y. Interactive web--based learning module on CT of the temporal bone: Anatomy and pathology. RadioGraphics. 2012; 32:683-698. Doi:10.1148.
4. Harnsberger HR, Davidson HC, Wiggins III RH et al. Diagnostic imaging head and neck. 2004.
5. Luquetti DV, Heike CL, Hing AV, Cunningham ML, Cox TC. Microtia: Epidemiology and genetics. Am J Med Genet Part A. 2012; 158 A(1):124-139.
6. Santos GB, Vasconcellos JJA, Vieira VJ et al. Perfil epidemiológico dos pacientes com microtia do serviço de cirurgia plástica HU-UFSC. Arq Catarinenses Med. 2009; 38(01):27-29.

99 Talassemia Major

Larissa Sobral Cavalcanti
Karina Tavares de Melo Nóbrega de Oliveira
Jaqueline Cabral Peres

Paciente de 12 anos de idade, sexo feminino, acompanhada desde os 7 meses de idade, quando foi diagnosticada com betatalassemia *major*.

O irmão mais velho faleceu aos 16 anos de insuficiência cardíaca congestiva por sobrecarga de ferro no miocárdio. Outro irmão com a mesma patologia desde os 16 anos também apresenta sinais de sobrecarga de ferro hepática e cardíaca à ressonância magnética (RM).

Aos 10 meses de idade a paciente iniciou esquema de hemotransfusão regular a cada 3 ou 4 semanas com o objetivo de manter hemoglobina pré-transfusional em torno de 9 a 10g/dL. Aos 5 anos evoluiu com níveis de ferritina elevados (em torno de 2.000ng/mL), sendo iniciada a quelação do ferro com uso de deferoxamina subcutânea em bomba de infusão contínua, cinco vezes por semana, seguindo em controle periódico desses níveis.

Mais tarde, aos 14 anos de idade, a paciente apresentou ferritina em torno de 5.000ng/mL. A RM revelou sobrecarga de ferro miocárdica discreta com valor de decaimento de T2* miocárdico de 16,8ms (normal > 20ms) com concentração de ferro miocárdica estimada em 1,43mg/g (normal < 1,16mg/g). A análise funcional e fluxométrica revelou ventrículo direito com dimensões no limite superior da normalidade e disfunção diastólica biventricular de padrão restritivo.

Também foram observados sinais de esplenomegalia e hepatopatia crônica, associados a alteração hepática significativa de sinal, caracterizada pelo marcado baixo sinal na ponderação em T2 e aumento de sinal nas imagens em T1 fora de fase.

A análise quantitativa demonstrou valor de decaimento de T2* hepático de 0,9ms (normal > 11,4ms) com concentração de ferro hepática estimada em 31,84mg/g (normal < 2mg/g), sugerindo importante sobrecarga hepática de ferro. Sinais sugestivos de depósito pancreático de ferro com decaimento T2* de 6,5ms.

Como conduta, foi adotada a mudança de terapia quelante. A paciente encontra-se em uso de deferiprona há cerca de 3 anos, evoluindo clinicamente bem, com glicemia normal e sem evidências de insuficiência cardíaca em exames de controle.

EXAMES DE IMAGEM

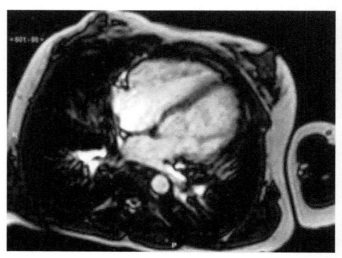

Figura 99.1 Imagem de cine-RM SSFP no eixo de quatro câmaras evidenciando câmaras direitas com dimensões no limite superior da normalidade.

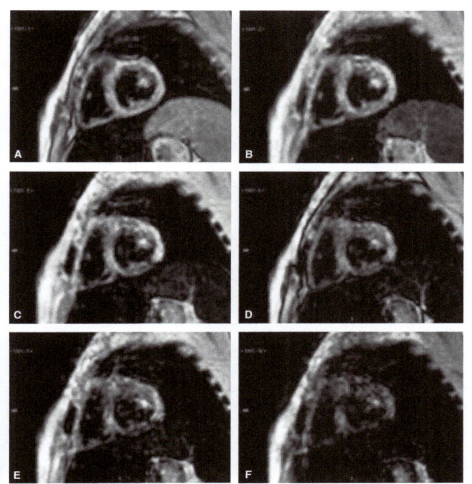

Figuras 99.2A a F Cortes em eixo curto do coração na sequência T2*, onde se observa o decaimento do sinal à medida que aumenta o tempo de eco (TE) em imagens com o mesmo tempo de repetição (TR).

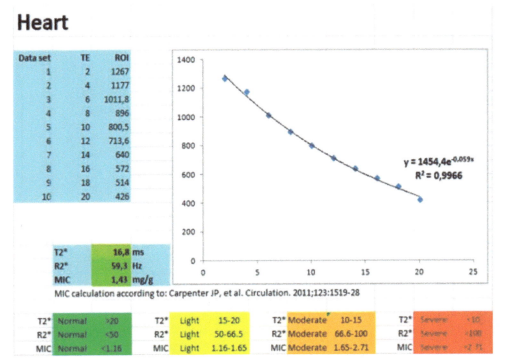

Figura 99.3 Queda de sinal T2* do miocárdio decorrente de depósito discreto de ferro.

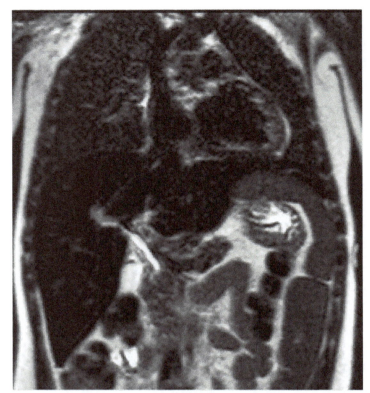

Figura 99.4 T2 TSE coronal evidenciando o fígado aumentado de contornos levemente lobulados, apresentando importante hipossinal difuso.

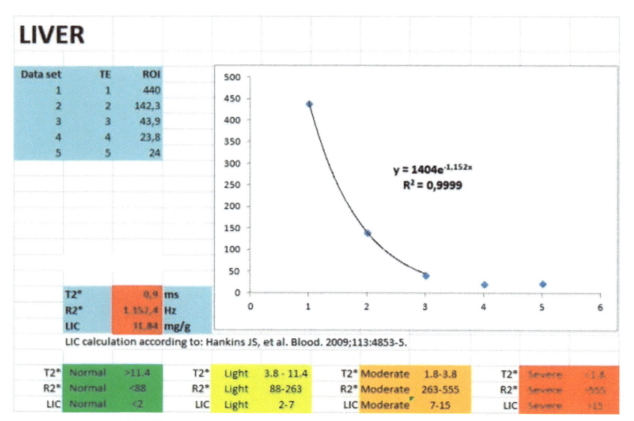

Figura 99.5 Decaimento de T2* hepático na faixa que assinala depósito significativo de ferro.

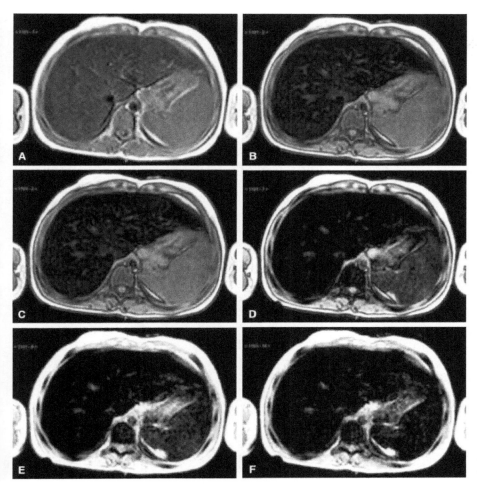

Figura 99.6A a F Cortes axiais do fígado na sequência T2* em imagens de TR fixo, onde se observa o decaimento do sinal com o aumento do tempo de eco. TE inicial hepático deve ser o mínimo permitido (idealmente por volta de 1ms).

DIAGNÓSTICO

Sobrecarga miocárdica e hepática de ferro secundária à talassemia.

DISCUSSÃO

A sobrecarga de ferro nos órgãos pode ser causada tanto por doenças que necessitam de transfusão sanguínea crônica (p. ex., talassemia *major*, anemia falciforme, anemia aplásica, síndrome mielodisplásica) como por doenças que aumentem a absorção intestinal de ferro (p. ex., hemocromatose hereditária e talassemia intermédia – mecanismo associado a eritropoese ineficaz e hemólise)[1,2].

Em situações de sobrecarga, a maior parte do ferro é armazenada no fígado, mas pode também ocorrer acúmulo patológico em outros órgãos, causando disfunção. Entre as principais manifestações clínicas estão hepatoesplenomegalia, cirrose hepática, *diabetes mellitus*, artrite, hipogonadismo e hiperpigmentação cutânea, além de comprometimento cardíaco[1].

A sobrecarga de ferro cardíaca apresenta relação direta com aumento da morbidade, podendo associar-se a cardiomiopatia, insuficiência cardíaca congestiva e arritmias, que estão entre as principais causas de morte na talassemia[1]. A concentração hepática de ferro > 15 a 20mg/g está associada à lesão hepatocelular e também representa risco maior de sobrecarga de ferro no coração[3,4]. Entretanto, em algumas situações podem ocorrer sintomas cardíacos mesmo com reserva hepática de ferro aparentemente adequada, sugerindo acúmulo de ferro cardíaco oculto e insidioso. Desse modo, não é possível determinar um limiar seguro de concentração hepática de ferro que garanta a ausência de acúmulo de ferro no coração[5,6].

Existem vários métodos para determinar a concentração de ferro cardíaco. A biópsia endocárdica é um exame invasivo pouco realizado e não recomendado para rastreio. O estudo histopatológico costuma ser dificultado porque a amostra obtida é pequena e a distribuição do ferro é heterogênea, não representando o total de ferro cardíaco[1].

Entre os exames não invasivos está a ferritina sérica, que é muito utilizada para rastreamento por apresentar baixo custo e disponibilidade universal. Entretanto, não é considerada um marcador fiel por poder sofrer variações em seus valores, diminuindo na deficiência de ácido ascórbico e aumentando em situações de inflamação ou com maior número de transfusões sanguíneas[5,6]. Mesmo apresentando fraca correlação com o depósito de ferro no coração, a ferritina sérica > 2.500ng/mL continua sendo indicativa de elevada concentração de ferro corporal com risco aumentado de doença cardíaca[2,7].

Outro método que vem se destacando é a ressonância magnética, principalmente com a utilização dos valores de T2 estrela (T2*). Esse método é considerado o padrão-ouro por ser simples e apresentar alta reprodutibilidade do depósito de ferro. O decaimento T2* é capaz de mensurar concentrações baixas de ferro no coração, o que facilita a compreensão da doença e auxilia o manejo dos quelantes de ferro nos estados pré-clínicos e insidiosos, diminuindo a mortalidade e aumentando a expectativa de vida[8,9].

Os valores de decaimento do sinal nas sequências T2* são inversamente relacionados com as reservas intracelulares de ferro. No miocárdio, T2* > 20ms corresponde ao limite inferior da normalidade no miocárdio, havendo pouco acúmulo de ferro e estando na zona verde. Valores entre 10 e 20ms encontram-se na zona amarela, pois o paciente apresenta deposição de ferro leve a moderada, alertando para o aumento do risco de cardiomiopatia. Nesse caso, a dose do quelante de ferro deve ser ajustada para facilitar a eliminação do ferro cardíaco. T2* < 10ms encontra-se na zona vermelha, representando grave sobrecarga de ferro no coração. Há maior probabilidade de disfunção ventricular e desenvolvimento de insuficiência cardíaca, sendo necessário intensificar a quelação[1,5]. Por outro lado, os parâmetros de normalidade no fígado são: valores de decaimento T2* > 11,4ms, depósitos discretos entre 3,8 e 11,4ms, moderados entre 1,8 e 3,8ms e importantes < 1,8ms.

O diagnóstico de sobrecarga de ferro no coração é estabelecido na presença de doença cardíaca (particularmente disfunção diastólica do ventrículo direito com restrição ao enchimento ou remodelamento e dilatação do ventrículo direito com reduzida fração de ejeção) coexistente com excesso de ferro (ferritina sérica > 300ng/mL e saturação de transferrina > 55%) e siderose cardíaca com T2* < 20ms. Mais importante do que diagnosticar esses pacientes é

identificar aqueles que apresentam risco alto de desenvolver a sobrecarga cardíaca para que sejam realizadas as medidas preventivas[2]. Assim, a mensuração da concentração de ferro pela RM deve ser realizada anualmente nos pacientes em transfusão sanguínea crônica. Se for evidenciado T2* < 10ms, o controle periódico por RM deve ser feito a cada 6 meses e, se houver insuficiência cardíaca, a cada 3 meses[5].

Em relação às medidas preventivas, as hemocromatoses hereditárias costumam apresentar predomínio do depósito de ferro hepático e em geral demonstram boa resposta à flebotomia, a qual é capaz de prevenir os danos da sobrecarga de ferro se iniciada precocemente, sendo normalmente aplicada nos pacientes com ferritina sérica > 1.000ng/mL ou na presença de sintomas. Sua desvantagem é não conseguir reverter as complicações severas já estabelecidas, como cirrose hepática, *diabetes mellitus*, hipogonadismo e artrite avançada[2].

O manejo das hemocromatoses secundárias beneficiou-se com a introdução dos quelantes de ferro (deferoxamina endovenosa, deferiprona oral e deferasirox oral). A determinação da concentração de ferro guiada pelo T2* é importante para definir o início do tratamento, evitando a toxicidade da sobrecarga de ferro, como também para ajustar a dose dos quelantes, eliminando os efeitos adversos em caso de uso excessivo[1,5].

Nos pacientes com talassemia *major*, os quelantes de ferro costumam ser utilizados 2 a 3 anos após a introdução das transfusões sanguíneas. Na presença de sintomas ou de siderose cardíaca severa (T2* < 10ms) ou ainda de sinais de falência cardíaca, deve-se intensificar tanto a dose do quelante como das medicações cardíacas convencionais[2]. A redução significativa dos estoques de ferro no coração ocorre lentamente, havendo meia-vida de 13 a 14 meses em resposta ao uso contínuo de deferoxamina, e costuma ser antecedida pela eliminação do ferro hepático (ocorre até quatro vezes mais rápido) e também pela melhora da função ventricular e das arritmias[5,10]. Em caso de suspensão do quelante antes da remoção do ferro cardíaco, pode ocorrer recaída com piora clínica.

Os pacientes com sobrecarga cardíaca de ferro, particularmente os com hemoglobinopatias, não têm sido considerados bons candidatos ao transplante cardíaco em razão dos danos sistêmicos causados pela toxicidade do ferro[2,11].

Referências

1. Fischer R, Harmatz PR. Non-invasive assessment of tissue iron overload. Hematology. 2009; 2009(1):215-221.

2. Kremastinos DT, Farmakis D. Iron overload cardiomyopathy in clinical practice. Circulation. 2011; 124:2253-2263.

3. Telfer PT, Prestcott E, Holden S. Hepatic iron concentration combined with long-term monitoring of serum ferritin to predict complications of iron overload in thalassaemia major. Br J Haematol. 2000; 110:971-977.

4. Jensen PD, Jensen FT, Christensen T, Eiskjaer H, Baandrup U, Nielsen JL. Evaluation of myocardial iron by magnetic resonance imaging during iron chelation therapy with deferrioxamine: Indication of close relation between myocardial iron content and chelatable iron pool. Blood. 2003; 101(11):4632-4639.

5. Wood JC. Impact of iron assessment by MRI. Hematology. 2011; 2011(1):443-450.

6. Wood JC. Use of magnetic resonance imaging to monitor iron overload. Hematol Oncol Clin North Am. 2014; 28(4):747-764.

7. Olivieri NF, Nathan DG, MacMillan JH et al. Survival in medically treated patients with homozygous beta-thalassemia. N Engl J Med. 1994; 331:574-578.

8. Anderson LJ. Assessment of iron overload with T2* magnetic resonance imaging. Prog Cardiovasc Dis. 2011; 54(3):287-294.

9. Sara L, Szarf G, Tachibana A et al. II Diretriz de ressonância magnética e tomografia computadorizada cardiovascular da Sociedade Brasileira de Cardiologia e do Colégio Brasileiro de Radiologia. Arq Bras Cardiol. 2014; 103(6 Suppl 3):1-86. Doi:10.5935/abc.2014S006.

10. Anderson LJ, Westwood MA, Holden S. Myocardial iron clearance during reversal of siderotic cardiomyopathy with intravenous desferrioxamine: A prospective study using T2* cardiovascular magnetic resonance. Br J Haematol. 2004; 127(3):348-355.

11. Porcu M, Landis N, Salis S et al. Effects of combined deferiprone and desferrioxamine iron chelating therapy in beta-thalassemia major end-stage heart failure: A case report. Eur J Heat Fail. 2007; 9:320-322.

100 SÍNDROME DE KINSBOURNE

Raphael Cavalcanti Coelho
Camila Cavalcante Bomfim
Eduardo Just da Costa e Silva

Menina de 1 ano e 2 meses de idade apresentando quadro de ataxia, mioclonia e opsoclonia.

ANTES DA IMAGEM

Os sintomas apresentados pela paciente caracterizam a síndrome de Kinsbourne, doença que se apresenta tipicamente com três sintomas principais: opsoclonia (movimentos rápidos, multidirecionais e involuntários dos olhos), mioclonia e ataxia, que podem associar-se à regressão do desenvolvimento e a alterações de personalidade, entre outros[1,2]. Também é conhecida como síndrome de opsoclonia--mioclonia-ataxia cerebelar ou ainda síndrome dos olhos dançantes[3].

O mecanismo fisiopatológico da síndrome ainda é pouco conhecido. No entanto, sabe-se que se trata de uma encefalite autoimune.

Em virtude de suas relações com alguns tumores, os exames de imagem costumam ser solicitados.

EXAMES DE IMAGEM

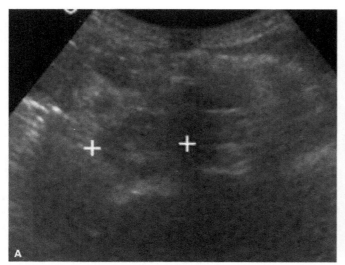 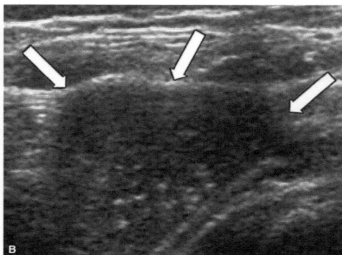

Figura 100.1 Ultrassonografia abdominal – cortes axiais no mesogástrio com transdutores convexo (**A**) e linear (**B**) mostrando formação expansiva sólida hipoecoica, com diminutos focos ecogênicos puntiformes no interior, localizada no retroperitônio, à direita dos grandes vasos.

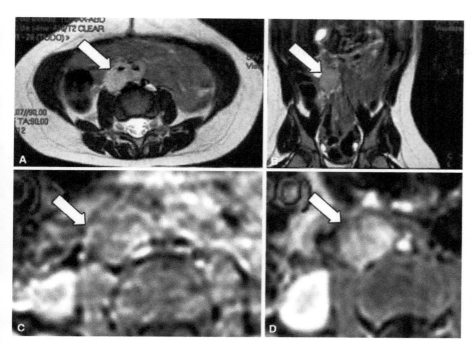

Figura 100.2 Ressonância magnética mostrando a lesão, que se apresenta levemente hiperintensa nas sequências ponderadas em T2 (axial e coronal – **A** e **B**). Em **C** e **D**, detalhe da lesão nas sequências ponderadas em T1 com saturação de gordura antes (**C**) e após (**D**) injeção endovenosa de contraste. Nota-se discreto realce.

DIAGNÓSTICO DIFERENCIAL

Os tumores abdominais que usualmente se associam à síndrome de Kinsbourne são o neuroblastoma, o ganglioneuroma e o hepatoblastoma. As imagens apresentadas mostram localização retroperitoneal da lesão, de modo que o diagnóstico diferencial ficou limitado aos dois primeiros. O aspecto de imagem não é suficiente para a distinção, que foi realizada por exame histopatológico do tumor após ressecção.

DIAGNÓSTICO

Neuroblastoma.

DISCUSSÃO

A relação entre o neuroblastoma e a síndrome de opsoclonia-mioclonia-ataxia cerebelar é bastante conhecida pelos pediatras. Em 1927, Cushing e Wolbach descreveram um caso de síndrome de opsoclonia-mioclonia-ataxia cerebelar associado a neuroblastoma[4]. No entanto, apenas em 1962 Marcel Kinsbourne descreveu uma síndrome com ataxia cerebelar, movimentos oculares bizarros e espasmos musculares, que chamou de mioclonia-encefalopatia da infância[5,6].

Neuroblastoma pode estar presente em 50% a 80% das crianças acometidas, estando o tumor, na maioria das vezes, localizado no abdome ou no tórax. Por outro lado, cerca de 2% a 3% dos pacientes com neuroblastoma desenvolvem a síndrome[6]. Em razão da capacidade de alguns neuroblastomas apresentarem regressão espontânea, acredita-se que muitos dos casos sem etiologia definida estejam associados à presença prévia desse tumor ou a tumores muito pequenos para serem detectados[1]. Outras neoplasias, como ganglioneuroma e hepatoblastoma, podem estar associadas[2,7].

O tratamento da doença de base pode resultar na resolução do quadro neurológico, sendo utilizados imunossupressores como adjuvantes. No entanto, mesmo com tratamento adequado, a síndrome pode resultar em sequelas neurológicas permanentes[2,7].

Referências

1. Singhi P, Sahu JK, Sarkar J, Bansal D. Clinical profile and outcome of children with opsoclonus-myoclonus syndrome. J Child Neurol. 2014; 29(1):58-61. Doi:10.1177/0883073812471433.
2. Krug P, Schleiermacher G, Michon J et al. Opsoclonus-myoclonus in children associated or not with neuroblastoma. Eur J Paediatr Neurol. 2010; 14(5):400-409. Doi:10.1016/j.ejpn.2009.12.005.
3. Tate ED, Allison TJ, Pranzatelli MR, Verhulst SJ. Neuroepidemiologic trends in 105 US cases of pediatric opsoclonus-myoclonus syndrome. J Pediatr Oncol Nurs. 2005; 22(1):8-19. Doi:10.1177/1043454204272560.
4. Cushing H, Wolbach SB. The transformation of a malignant paravertebral sympathicoblastoma into a benign ganglioneuroma. Am J Pathol. 1927; 3(3):203-216.7.
5. Stevens MC. Myoclonic encephalopathy of infants: "the dancing eyes syndrome". J R Soc Med. 1983; 76(6):450-451.
6. Rothenberg AB, Berdon WE, D'Angio GJ, Yamashiro DJ, Cowles RA. The association between neuroblastoma and opsoclonus-myoclonus syndrome: A historical review. Pediatr Radiol. 2009; 39(7):723-726. Doi:10.1007/s00247-009-1282-x.
7. Maranhão MVM, Holanda ACF de, Tavares FL. Kinsbourne syndrome: Case report. Rev Bras Anestesiol. 2013; 63(3):287-289. Doi:10.1590/S0034-70942013000300010.

Índice Remissivo

A

Abdome
- agudo com vômitos, 219
- - antes da imagem, 219
- - diagnóstico, 220
- - discussão, 220
- - exames de imagem, 219
- aumento subagudo do volume, 148
- - antes da imagem, 148
- - diagnóstico, 149
- - discussão, 149
- - exames de imagem, 148
Acidente de punção venosa central, 111
Adenoma de adrenal, 115
Adolescente gestante, abdome agudo, 97
- antes da imagem, 97
- diagnóstico, 98
- discussão, 98
- exames de imagem, 97
- imagens do histopatológico, 98
Alça da artéria pulmonar esquerda, 79
Amamentação, desconforto respiratório, 124
- antes da imagem, 124
- diagnóstico, 125
- discussão, 125
- exames de imagem, 124
Anemia falciforme, abdome agudo, 82
- antes da imagem 82
- diagnóstico, 82, 83
- discussão, 83
- exames de imagem, 82

Apendicite aguda complicada com perfuração, peritonite e coleção, 83
Ascite, 5
- antes da imagem, 5
- diagnóstico, 7
- discussão, 5, 7
Atresia
- brônquica, 4
- duodenal, 129
- jejuno, 131
- vias biliares, 127
Ausência congênita do rádio, 1

B

Bexiga, controle da neoplasia benigna, 205
- antes da imagem, 205
- diagnóstico, 206
- discussão, 206
- exames de imagem, 205
Blastoma pleuropulmonar da infância, 134
Braço, deformidade, 1

C

Cardiomiopatia
- dilatada por miocardite crônica, 156
– hipertrófica secundária à síndrome de Noonan, 10
Cefaleia
- crises convulsivas, vômitos e febre, 35
- - antes da imagem, 35
- - diagnóstico, 38
- - discussão, 38

- vômitos em jato, 55
- - antes da imagem, 55
- - diagnóstico, 56
- - discussão, 56
- - exames de imagem, 55
Cianose, 217
- desde o nascimento, 39
- - discussão, 41
- diagnóstico, 217
- discussão, 217
Cisto
- de colédoco, 143
- de duplicação esofágica, 146
- omental complicado com sangramento, 149
- ósseo aneurismático, 152
Cistoadenoma mucinoso de ovários, 137
Claudicação, 22
- antes da imagem, 22
- diagnóstico, 22
- discussão, 23
- exames de imagem, 22
Coalizão carpal congênita, 158
Coarctação da aorta, 161
Condroma periosteal, 163
Constipado crônico com desconforto respiratório, 57
- antes da imagem, 57
- diagnóstico, 58
- discussão, 58
Corpo estranho na bexiga, 206
Crânio, alteração no formato, 89
- antes da imagem, 89
- diagnóstico, 90
- discussão, 90

INDICE REMISSIVO

- exames de imagem, 89

D

Deformidade
- braço, 1
- - antes da imagem, 1
- - diagnóstico, 1
- - discussão, 1
- - exames de imagem, 1
- congênita da perna, 170
- - antes da imagem, 170
- - diagnóstico, 170
- - discussão, 170
- - exames de imagem, 170
- torácica e desconforto respiratório, 222
- - antes do exame, 222
- - diagnóstico, 222, 223
- - discussão, 223
- - exames de imagem, 222
Depressão na calota craniana, 27
- antes da imagem, 27
- diagnóstico, 28
- discussão, 28
Desconforto respiratório
- cardiopatia, 192
- - antes da imagem, 192
- - diagnóstico, 193
- - discussão, 193
- - exames de imagem, 192
- durante a amamentação, 124
- - antes da imagem, 124
- - diagnóstico, 125
- - discussão, 125
- - exames de imagem, 124
- lactente, 65
- - antes da imagem, 65
- - diagnóstico, 65, 66
- - discussão, 66
- - exames de imagem, 65
- neonatal, 18
- - antes da imagem, 1
- - diagnóstico, 19, 20
- - discussão, 20
- - sala de parto, 33
- - - antes da imagem, 33
- - - diagnóstico, 34
- - - discussão, 34
Displasia
- óssea com baixa estatura e dismorfismo facial, 50
- - antes da imagem, 50
- - diagnóstico, 50, 51
- - discussão, 51

- pequenos esforços, 155
- - diagnóstico, 156
- - discussão, 156
- - exames de imagem, 155
- tanatofórica, 95
Dispneia aos grandes esforços, 183
- diagnóstico, 184
- discussão, 184
Distensão abdominal
- após parto laborioso, 210
- - antes da imagem, 210
- - diagnóstico, 211
- - discussão, 211
- - exames de imagem, 210
- recém-nascido, 176
- - antes da imagem, 176
- - diagnóstico, 176
- - discussão, 177
- - exames de imagem, 176
- tardia em prematuro, 189
- - antes da imagem, 189
- - diagnóstico, 190
- - discussão, 190
- - exames de imagem, 189
Doença
- Kawasaki, 174
- Niemann-Pick tipo B, 122
- renal policística autossômica recessiva, 177
Dor
- lombar, 150
- - antes do exame, 150
- - diagnóstico 151, 152
- - discussão, 152
- - exames de imagem, 150
- pélvica recorrente, 70
- - antes da imagem, 70
- - diagnóstico, 70
- - discussão, 70
- - exames de imagem, 70
Duplo arco aórtico, 15

E

Endomiocardiofibrose, 184
Enfisema pulmonar intersticial persistente localizado, 20
Eritema nodoso, 100
- antes da imagem, 100
- diagnóstico, 101
- discussão, 101
- exames de imagem, 100
Estenose congênita da abertura piriforme, 188

Estridor
- desde o nascimento, 15, 145
- - antes da imagem, 145
- - diagnóstico, 15, 146
- - discussão, 15, 146
- - exames de imagem, 145
- há dois meses, 166
- - antes da imagem, 166
- - diagnóstico, 166
- - discussão, 166
- - exames de imagem, 166
Eventração diafragmática, 193
Exoftalmia, 120
- antes da imagem, 120
- diagnóstico, 121
- discussão, 121
- exames de imagem, 120

F

Fibromatosis coli, 26
Fibrose cística, 199
- antes da imagem, 199
- diagnóstico, 199, 200
- discussão, 200
- exames de imagem, 199
Fibroxantoma, 22

G

Granulomatose de Wegener, 109

H

Hamartoma mesenquimal, 31
Hemangioendotelioma kaposiforme, 227
Hematoma subcapsular hepático, 211
Hemitórax opaco, 242
- antes da imagem, 242
- diagnóstico, 242, 243
- discussão, 243
- exames de imagem, 242
Hemoptise, 93
- antes da imagem, 93
- diagnóstico, 93
- discussão, 94
- exames da imagem, 93
Hepatoblastoma, 213
Hepatoesplenomegalia com dispneia, 122
- antes da imagem, 122
- diagnóstico, 122
- discussão, 122
- exames de imagem, 122

ÍNDICE REMISSIVO

Hérnia diafragmática congênita de Bochdalek, 34
Hidronefrose em exame pré-natal, 240
- - antes da imagem, 240
- - diagnóstico, 241
- - discussão, 241
- - exames de imagem, 240
Hiperplasia
- de células neuroendócrinas do lactente, 245
- nodular focal, 215
Hipoacusia bilateral, 47
- antes da imagem, 47
- comentários, 48
- diagnóstico, 48
- discussão, 48
Histiocitose das células de Langerhans, 208

I

Icterícia
- colestática, 87
- - antes da imagem, 87
- - diagnóstico, 88
- - discussão, 88
- - exames de imagem, 87
- - lactentes, 126
- - - antes da imagem, 126
- - - diagnóstico, 127
- - - discussão, 127
- - - exames de imagem, 126
- colúria e acolia fecal, 142
- - antes da imagem, 142
- - diagnóstico, 143
- - discussão, 143
- - exames de imagem, 142
Idade óssea, avaliação, 158
- antes da imagem, 158
- diagnóstico, 158
- discussão, 158
- exames de imagem, 158
Incontinência urinária, 181
- antes da imagem, 181
- diagnóstico, 181
- discussão, 182
- exames de imagem, 181
Infecção
- respiratória aguda, 80
- - antes da imagem, 80
- - diagnóstico, 80
- - discussão, 80
-- exames de imagem, 80
- urinária de repetição, 85

- antes da imagem, 85
- diagnóstico, 85
- discussão, 85
-exames de imagem, 85
Insuficiência
- cardíaca, 8
- - considerações, 11
- - diagnóstico, 10
- - discussão, 10
- respiratória em recém-nascido, 91
- - diagnóstico, 92
- - discussão, 92
- - exames de imagem, 91

L

Lesão óssea tibial assintomática, 163
- antes da imagem, 163
- diagnóstico, 163
- discussão, 164
- exames de imagem, 163
Leucemia, complicação neurológica durante tratamento, 247
- antes da imagem, 247
- diagnóstico, 248
- discussão, 248
- exames de imagem, 247
Leucoencefalopatia com calcificações e cistos, 38
Linfoma não Hodgkin tipo Burkitt com acometimento pancreático, 229

M

Malformação da orelha
- externa, 256
- - antes da imagem, 256
- - diagnóstico, 257
- - discussão, 257
- - exames de imagem, 257
- interna, 48
Massa
- abdominal em menino com síndrome de Beckwith-Wiedemann, 212
- - antes da imagem, 212
- - diagnóstico, 213
- - discussão, 213
- - exames de imagem, 212
- abdominal palpável, 194
- - antes do exame, 194

- - diagnóstico, 195
- - discussão, 195
- - exames de imagem, 194
- adrenal fetal, 52
- - antes da imagem, 52
- - diagnóstico, 52, 53
- - discussão, 53
- cervical, 25
- - diagnóstico, 26
- - discussão, 26
- cervical com dispneia, 234
- - antes da imagem, 234
- - diagnóstico, 235
- - discussão, 235
- - exames de imagem, 234
- hepática em lactente, 29
- - antes da imagem, 29
- - diagnóstico, 31
- - discussão, 31
- - exames laboratoriais, 29
- pancreática em criança, 202
- - achados da imagem, 202
- - antes da imagem, 202
- - diagnóstico, 203
- - discussão, 203
- pélvica, 135
- - antes da imagem, 135
- - diagnóstico, 136, 137
- - discussão, 137
- - exames de imagem, 135
- pulmonar em lactente, 60
- - antes da imagem, 60
- - diagnóstico, 60
- - discussão, 60
- - exames de imagem, 60
- testicular em recém-nascido, 45
- - antes da imagem, 45
- - diagnóstico, 45, 46
- - discussão, 46
Megacólon congênito, 238
Membros
- deformidades (alterações ungueais e insuficiência renal), 75
- - diagnóstico, 76
- - discussão, 76
- - exames da imagem, 76
- inferior (febre, dispneia e úlcera), 107
- - antes da imagem, 107
- - diagnóstico, 109
- - discussão, 109
- - exames de imagem, 107

Índice Remissivo

Microtia, 257
Mixoma cardíaco fetal, 104

N
Nanismo e dispneia, 95
- antes da imagem, 95
- diagnóstico, 95
- discussão, 96
- exames de imagem, 95
Neuroblastoma, 243, 265
- metastático, 121
Nocardiose, 248, 251

O
Obstrução nasal em recém-
  nascido, 187
- antes do exame, 187
- diagnóstico, 188
- discussão, 188
- exames de imagem, 187
Osteossarcoma, 254

P
Pé, dor, edema e ferida após
  trauma, 168
- antes da imagem, 168
- diagnóstico, 168
- discussão, 168
- exames de imagem, 168
Pectus excavatum, 66
Periorquite meconial, 46
Perna, deformidade
  congênita, 170
- antes da imagem, 170
- diagnóstico, 170
- discussão, 170
- exames de imagem, 170
Picnodisostose, 51
Pneumonia
- alba, 92
- complicada, 133
- - antes da imagem, 133
- - diagnóstico, 133, 134
- - discussão, 134
- exames de imagem, 133
- intolerância ao esforço físico,
  138
- - diagnóstico, 139
- - discussão, 139
- - exames de imagem, 138
- - exame físico, 138
- lipoide, 58
- lobar, 80
- redonda, 60

- repetição na trissomia 21, 153
- - antes da imagem, 153
- - diagnóstico, 153
- - discussão, 153
- - exames de imagem, 153
- sem melhora, 72
- - antes da imagem, 72
- - diagnóstico, 72, 73
- - discussão, 73
- - exames de imagem, 72
Pólipo fibroepitelial, 85
Puberdade precoce, 113
- antes da imagem, 113
- diagnóstico, 115
- discussão, 115
- exames de imagem, 113
- manchas café com leite, 43
- - antes da imagem, 43
- - diagnóstico, 44
- - discussão, 44

R
Rabdomiossarcoma
- de bexiga, hepáticos em
  acompanhamento, 214
- - antes da imagem, 214
- - diagnóstico, 214
- - discussão, 215
- - exames de imagem, 214
- embrionário biliar, 88
Radiografia do tórax, achado
  incidental, 3
Rash cutâneo, eritema e
  conjuntivite, 172
- diagnóstico, 174
- discussão, 174
Recém-nascido
- anormalidade cutânea
  lombar, 231
- - antes da imagem, 231
- - diagnóstico, 232
- - discussão, 232
- - exames de imagem, 231
- dispneia súbita, 110
- - antes da imagem, 110
- - diagnóstico, 110, 111
- - discussão, 111
- - exames de imagem, 110
- distensão abdominal, 176
- - antes da imagem, 176
- - diagnóstico, 176, 177
- - discussão, 177
- - exames de imagem, 176
- distensão abdominal sem

eliminar mecônio, 237
- - antes da imagem, 237
- - diagnóstico, 237, 238
- - discussão, 238
- - exames de imagem, 237
- obstrução nasal, 187
- regurgitações, 130
- - antes da imagem, 130
- - diagnóstico, 131
- - discussão, 131
- - exames de imagem, 130
- sopro cardíaco, 160
- - diagnóstico, 161
- - discussão, 161
Reestenose hipertrófica do
  piloro, 67

S
Sarcoma de Ewing, 63, 195
Septo vaginal transverso, 70
Sequestro pulmonar extralobar
  intra-abdominal, 53
Síndrome
- Beckwith-Wiedemann, massa
  abdominal, 212
- - antes da imagem, 212
- - diagnóstico, 213
- - discussão, 213
- - exames de imagem, 212
- Budd-Chiari, 7
- cimitarra, 139
- Jarcho-Levin, 223
- Kinsbourne, 264
- - antes da imagem, 264
- - diagnóstico, 265
- - discussão, 265
- - exames de imagem, 264
- McCune-Albright, 44
- unha-patela, 76
Sopro cardíaco com episódios
  de falta de ar, 178
- diagnóstico, 179
- discussão, 179

T
Talassemia major, 258
- diagnóstico, 261
- discussão, 261
- exames de imagem, 258
Taquipneia persistente, 244
- antes do exame, 244
- diagnóstico, 245
- discussão, 245
- exames de imagem, 244

ÍNDICE REMISSIVO

Tetralogia de Fallot, avaliação
  radiológica, 196
- antes da imagem, 196
- diagnóstico, 197
- discussão, 197
- exames de imagem, 196
Tórax
- achado incidental na
  radiografia, 3
- estreito, 224
- - antes da imagem, 224
- - discussão, 225
- - exames de imagem, 224
Torção do ovário, 98
Torcicolo e massa cervical, 25
- antes da imagem, 25
- diagnóstico, 26
- discussão, 26
Tosse, febre e cansaço há 24
  horas, 78
- antes da imagem, 78
- diagnóstico, 78, 79
- discussão, 79
- exames de imagem, 78
Trissomia 21 com lesão
  óssea, 252
- antes da imagem, 252
- diagnóstico, 253, 254

- discussão, 254
- exames de imagem, 253
Trombose portal, 13
- antes da imagem, 13
- diagnóstico, 14
- discussão, 14
Tuberculose, 101
Tumor
- cardíaco fetal, 103
- - antes da imagem, 103
- - diagnóstico, 104
- - discussão, 104
- - exames de imagem, 103
- parede torácica, 250
- - antes da imagem, 250
- - diagnóstico, 251
- - discussão, 251
- - exames de imagem, 250
- parênquima da pineal de
  diferenciação intermediária, 56
Tumoração
- calota craniana, 207
- - antes da imagem, 207
- - diagnóstico, 208
- - discussão, 208
- - exames de imagem, 207
- dorsal com plaquetopenia, 226
- - antes da imagem, 226

- - diagnóstico, 227
- - discussão, 227
- glútea, 62
- - antes da imagem, 62
- - diagnóstico, 63
- - discussão, 63
- interglútea, 117
- - antes da imagem, 117
- - diagnóstico, 118
- - discussão, 118
- - exames de imagem, 117
- parede torácica, 228
- - antes da imagem, 228
- - diagnóstico, 228
- - discussão, 228
- - exames de imagem, 228

V
Vômitos
- biliosos em recém-nascidos,
  128
- - antes da imagem, 128
- - exames de imagem, 128
- pós-piloromiotomia, 67
- - antes da imagem, 67
- - diagnóstico, 67
- - discussão, 67
- - exames de imagem, 67